| 常见病预防与调养丛书 |

脂肪肝
预防与调养

主编 郭 力 李廷俊

**ZHIFANGGAN
YUFANGYUTIAOYANG**

中国中医药出版社
·北京·

图书在版编目（CIP）数据

脂肪肝预防与调养 / 郭力，李廷俊主编 . —北京：中国中医药出版社，2016.9

（常见病预防与调养丛书）

ISBN 978 – 7 – 5132 – 3162 – 6

Ⅰ . ①脂… Ⅱ . ①郭… ②李… Ⅲ . ①脂肪肝—防治 Ⅳ . ① R575.5

中国版本图书馆 CIP 数据核字（2016）第 017070 号

中国中医药出版社出版

北京市朝阳区北三环东路 28 号易亨大厦 16 层
邮政编码　100013
传真　010 64405750
三河市宏达印刷有限公司印刷
各地新华书店经销

开本 880×1230　1/32　印张 9.75　字数 276 千字
2016 年 9 月第 1 版　2016 年 9 月第 1 次印刷
书号　ISBN 978 – 7 – 5132 – 3162 –6

定价 29.00 元
网址　www.cptcm.com

社长热线　010 64405720
购书热线　010 64065415　010 64065413
微信服务号　zgzyycbs

书店网址　csln.net/qksd/
官方微博　http：//e.weibo.com/cptcm
淘宝天猫网址　http：//zgzyycbs.tmall.com

《脂肪肝预防与调养》编委会

内容提要

　　本书共六章，详细介绍脂肪肝的病因、症状、危害、预防及调养方案，具体内容包括：脂肪肝预防措施，饮食调养方案如主食方、菜肴方、汤羹方、果蔬汁方、药粥、药茶，运动调养，中医外治调养如按摩、拔罐、刮痧、艾灸、敷贴，药物调养。本书从各方面综合考虑，提供实用的解决方案，既有效又安全，且管用。

　　"爱心小贴士"从医生的角度，以一问一答的方式针对读者关心的预防、治疗以及生活中的注意事项等方面的疑问给出解答，方便读者找到适合自己的预防及调养方案。

　　本书主要是向脂肪肝患者及关心健康人群提供一些脂肪肝预防与调养的常识，是脂肪肝患者及其家庭预防与调养的必备参考书。

远离疾病，做自己的健康管家

我们每个人都希望自己健康长寿，然而"人吃五谷杂粮而生百病"，生老病死是客观的自然规律。在日常生活中，经常会有各种疾病找上门来，干扰我们的生活，甚至剥夺我们的生命。其实，生病就是疾病在生长！ 如果想要阻止疾病的生长，首先得知道生病的原因是什么，据此而预防疾病，调养身体。

从营养学的角度而言，人生病的原因可分为两大类：第一，各种细菌和病毒的入侵，比如感冒、流行病等；第二，不良生活方式导致的疾病，比如高血压、糖尿病等。无论是哪种原因，疾病都会导致人体细胞异常，继而发生各种不同的症状。从中医学的角度分析，人之所以会生病，主要有两方面原因：一是人自身抵抗力的下降——正气不足，二是外界致病因素过于强大——邪气过盛。在疾病过程中，致病邪气与机体正气之间的盛衰变化，决定着病机的虚或实，并直接影响着疾病的发展变化及其转归。"未雨绸缪"，"未晚先投宿，鸡鸣早看天"，凡事预防在先，这是中国人谨遵的古训。"不治已病治未病"是早在《黄帝内经》中就提出来的防病养生谋略，是至今为止我国卫生界所遵守的"预防为主"战略的最早思想，它包括未病先防、已病防变、已变防渐等多个方面的内容，这就要求人们不但要治病，而且要防病，不但要防病，而且要注意阻挡病变发生的趋势，并在病变未产生之前就想好能够采用的救急方法，这样才能达到"治病十全"的"上工之术"。

中医学历来重视疾病的预防。一是未病养生，防病于先：指未患病之前先预防，避免疾病的发生，这是老百姓追求的最高境界。二是欲病施治，防微杜渐：指在疾病无明显症状之前要采取措施，治病于初始，避免机体的失衡状态继续发展。三是已病早治，防止传变：指疾病已经存在，要及早诊断，及早治疗，防其由浅入深，或发生脏腑之间的传变。另外，还有愈后调摄、防其复发：指疾病初愈，正气尚虚，邪气留恋，机体处于不稳定状态，脏腑功能还没有完全恢复，此时机体或处于健康未病态、潜病未病态，或欲病未病态，故要注意调摄，防止疾病复发。要想拥有健康的身体，就要学会预防疾病，做到防患于未然。

鉴于此，我们组织编写了"常见病预防与调养丛书"，本丛书以"未病应先防，患病则调养"的理念，翔实地介绍了临床常见病的病因、病症和保健预防、调养等，帮助人们更加具体地了解常见疾病的相关知识。让广大读者远离疾病，做自己的健康管家！

"常见病预防与调养丛书"目前推出了临床常见病——糖尿病、高血压、高脂血症、肥胖症、脂肪肝、冠心病、妇科疾病、妊娠疾病、产后疾病、乳腺疾病、月经疾病、小儿常见病等疾病的预防与调养，未来还将根据读者需求，陆续出版其他常见病的预防与调养书册，敬请广大读者关注。

编者

2016 年 8 月

编写说明

　　近年来由于生活水平提高，饮食结构变化，生产自动化程度提高，劳动强度明显降低，人群体力活动减少，平均体重持续上升，以及预防保健措施相对滞后，致使脂肪肝的发病率呈现逐年上升的趋势，且发病年龄越来越小。目前脂肪肝已经成为危害人们身心健康的一种常见病、多发病。肝脏是人体内最大的"化工厂"，它承担着消化、解毒、分泌等重要功能。正常情况下，肝组织会一方面吸收体内的游离脂肪酸，将其"加工"成甘油三酯。另一方面，要以脂蛋白形式将甘油三酯送到血液里，使它成为人体活动的重要能源。一旦肝脏在转运过程中发生障碍，脂肪就会在人体肝脏内聚积，超过一定的聚积限度，就会产生脂肪肝。

　　脂肪肝是一种可逆性的疾病，一般来说预后较好，一旦发现有了脂肪肝，就应在单纯性脂肪肝的时期进行干预，此时最简单、最有效，决不能置之不理。目前脂肪肝已经成为现今生活方式、健康状态的"晴雨表"，有效预防与调养脂肪肝，是一种具有积极意义的自我保健方式。脂肪肝的预防与调养应从祛除病因开始，戒酒、减少高热量食物的摄入、加强运动。

　　由于目前脂肪肝尚缺乏明确的特效疗法，更显出预防和调养的重要性。本书重点在预防及调养，内容包括：肝脏与脂肪肝基础知识、脂肪肝的预防、脂肪肝的饮食调养、脂肪肝的运动调养、脂肪肝的中医外治调养、脂肪肝的药物调养。本书从各方面综合考虑，提供实用的解决方案，既有效又安全，且管用。能及时给读者正确的指导和建议，让读者坐在家中就能做到预防疾病的发生，得了病能及时进行调养，就可以做到少花钱、省时、省力，又能缓解病痛甚至治好疾病。

　　"爱心小贴士"从医生的角度，以一问一答的方式针对读者关心的预防、治疗以及生活中的注意事项等方面的疑问给出解答，方便读者找到适合自己的预防及调养方案。

　　本书可供脂肪肝患者、临床医师、中医师、基层医务人员和关心健康的人群阅读参考。

　　由于编者水平有限，敬请广大读者多提宝贵建议，以便及时修订与完善。

编者

2016 年 8 月

目　录

第五章　脂肪肝的中医外治法调养　179

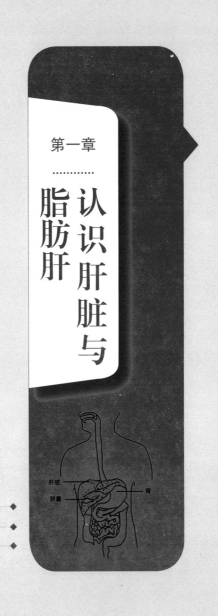

第一章

· · · · · · · · · · ·

认识肝脏与
脂肪肝

肝脏
胆囊
胃

第一节　肝脏基础知识

一、肝脏的解剖结构

要想有效地预防脂肪肝，想知道患了脂肪肝如何治疗与调养，就要对肝脏有一个正确的了解。肝脏是人体中最大的腺体，也是最大的实质性脏器。

◎肝脏的形态

我国成年人肝脏的重量，男性为1154 ～ 1446.7克，女性为1028.93 ～ 1378.85克，约占体重的1/40 ～ 1/50。胎儿和新生儿时期，肝脏的体积相对较大，可达体重的1/20。肝脏的长径、宽径、厚径分别约为25.8厘米、15.2厘米、5.8厘米。

肝脏呈棕红色，质软而脆。肝右端圆钝厚重，左端窄薄呈楔形，有上、下两面，前、后、左、右四缘。肝的上面隆凸，被肝镰状韧带分为较大的肝右叶和较小的肝左叶。肝下面有左右两条纵沟，中间有一条横沟，三条沟形成"H"形，是肝下面肝分叶的标志。横沟内有肝动脉、门静脉、肝管、淋巴管和神经通过。

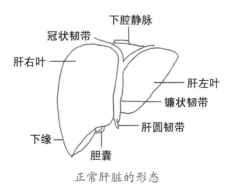

正常肝脏的形态

◎ 肝脏的位置

　　肝脏位于人体的右上腹，大部分在季肋区，充满腹腔圆顶的全部空间，小部分超越前正中线而达左季肋区的左上腹部。肝脏的上界在右锁骨中线上交于第五肋间，下界除在剑突下方的部分突出肋弓之下中，靠腹前壁之外，右下界与右肋弓一致。故在正常情况下，成人的肋缘下一般不能触及。由于肝借韧带连于膈，故当呼吸时，肝可随膈肌的运动而上下移动。肝脏的位置也会因体位改变和个人体型不同而略有差异。儿童肝脏位置略低于成年人，正常儿童肝脏可低于肋弓下缘 1 ～ 2 厘米，少年期后在肋下就不易触及肝脏了。

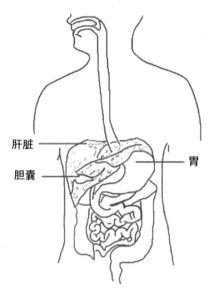

肝脏在腹腔器官的位置关系

◎ 肝脏的邻里关系

　　肝的邻近脏器为左叶上面膈邻近心包和心脏，右叶上面膈邻近右胸膜腔和右肺，因此，肝右叶脓肿有时侵蚀膈面而波及右胸膜腔和右肺。右叶后缘内侧邻近食道，左叶下面接触胃前壁，左叶下接触幽门，右叶下前边接触结肠右曲，中部接近肝门处邻接十二指肠。后边接触肾和肾上腺。

肝以肝内血管和肝内裂隙为基础，可分为五叶、六段，即左内叶、左外叶、右前叶、右后叶、尾叶；左外叶又分为左外叶上、左段间裂、下段，右后叶又分为右后叶上、右段间裂、下段。肝脏被许多条韧带固定于腹腔内，表面被灰白色的肝包膜包裹着。

◎ **肝脏的血液供应**

肝脏有丰富的血液供应，肝脏的血管包括入肝血管和出肝血管。入肝血管即血液流入肝脏的血管，包括肝动脉和门静脉；出肝血管即血液流出肝脏的血管，叫肝静脉。流入肝脏的血液 25% 来自肝动脉，75% 来自门静脉。

（1）**肝动脉** 肝动脉由腹腔内的腹主动脉发出，是来自心脏的动脉血，是肝脏的营养血管，主要供给氧气。而门静脉是由起源于腹腔脏器的一些静脉血管汇合而成，终支在肝内扩大为静脉窦，它是肝脏的功能性血管，收纳胃肠道、胰腺及脾脏的静脉血，富含来自胃肠道吸收的营养物质，主要供给肝脏营养物质。

（2）**肝静脉** 肝静脉起源于肝小叶，逐渐汇合成较大的分支，最后汇合成肝静脉。血液从肝静脉进入下腔静脉，通过下腔静脉流向心脏。

二、西医对肝脏功能的认识

肝脏是人体重要的器官之一，具有非常复杂的生理、生化功能。从胃肠吸收的物质几乎都要进入肝，肝几乎参与了人体所有物质的代谢，如蛋白质、糖类、脂质、胆红素、胆汁酸、维生素、激素，同时在调节水电解质平衡、凝血、解毒及免疫功能等方面有着重要作用，被比作是人体内最大的"化工厂"。简而言之，肝脏的功能受损，人的健康就会受损，所以爱护我们的肝脏，是预防脂肪肝的关键。

◎ **代谢功能**

人们每日摄入的食物中含有蛋白质、脂肪、碳水化合物、维生素和矿物质等各种营养物质。肝脏对这些经过胃肠道初步消化吸收的物质进行代谢，并将其变成人体的一部分。可想而知，如果肝脏"罢工"，人体的营养来源就会中断，生命也将会受到威胁。

（1）**糖代谢**　饮食中的淀粉和糖类消化后变成葡萄糖经肠道吸收，部分在肝内转变成糖原。肝脏将它合成肝糖原储存起来，成人肝内约含有 100 克糖原。当机体需要时，肝细胞又能把肝糖原分解为葡萄糖而释放入血供机体利用。其分解与合成保持平衡。储藏和释放糖分的过程就像储水池一样，肝脏随时吸收糖分，用时释放，以维持血液中的浓度。肝功能受损时，血糖经常会发生变化，人就会感到乏力、疲倦、出冷汗、心慌、气促等不适。

（2）**蛋白质代谢**　肝内蛋白质的代谢极为活跃，肝蛋白质每 10 日就要更新一次。它摄取经过消化吸收及体内分解代谢产生的氨基酸合成蛋白质，还可将非氨基酸物质转化成蛋白质，对维持机体蛋白代谢平衡起着重要作用。除 γ 球蛋白以外的球蛋白、酶蛋白及血浆蛋白的生成、维持及调节都要肝参与。肝是人体白蛋白唯一的合成器官，成年人肝每日约合成 12 克白蛋白，占肝合成蛋白质总量的 1/4。肝功能障碍时可引起血浆蛋白浓度下降及蛋白成分比例变化等情况。肝除合成自身所需蛋白质外，还合成多种分泌蛋白质。肝在血浆蛋白质分解代谢中也起着重要作用。肝中有关氨基酸分解代谢的酶含量丰富，体内大部分氨基酸主要由肝分解。

（3）**脂肪代谢**　脂肪的合成和释放、脂肪酸分解、酮体生成与氧化、胆固醇与磷脂的合成、脂蛋白合成和运输等均在肝脏内进行。

（4）**维生素代谢**　许多维生素（如维生素 A、B 族维生素、维生素 C、维生素 D 和维生素 K）的合成与储存均与肝脏密切相关。肝脏可储存脂溶性维生素，人体 95% 的维生素 A 都储存在肝内，肝脏是维生素 C、维生素 D、维生素 E、维生素 K、维生素 B_1、维生素 B_6、维生素 B_{12}、烟酸、叶酸等多种营养成分储存和代谢的场所。肝脏明显受损时会出现维生素代谢异常。所以，患肝病时应补充多种大量维生素。

（5）**激素代谢**　激素的灭活主要在肝中进行。如胰岛素、甲状腺素、类固醇激素（如氢化可的松）、雌激素、雄激素、醛固酮、抗利尿激素等均在肝内灭活。当肝发生疾病时，对激素的灭活功能降低而使某些激素在体内堆积，引起物质代谢紊乱。如体内雌激素过多时，女性可出现月经失调，男性可见乳房发育、睾丸萎缩。肝病患者常见"肝掌"和"蜘蛛痣"，是因为雌激素灭活功能降低而在体内蓄积，使小动脉扩张而引起的。

◎ 胆汁的生成和排泄功能

说到胆汁，人们往往以为是由胆囊产生，但实际上产生胆汁的却是肝脏。由肝脏分泌的胆汁，浓缩 10 倍后储存于胆囊中，当脂肪类食物进入十二指肠时，胆囊便根据需要适量排出胆汁以帮助消化吸收。肝细胞能不断地生成胆汁酸和分泌胆汁，胆汁可促进脂肪消化、吸收，有利于脂溶性维生素 A、维生素 D、维生素 E、维生素 K 的吸收。胆红素的摄取、结合和排泄，胆汁酸的生成和排泄都由肝脏承担。肝细胞制造、分泌的胆汁，经胆管输送到胆囊，经胆囊浓缩后排入小肠，帮助脂肪的消化和吸收。肝功能不好时，胆汁生成排泄出现障碍，食物中的脂肪消化不良，常引起腹泻和消瘦。如果由于胆管结石和胆管癌等疾病引起胆管阻塞使胆汁无法进入肠道，淤积的胆汁便进入血液中，导致血液中胆红素急剧增加，而造成眼结膜及皮肤黄染，这就是人们常说的"黄疸"。黄疸的出现常常预示发生了急性、慢性肝病或胆管阻塞。

◎ 解毒功能

解毒功能和代谢功能一样，是肝脏的重要功能之一。人体代谢过程中所产生的一些有害物质及外来的毒物、毒素、药物的代谢和分解产物，均在肝脏解毒，变为无毒的或溶解度大的物质，然后随胆汁或尿液排出体外。

人体内所产生的有毒物质中最具代表性的是氨，食物中所含蛋白质进入肠道被分解时可产生氨等有害物质，以及组织蛋白质分解时产生的氨，这些都是分解产生的废物，如不加以解毒，一旦通过血液大量进入脑部，就会引起神志不清等意识障碍。肝硬化后期所常见的肝性脑病就是由此而引起的。而肝脏通过一系列化学处理，将这类有害于人体的氨转化为尿素等物质，通过尿液排出体外，从而对人体加以保护。另外，外来有毒物质中最具代表性的是乙醇（酒精），饮酒时摄入体内的乙醇经过氧化反应转为乙醛，而乙醛就是引起酒后不适、头痛、呕吐的根本原因。乙醛经乙醛脱氢酶的化学作用，分解为醋酸，这样摄入体内的乙醇最终以醋酸形式进入了血液，或进一步分解成为水和二氧化碳进入血液。经过一系列的肝脏解毒反应，尽量将乙醇转化为对人体无害的物质。肝脏除了对氨、乙醇等物质进行解毒外，还对食物添加剂和药物进行解毒。此外，肝脏中的星形细胞还能对血液中的毒素、色素、肿瘤细胞以及坏死的红细胞等进行"吞噬作用"，也就是消化与解毒作用。这是肝脏维持生命的重要功能。

当发生严重肝病时，如晚期肝硬化、重症肝炎等，肝脏解毒功能会大大减退，体内有毒物质会蓄积。这样不仅会损害其他器官，还会进一步加重肝脏病变。

◎ 免疫功能

肝脏是最大的单核－巨噬细胞吞噬系统。它能通过吞噬、隔离和消除入侵和内生的各种抗原。

◎ 凝血功能

肝脏制造几乎所有的凝血因子，在人体凝血和抗凝两个系统的动态平衡中起着重要的调节作用。肝功能破坏的严重程度常与凝血障碍的程度相平行，患者出现严重肝病时，肝脏产生的凝血因子减少，因此出现凝血功能障碍，表现为鼻出血、牙龈出血和皮肤紫癜等。

◎ 造血、储血和调节循环血量的功能

在胚胎第 8 ~ 12 周时，肝脏是主要造血器官。新生儿的肝脏仍然有造血功能，成年后肝脏才不再造血，但在某些病理情况下，肝脏可以

恢复造血功能。肝脏的血流量很大，肝脏的血容量也很大，这是因为血液通过两根血管（门静脉和肝动脉）流入肝脏，同时经过另一根血管（肝静脉）流出肝脏。肝脏就像一个"血液储备室"，在其他器官需要时可以供出一部分血液。比如一个人发生了消化道大出血，血液容量急剧下降，心、脑、肾经受不住缺血，肝脏就恢复了造血功能。

三、中医对肝脏功能的认识

中医认为，肝位于腹部，横膈之下，右胁之内。肝为魂之处，血之藏，筋之宗。肝在五行中属木，主动，主升。其功能为主疏泄、主藏血、主筋华爪，开窍于目，与胆相表里。人体各脏腑功能、经络、气血运行都与肝密切相关。尤其是脾胃功能的正常与否更是受着肝气的调节。

◎ 主疏泄

所谓疏泄，疏，就是疏通；泄，就是升发。肝的疏泄功能反映了肝主升、主动的生理特点，是调畅全身气机，推动血、津液运行，促进脾胃运化等的一个重要环节。肝的疏泄功能主要表现为以下4个方面：

（1）**调达气血** 肝主疏泄，可调达气血，能保证各个脏腑活动正常进行。若肝气郁抑、气机不畅，则气滞血瘀。

（2）**舒畅情志** 如肝气疏泄功能正常，则气血和平，肝脏功能协调，五志安和，就能保持正常的情志；如肝气亢奋，则可见失眠多梦、头痛头胀、头晕目眩等；如有外界的精神刺激（特别是郁怒），常可引起肝的疏泄功能异常，出现肝气瘀结、气机不调等病变，古人曰"暴怒伤肝"，"肝喜条达而恶抑郁"即为此意。

（3）**健运脾胃、促进消化** 如肝失疏泄，可影响脾胃的消化，除出现胸胁胀痛、急躁易怒等肝气抑郁症状外，还可出现消化功能不良的病变，如嗳气呕恶、腹胀腹泻等症状，即"肝胃不和""肝脾不和"。

（4）**通利三焦** 肝主疏泄、调畅气机，还有通利三焦、疏通水道之功效。如肝失疏泄，则气机不畅、瘀血阻滞、经脉不利，以致血液不行，导致水肿、腹水等症状。

◎ 主藏血

所谓藏血是指肝有贮藏血液和调节血量的生理功能。当人在休息和睡眠时，机体的需血量减少，大量的血液便贮存于肝；当人活动时，机体的需血量增加，肝脏就将贮藏的血液排出，以供机体的需要。如肝血不足，肝不藏血，就会出现易倦乏力、不耐劳累、双目干涩、视物昏花，以及呕血、便血、鼻出血等症状。

◎ 主筋华爪

筋，是指联络关节、肌肉、专司运动的组织。肝主筋，是指筋有赖于肝血的滋养。"爪为筋之余"，肝血的盛衰，影响到筋、爪。如肝血足，则筋强力壮，爪甲坚韧，运动正常；若肝血不足，则血不养筋，筋弱无力，爪甲软而薄，枯而色灰。

◎ 开窍于目

肝开窍于目是指肝脏的精气通于目窍，视力的强弱和肝是有直接关系的。如肝血不足，则有视物模糊、夜盲等，肝火上炎，则目赤肿痛。

◎ 与胆相表里

肝与胆相表里是指胆寄于肝，脏腑相联，经络相通，构成表里。肝的疏泄功能可直接影响胆汁的分泌、排泄。疏泄正常，则胆汁能循常道而行；反之，则可造成上逆或外溢，形成病变，如出现口苦、黄疸。

第二节 脂肪肝基础知识

一、脂肪肝的概念

脂肪肝西医又称脂肪性肝病或肝内脂肪变性，是由于各种原因引起的肝细胞内脂肪蓄积过多的一种病理状态。中医学无脂肪肝的病名，根据症状归属于"胁痛""积聚""痰饮""肥气""膨胀""痞证"等范畴。根据其临床表现，现国家标准定名为"肝癖"。

在正常情况下，人体的脂肪有两大类：一类是中性脂肪，可随人的营养状况和机体活动的多少而变化。另一类为类脂，包括磷脂、胆固醇和胆固醇酯，是人体细胞膜的重要组成部分，也是合成胆盐、维生素D、类固醇激素的重要原料，是固定不变的。

正常人肝内脂肪含量约占肝脏重量的 3% ~ 5%，其中含磷脂占50%，甘油三酯占 20%，游离脂肪酸占 20%，胆固醇占 7%，其余为胆固醇酯等。当肝内脂质含量超过肝湿重的 5%，或在显微镜下肝组织切片每单位面积内见 30% 以上的肝细胞内有脂滴存在时，称为脂肪肝。除此之外，其他脂类成分、糖原、羟脯氨酸、肝脏蛋白质及水分也相应改变。但由于脂代谢酶的遗传性缺陷而导致脂肪酸、胆固醇或类脂复合物在肝脏等处沉积的脂质沉积症不属于脂肪肝的范畴。

脂肪肝患者，主要是脂肪酸和甘油三酯量的异常增高，而胆固醇及磷脂等相对增加较少。在不同的病因下，积聚在肝内的脂肪可以是甘油三酯、磷脂、糖脂、胆固醇酯或神经酰胺等。因此，脂肪肝的命名，更确切地讲，应该包括说明脂类的性质，如"磷脂性脂肪肝""固醇性脂肪肝"等。由于大多数的脂肪肝，是由于甘油三酯积聚所致，故一般所讲的脂肪肝即指此类脂肪肝。

随着医学的发展，肝病学家发现，部分脂肪肝患者的肝脏有炎症表现，甚至有些患者的肝脏会出现肝纤维化、肝硬化。因此，目前肝病学家将脂肪肝称为脂肪性肝病，是指各种原因引起的以肝细胞脂肪变性为主的临床病理综合征，包括单纯性脂肪肝、脂肪性肝炎和脂肪性肝硬化等。

二、西医对脂肪肝病因的认识

脂肪肝发病率的增高与人们生活水平的提高和饮食结构的改变关系密切。根据病因，脂肪肝可分为营养性、酒精性、肝炎性、药物性、内分泌性等。其中以营养过剩和饮酒过量所引起的脂肪肝最为多见。西医认为，可引起脂肪肝的因素有很多，同一患者的脂肪肝可能是不止一种因素引起的。目前公认的可引起脂肪肝的因素主要有以下 7 个方面。

◎ 营养因素

营养过剩和营养不良均可引起脂肪肝。随着人们生活水平的提高，高热能、高脂肪类食物摄入增多，而运动量却大幅度减少，造成肥胖症、高脂血症的发病率逐年增高。据报道，50% 的肥胖患者患有不同程度的脂肪肝。营养不良性脂肪肝常见于全胃肠外营养的患者，另外为了减肥而快速减重者也可患脂肪肝。在我国的贫困山区，由于摄入蛋白质不足而患脂肪肝的也不少。

1. 营养过剩

长期过食肥甘厚腻的高脂膳食、糖摄入量过多、素食过少，出现营养过剩，从而引起体内糖、脂肪和蛋白质代谢紊乱，造成血脂或血糖升高，形成营养过剩性脂肪肝。这类患者主要见于肥胖及疾病恢复期的患者，也见于一些运动量过少的正常人。普查显示，约 50% 的肥胖者可并发脂肪肝，重度肥胖者，脂肪肝发病率在 60% 以上。我国常见急性肝炎恢复期和慢性活动性乙肝表面抗原（HBsAg）阳性又伴丙氨酸氨基转移酶（谷丙酶）增高者，因不适当地增加营养和减少体力劳动而致肥胖性脂肪肝。

2. 营养不良

营养不良是一种慢性营养缺乏病，主要是人体长期缺乏能量和蛋白质所致。根据发病原因不同，可分为原发性和继发性两大类。

原发性营养不良主要因食物蛋白质和能量供给或摄入不足，长期不能满足人体生理需要所致，多发生在发展中国家或经济落后地区；在灾荒年代或战争时期发生率最高，各年龄组人群都可发生，但以婴幼儿最为多见。妊娠期、哺乳期、儿童生长发育期，以及婴儿因乳汁不足或断奶后饮食供给不合理，或并发其他传染病等，引起机体热能和蛋白质需要量增加而供给不足的情况下，有时也可诱发原发性营养不良。继发性营养不良多由其他疾病所诱发。欧美等发达国家年长儿童和成年人中发生的营养不良，以继发性为多，常见于吸收不良综合征、慢性感染性疾病和恶性肿瘤等慢性消耗性疾病，由于食欲下降、吸收不良、分解代谢亢进及消耗增加等所致，如炎症性肠病患者脂肪肝的发生率可达15% ～ 54%。

根据其临床表现，可将营养不良分为消瘦型、水肿型和混合型3种类型。

（1）消瘦型　又称营养不良性消瘦，主要因能量严重不足所致，体重下降为主要特征。脱水、酸中毒，以及电解质紊乱常是致死原因。其原因可能为长期处于饥饿状态的营养不良患者，因低血糖刺激交感神经，加剧脂肪分解诱发脂肪肝，但随着禁食时间的延长，因其他组织利用脂肪作为热能的主要来源，肝内脂肪蓄积反见减轻甚至消失。

（2）水肿型　又称恶性营养不良，多为饮食中蛋白质严重摄入不足所致，以全身水肿和生长发育迟缓为特征。主要见于非洲和南亚以淀粉类食物（如白薯）为主食的儿童，可出现肝细胞脂肪变和纤维化，但不会进展为肝硬化。

（3）混合型　蛋白质和热能均缺乏的营养不良患者，也可发生大泡性脂肪肝。病理上可出现程度不等的脂肪肝。营养不良性脂肪肝主要与饮食中蛋白质和能量的供给或摄入不足有关。此外，摄入氨基酸不平衡的食物，如缺乏合成载脂蛋白所需的氨基酸，如精氨酸、亮氨酸、异亮氨酸等，也可诱发实验动物肝细胞脂肪变性。

◎ 炎症因素

病毒、细菌、寄生虫等各种致病微生物都可引起肝细胞变性坏死及炎性细胞浸润。其中以病毒性肝炎为多见，甲、乙、丙、丁、戊、庚6型肝炎均可合并脂肪肝。

此外，炎症性肠病、胰腺炎、结核感染均可引起脂肪肝，主要是因营养不良、缺氧及细菌毒素损害而导致肝细胞脂肪变性。

内分泌疾病，如糖尿病、高血糖代谢生成的三碳化合物被肝细胞摄取转化为脂肪酸，而后酯化为大量的甘油三酯蓄积在肝内。同时，通过对激素的影响而影响脂代谢，造成脂肪肝。

1. 糖尿病

糖尿病是脂肪肝的重要致病因素，约50%糖尿病患者有糖尿病性脂肪肝。1型糖尿病患者发生脂肪肝是由于胰岛素缺乏，血浆脂蛋白清除能力降低所致。胰岛素抵抗是2型糖尿病的重要表现，减弱了胰岛素对脂代谢的调节，出现代谢紊乱，大量脂肪被动员，循环中游离脂肪酸（FFA）增多，促使细胞内脂肪酸堆积，使肝细胞损伤或诱导中性粒细胞和其他炎症细胞的聚集和浸润，导致脂肪肝的发生。

2. 高脂血症

高脂血症与脂肪肝关系密切，其中以与高甘油三酯血症关系最为密切。绝大多数常伴有肥胖、糖尿病和酒精中毒。肥胖病患者多伴有明显的肝内脂肪浸润和程度不等的脂肪肝表现。造成肝内脂肪浸润的原因与体内脂肪组织增加、游离脂肪释出增多有关。有效减肥常可使脂肪浸润显著消退。肝炎后脂肪肝则与恢复期患者不适当增加营养和活动量减少有关。

3. 妊娠

妊娠早期可因持续恶心和频繁呕吐，造成水、电解质平衡紊乱以及营养缺乏和新陈代谢障碍，并发局灶性肝细胞坏死、胆汁淤积和轻度大泡性脂肪肝，大多在补充营养后可随之消失。首次妊娠的 36 ~ 40 周，易发生急性妊娠期脂肪肝，脂肪沉积于肝、胰、脑和肾，病情严重，整个病程为 1 ~ 2 周，母婴死亡率为 75% ~ 85%。妊娠期急性脂肪肝的病因尚未明确，可能与妊娠期激素代谢紊乱、营养不良、遗传性疾病、药物不合理应用等因素有关。

（1）**妊娠期激素代谢紊乱** 妊娠时体内雌、孕激素增加，对脂肪酸的 β - 氧化作用的损害，可引起微血管脂肪酸代谢紊乱，使甘油三酯在肝细胞及其他脏器内迅速堆积。

（2）**营养不良**　当胎儿在妊娠晚期需要的营养显著增加时，如营养跟不上，蛋白质合成和活力不足，使脂肪浸润的细胞达足够量后，细胞就会肿胀，以致损害肝细胞和胆管的胆汁倒流（尤其是肝脏中心小区），就会导致脂肪肝的发生。

（3）**遗传性疾病**　属常染色体隐性遗传病，患儿之母初查杂合子为不完全表现型。

（4）**药物不合理应用**　妊娠时如静脉注射四环素，可导致肝细胞的微泡脂肪浸润；抗癫痫药如 VALPROATE 等，也可引起类似的脂肪变性和肝损伤。

◎ **中毒因素**

能引起脂肪肝的化学因素主要为真性肝毒物，即其致病作用主要与毒物本身的性质及剂量有关，故又常称为可预测性肝毒物质。

肝毒物根据其作用方式可分为直接肝毒物和间接肝毒物两大类。前者可直接损伤肝细胞及其细胞器，而后者多为抗代谢物，是抗特异性代谢过程而引起的肝损伤，除慢性中毒外，化学性因素的致病作用力潜伏期一般较短。药物和毒素可引起小泡性或大泡性脂肪肝，脂肪变常位于小叶中心区，亦可分布于门静脉周围，肝细胞坏死程度不等，主要取决于药物或毒素的种类。

（1）**酒精中毒**　饮酒是引起脂肪肝的常见病因，饮酒致脂肪肝可能是乙醇对肝内甘油三酯的代谢有直接的毒性作用。健康者，每日饮酒（相当于乙醇的量）100 ～ 200 克，连续 10 ～ 12 日，不论其饮食是否含蛋白质，均可发生脂肪肝，低蛋白质只是一种加重因素。乙醇是损害肝脏的第一杀手，这是因为乙醇进入人体后，主要在肝脏进行分解代谢，乙醇对肝细胞的毒性使肝细胞对脂肪酸的分解和代谢发生障碍，引起肝内脂肪沉积而造成脂肪肝。饮酒越多，脂肪肝也就越严重。还可诱发肝纤维化，进而引起肝硬化。肝内脂肪蓄积量与嗜酒量及嗜酒持续时间明显相关。酒精性脂肪肝蓄积的脂肪以甘油三酯为主，过量脂肪蓄积使肝脏明显变大，重达 2 ～ 2.5 千克，甚者可达 4 ～ 5 千克。肝细胞肿胀，充满脂肪滴，细胞核被挤向一侧，相邻的肝细胞膜破裂，融合成脂肪囊。

（2）**工业毒物**　工业毒物可经皮肤、消化道、呼吸道进入机体导致肝脏损害。其中能引起肝细胞脂肪变性的毒物包括黄磷、砷、锑、铅、铜、汞、钡、苯、氯仿、二硫化碳、二硝基酚、二氯乙烷、二氯丙烷、四氯乙烯、硼酸盐、铬酸盐、铀化物等。另外，其他一些化学物质如水杨酸、胺碘酮、四氯化碳、磷、铁等也可引起中毒性脂肪肝。

（3）**药物中毒**　肝在药物代谢中起着重要作用，大多数药物在肝内经生物转化作用排出体外。在药物代谢过程中，可由于药物本身或其代谢产物的作用对肝造成损害。药物性肝损害约占成人肝炎的 10%，50 岁以上肝功能损害者中药物所致者甚至高达 40%，其中脂肪肝是常见的类型。多种药物可诱发脂肪肝和脂肪性肝炎。应该注意的是，抗心律失常和抗心绞痛类药物所导致的脂肪肝，可通过脂肪性肝炎并发纤维化。

◎ **遗传因素**

遗传因素主要是通过遗传物质的基因突变或染色体畸形而引起的。其中肝豆状核变性(WILSON 病)、血 β - 脂蛋白缺乏症、半乳糖血症、肝糖原贮积病、果糖耐受不良、高酪氨酸血症、WOLMAN 病、结节性非化脓性脂膜炎、乙酰辅酶 A 脱氢酶缺乏等遗传性疾病可引起大泡性脂肪肝。先天性代谢缺陷，如线粒体脂肪酸氧化遗传性缺陷、尿素循环酶先天性缺陷等可引起小泡性脂肪肝。无论是酒精性脂肪肝，还是非酒精性脂肪肝，都存在一定的遗传发病因素。

◎ **精神心理和社会因素**

许多脂肪肝的发病因素，可与精神、心理和社会因素有关，在不同的国家和地区、不同的人群以及不同的时期，脂肪肝的发病率及其病因分布不一。如在发达国家和地区，乙醇中毒、肥胖病、糖尿病是脂肪肝的三大原因，而营养不良性脂肪肝仅流行于部分落后地区。在我国苏、浙、沪一带，肥胖、糖尿病相关性脂肪肝的发病率高于酒精性脂肪肝；

而在我国西南、北方地区，则以酒精性脂肪肝为主。现代化的工作环境，多坐少动的生活方式，高热能的饮食结构及生活懒散等因素易诱发脂肪肝。而现代工作生活压力增加等可导致酗酒等不良嗜好的发生率上升，又促进脂肪肝的好发。

◎ 其他隐源性脂肪肝

小肠改道手术治疗肥胖症，可引起脂肪肝，REYE 综合征、原发性脂肪肝以及某些消化疾病引起的脂肪代谢障碍、不良的饮食习惯等的影响，常可成为脂肪肝的诱发因素。

三、中医对脂肪肝病因的认识

中医学认为，脂肪肝由于饮食不节、脾失健运；情志内伤、肝失条达；好逸恶劳、痰瘀阻络；久病体虚、气血失和所致。一般而言，可归纳为以下 5 种原因。

◎ 肝、脾、肾三脏功能失调

中医认为，饮食主要是通过胃的受纳、脾的运化生成水谷精微，并由脾的传输散精作用而布散营养周身，另外肝主疏泄、肾藏精主水，对于水谷精微的正常代谢也起着重要的作用。肝、脾、肾三脏功能失调均可导致水谷精微（包括脂质）的运化输布失常，痰饮、水湿内生，瘀血停留，形成脂肪肝。

◎ 饮食失宜

多为过食肥甘厚味，饮酒过度，痰湿蕴阻；或为饥饱失常，损伤脾胃，脾失健运，水湿不化，聚湿生痰，痰浊入络，随气运行，停滞于肝。

◎ 少劳多逸

主要是嗜静懒动，少劳多逸，脾胃失和，肝血不畅，过度肥胖，气滞血瘀，痰湿交结，积聚于肝。

◎ 情志失调

多为情志过度，郁怒伤肝，思虑伤脾，久则内伤气机，气滞血瘀，痰瘀互结，阻络于肝。

◎ 基础疾患影响

其他脏腑疾病日久，尤其是糖尿病、冠心病等，易引起体内血脂失于正常运化，积于血中则为痰为瘀，形成高脂血症，痹阻于肝，则为脂肪肝。

四、脂肪肝的症状

脂肪肝的表现因引起疾病的原因不同而有差异，约有 25% 以上的脂肪肝患者无任何临床症状，尤其是一些轻度脂肪肝患者，故难以从临床上被发现；而中、重度脂肪肝患者，特别是病程较长、病情较重者，其临床症状比较明显，且与脂肪浸润肝脏的程度成正比；当肝内过多的脂肪被移除后，症状即可消失。脂肪肝的常见症状有以下几方面：

◎ 肥胖或消瘦

体格检查时发现形体肥胖或消瘦。有 50% 肥胖者，伴有脂肪肝（尤其是中、重度肥胖者），故呈肥胖外观者占多数。他们常感食欲不振、全身乏力，有的面部和眼球结膜有脂质沉着，皮肤油光，舌苔黄腻或有齿痕；也有一些脂肪肝患者，因营养不良，形体呈消瘦状。肝脏触诊，有半数以上患者，可触及肝脏肿大，一般在右肋下 2 ~ 3 厘米，也有极度肿大者。肝脏表面光滑，边缘呈钝圆、软或中等硬度（Ⅱ度），一般无压痛，少数患者有轻度压痛或叩击痛，而脾脏肿大者极为少见。

◎ 消化道症状

一般来说，有 26% ~ 50% 的脂肪肝患者没有临床症状。但有些患者有食欲减退、恶心、呕吐、嗳气、体重减轻、疲乏感、食后腹胀，以及右上腹或肝区有疼痛感，且在食后或运动时更为明显；常有便秘或便溏，还有少数患者有流涎等症状。

◎ 循环系统症状

12% 的患者有体液潴留，重症脂肪肝患者可见腹水及水肿，并伴有轻度脂肪肝的营养不良患者亦可有腹水及水肿，血清电解质的改变，类似肝硬化者可出现低钾和低钠。肝中脂肪减少后，体液潴留及电解质紊乱可纠正。少数重症脂肪肝患者体液潴留，心脏扩大，循环时间缩短，有高搏出量心衰。8% 的患者有蜘蛛痣及门静脉高压。治愈后肝中脂肪减少时，蜘蛛痣即消失，食管静脉曲张、门脉高压是暂时性改变，脂肪肝治愈后可完全恢复正常。50% 的病例伴有各种维生素缺乏的表现，包括末梢神经炎、舌炎、口角炎、皮肤过度角质化、皮下瘀斑等。脂肪肝偶有引起肺、脑血管脂肪栓塞者。

◎ 其他症状

（1）**糖尿病脂肪肝**　患者除有糖尿病的表现（三多一少，即多食、多饮、多尿及体重减少）外，常缺乏特异的临床表现。轻度脂肪肝多无自觉症状，中、重度脂肪肝患者，自觉上腹部不适、肝区胀痛、恶心、呕吐、厌食、腹胀、倦怠等，可有轻度肝脾肿大。

（2）**酒精性脂肪肝**　轻度酒精性脂肪肝患者多无症状，中度以上可有乏力、倦怠、易疲劳、右上腹不适、恶心、食欲不振、腹胀等，少数可出现低热、黄疸、腹泻、手颤等。有 73% 的酒精性脂肪肝患者有肝肿大、黄疸，脾肿大不常见。重度脂肪肝患者，可并发脂肪栓塞。如果继续长期饮酒，则会发展成为更严重的酒精性肝炎或酒精性肝硬化。

（3）**肝炎后脂肪肝**　肝炎后脂肪肝是我国最常见的脂肪肝疾病之一，多发生于急性病毒性肝炎恢复期或慢性肝炎过程中。前者是病毒性肝炎并发脂肪肝（或称病毒性肝炎继发性脂肪肝），即病毒性肝炎作为脂肪肝的一种原因，先有病毒性肝炎，后有脂肪肝；后者为病毒性肝炎合并脂肪肝。部分患者除体重增加外，无明显症状。多数患者可表现为原有的症状加重，如乏力、食欲不振、腹胀、腹泻等。有的患者因肝体积增大，肝包膜伸长而使肝区疼痛加剧。个别患者可因胆小管受压而出现轻度黄疸。

（4）营养不良性脂肪肝　营养不良性脂肪肝见于恶性营养不良性疾病、肠旁路手术后以及吸收不良综合征和慢性消耗性疾病患者，偶见于爱美女士过度节食减肥，儿童挑食偏食等。

（5）药物性脂肪肝　药物性肝损伤，通常在用药 2 周内发病，占 50%～70%；8 周内发病，可达 80%～90%；3 个月后发病的，一般很少见。停药后几日或几周，肝毒性可有改善。有直接中毒（包括蓄积中毒）和过敏反应两大类，常见为发热、皮疹、黏膜炎、血管炎、骨髓炎、局灶性肺炎、胰腺炎及肾功能衰竭等。

（6）妊娠脂肪肝　多在第一次妊娠 34～40 周发病，初产妇占 48%，子痫或先兆子痫者占 40%，其中 14% 为孪生妊娠妇女。轻者可无肝功能暴衰症状，多数患者首先表现为消化道症状，先是剧烈的持续呕吐，偶有腹痛，腹痛多位于正中上腹、右上腹或右下胸部。数日后出现黄疸，并迅速加深，不发热，常有心动过速及头痛；病情迅速发展可出现嗜睡、昏迷、抽搐、少尿、出血倾向。常在胎死腹中或分娩死胎后病情加重，出现肝功能暴衰而于短期内死亡，病死率达 85%。少数因自然分娩或剖宫产而脱险。

（7）脑病脂肪肝综合征　主要发生在小儿和青少年，发病前常出现某种病毒感染、感冒症状及水痘，在感染症状改善 2～3 日后，开始出现难以控制的呕吐和腹痛，数小时进入谵妄、痉挛、木僵和去大脑皮质状态，最后陷入昏迷。多数患者死亡，少数可自愈或交替输血抢救方可治愈。

五、脂肪肝的西医分型

脂肪肝的西医分型很多，如按病因、病变程度、肝细胞内积蓄脂肪性质、肝细胞内脂肪滴大小等分类。

◎ 按病因分型

脂肪肝按病因可分为酒精性脂肪肝和非酒精性脂肪肝。

1.酒精性脂肪肝

酒精性脂肪肝是指由于长期过量或短期内大量饮酒导致的肝脏受

损，初期通常表现为酒精性脂肪肝，继续发展成酒精性肝炎，再进一步发展形成酒精性肝纤维化，最终导致肝硬化。严重酗酒时，酒精性脂肪肝可诱发广泛的肝细胞坏死，引起重症酒精性肝炎，导致肝功能衰竭，甚至危及患者的生命。与肥胖引起的脂肪肝相比较，酒精性脂肪肝更易发展为肝纤维化和肝硬化。此外，酒精性肝病患者除肝脏发生病变外，酒精对人体的其他器官也有致病作用，可能引发酒精性心肌病，严重酗酒会引发急性胰腺炎等。因此，对于酒精性肝病患者更应给予高度重视。

2. 非酒精性脂肪肝

非酒精性脂肪肝是指患者肝组织病理学与酒精性肝病相似，但无饮酒史或无过量饮酒史，非酒精性脂肪肝是以弥漫性肝细胞大泡性脂肪变性为主要特征的临床病理综合征。包括单纯性脂肪肝，以及由单纯性脂肪肝演变的脂肪性肝炎、脂肪性肝纤维化和肝硬化等。

（1）**单纯性脂肪肝** 肝细胞内脂肪过度积聚，不伴肝细胞坏死和肝细胞气球样变。肝脏没有明显的炎症细胞浸润，也没有纤维化。反映肝细胞损伤的指标（谷丙转氨酶，谷草转氨酶）是正常的，反映肝纤维化的血清学指标也是正常的。

（2）**脂肪性肝炎** 除具有单纯性脂肪肝的肝细胞脂肪变性外，还有组织学异常，包括肝细胞气球样变性、坏死，肝细胞浆内有玻璃样小体以及中性粒细胞为主的炎性细胞浸润，静脉周围和细胞周围纤维组织增生及胆汁淤积等。非酒精性脂肪性肝炎的肝细胞脂肪变性较明显，而酒精性肝炎有较多的玻璃样小体和中性粒细胞浸润。

（3）**脂肪性肝纤维化** 脂肪性肝炎进一步发展可形成肝纤维化。其主要特点是大量纤维组织在肝脏中积聚，但肝小叶结构尚保持正常，无假小叶形成。

（4）**脂肪性肝硬化** 是脂肪性肝病的严重阶段。脂肪性肝纤维化进一步发展，肝内纤维结缔组织重度增生，肝小叶组织结构改进、假小叶及再生结节形成，就会出现脂肪性肝硬化。

非酒精性脂肪性肝病可分为原发性和继发性两大类。肥胖或超重、糖尿病、高脂血症引起的非酒精性脂肪肝以及原因不明的非酒精性脂肪肝为原发性非酒精性脂肪肝，而药物、病毒以及妊娠等明确病因引起的非酒精性脂肪肝称为继发性非酒精性脂肪肝性肝病。我们通常说的脂肪肝主要是指原发性非酒精性脂肪性肝病。

◎ 按病变程度分型

根据肝脏脂肪含量占肝湿重的比率及脂肪变性肝细胞所占的比率，将脂肪肝分为轻度脂肪肝、中度脂肪肝和重度脂肪肝。

（1）**轻度脂肪肝**　肝脏脂肪含量为肝湿重 5% ~ 10% 或光学显微镜下 30% ~ 50% 的肝细胞发生脂肪变性。B超表现为近场回声增强，远场回声衰减不明显，肝内管状结构仍可见。自觉症状不明显，肝功能基本正常。

（2）**中度脂肪肝**　肝脏脂肪含量为肝湿重 10% ~ 25% 或光学显微镜下 50% ~ 75% 的肝细胞发生脂肪变性。B超表现为前场回声增强，后场回声衰减，肝内管状结构模糊。自觉肝区不适，食欲缺乏，肝功能轻度异常。

（3）**重度脂肪肝**　肝脏脂肪含量大于肝湿重 25% 或光学显微镜下 75% 以上的肝细胞发生脂肪变性。B超表现为近场回声显著增强，远场回声明显衰减，肝内管状结构无法辨认。自觉肝区疼痛，腹胀闷满，或见黄疸、蜘蛛痣。肝功能检查重度异常。

◎ 按肝细胞内积蓄脂肪性质分型

根据肝细胞内积蓄脂肪的性质分为甘油三酯性脂肪肝、磷脂性脂肪肝或胆固醇性脂肪肝。

（1）**甘油三酯性脂肪肝**　肝细胞内积蓄过量的甘油三酯，且血液中甘油三酯含量升高。本类脂肪肝占脂肪肝的绝大部分。

（2）**磷脂性脂肪肝或胆固醇性脂肪肝**　肝细胞内积蓄过量的磷脂或胆固醇。本类脂肪肝占少数病例。

◎ 按肝细胞内脂肪滴大小分型

根据肝细胞内脂肪形成的脂滴的大小不同可将脂肪肝分为大泡性脂

肪肝和小泡性脂肪肝。

（1）**大泡性脂肪肝**　肝细胞内脂滴直径大于 25 微米，常为单个，肝细胞核可被挤压而移位。大泡通常发生于肝腺泡Ⅲ区，预后较好，累及Ⅰ区者预后较差。大的脂滴可相互融合成微脂囊肿，甚至形成脂肪性肉芽肿。引起大泡性脂肪肝的病因很多，包括酒精、肥胖、糖尿病、营养不良等因素。

（2）**小泡性脂肪肝**　肝细胞内满布直径 3～5 微米的细小脂滴，肝细胞核无移位，肝小叶结构无紊乱，多数没有炎症细胞浸润和肝细胞坏死，故不会发展为肝硬化。小泡性脂肪肝可为大泡性脂肪肝的轻型、前期或恢复期表现形式，但经典的小泡性脂肪肝常伴有肝细胞线粒体肿胀、多形性异常，并伴肝外器官脂质贮积，患者常出现多器官功能衰竭，预后较大泡性脂肪肝差。

六、脂肪肝的中医分型

中医对脂肪肝的分型是按辨证分型，不同的中医学家常有不同的辨证方法，有关脂肪肝的中医辨证，目前尚未建立统一的标准，但基本理论是相同的。病位主要在肝，涉及脾、胃、胆，病之根本在于肝脾气虚，表现为气滞、血瘀、痰饮、湿热等。根据临床的实际情况，一般可分为下述 7 种证型，即脾气虚弱型、肝经湿热型、肝郁气滞型、肝肾阴虚型、痰湿内阻型、痰瘀交阻型及气血瘀阻型。

◎ **脾气虚弱型**

脾气虚弱型脂肪肝临床表现为精神萎靡，面目虚浮，气短乏力，饮食减少，食后脘腹作胀，大便稀溏不成形，舌质淡，脉细弱。治宜健脾益气，化浊降脂。

◎ **肝经湿热型**

肝经湿热型脂肪肝临床表现为胁肋胀痛，口干且苦，尿黄，大便不调，或有黄疸，心烦易怒，舌苔黄腻，脉弦或滑数。治宜清肝化湿，降脂泻浊。

◎ 肝郁气滞型

肝郁气滞型脂肪肝临床表现为胁肋胀痛，每因情志变化而增减，有时嗳气，肝肿大或不大，乳房胀痛，脘闷食少，舌质淡，苔白，脉弦，妇女可乳房胀痛，月经不调，痛经或闭经。治宜舒肝解郁，理气活血。

◎ 肝肾阴虚型

临床表现为右胁隐痛，头昏耳鸣，腰酸乏力，手足心热，口干，体形偏瘦，舌质红，脉细数。治宜滋补肝肾，养阴降脂。

◎ 痰湿内阻型

临床表现为肝脾肿大不适，疼痛不明显，痰多咳嗽，胸部满闷，脘腹胀满，恶心欲吐，舌质淡，苔白，脉弦滑。治宜化痰祛湿，理气降脂。

◎ 痰瘀交阻型

临床表现为长期酗酒导致酒精性脂肪肝，肝脏肿大，质地较硬，肝区疼痛，或压痛明显，苔淡黄，脉弦数。治宜解酒祛脂，化痰破瘀。

◎ 气血瘀阻型

临床表现为肝脏肿大，胁下刺痛，痛处固定，肝区疼痛拒按，面颈部可见赤丝血缕，舌质暗，边有瘀斑、瘀点，脉细涩。治宜行气活血，软坚散结。

七、脂肪肝的危害

很多脂肪肝患者都认为脂肪肝不是病，不痛不痒，只不过是一种亚健康状态，不像乙肝、丙肝那么可怕，不会影响肝脏功能和身体健康。而且许多人在体检时即使发现自己有轻度或中度脂肪肝，也认为不过是工作节奏快，平时应酬太多所致，是小事，既不重视也不治疗。其实这样的做法和想法都是错误的，有关研究和临床病例发现，脂肪肝对身心健康的危害是十分大的，如果没有得到早期诊断与合理治疗，可造成慢性肝损害，长期的慢性肝脏炎症还可导致肝硬化，甚至肝癌。所以脂肪肝不但是病，而且必须及时治疗。

◎ 对肝脏本身的危害

脂肪肝是肝脂代谢失调的产物，同时又是加重肝损伤的致病因素，这是一种互为因果、恶性循环的发展。肝细胞中脂滴增多，使肝细胞脂肪变性。长期的肝细胞变性会导致肝细胞再生障碍和坏死，进而形成肝纤维化、肝硬化。脂肪肝患者中，1.5% ~ 8% 可发生肝硬化。一旦发展到肝硬化，就很难逆转。

◎ 对心脏的危害

脂肪肝可诱发或加重高血压、冠心病、动脉粥样硬化。有研究表明，酒精性脂肪肝患者并发高血压、冠心病，容易导致心肌梗死，促进动脉粥样硬化的形成。

◎ 对消化系统的危害

脂肪肝患者肝功能受损，时间一长就会累及脾、胆、胃、肠、胆囊的功能，临床研究也证实：脂肪肝患者中 20% ~ 30% 伴有慢性胆囊炎、胆石症。

◎ 对孕妇的危害

妊娠脂肪肝多发生于妊娠后期（36 ~ 40 周），本病起病急骤、进展迅速、预后极差，终因出血、肝性脑病、脑积水、肝衰竭、肾衰竭而死亡，死亡率高达 80%。

◎ 易诱发或加重冠心病、高血压、糖尿病

动脉硬化与冠心病、高血压的关系十分密切，研究表明，酒精性脂肪肝患者并发高血压、冠心病，容易导致心肌梗死而猝死。糖尿病患者中并发脂肪肝的约占 50%，脂肪肝患者中并发糖尿病的为 30% ~ 40%。

脂肪肝与糖尿病两者兼有将给治疗带来更大的困难，预后不堪设想。

◎ 降低人体免疫功能和解毒功能

脂肪肝患者肝细胞脂肪变性或坏死，使肝的免疫功能下降，脂肪肝患者常伴有肝大、脾大。脾也是人体重要的免疫器官，脾大会造成脾功能亢进，脾功能异常便会抑制细胞的免疫功能，所以脂肪肝患者由于免疫功能降低，抵抗力差，更容易被感染。另外，肝细胞脂肪变性后，解毒功能降低，容易造成内毒素、外毒素在体内的潴留，对机体造成毒害。

总之，胃、肠、肝、胆都是消化系统的重要器官，机体摄取三大营养素（蛋白质、脂肪、糖类）都要经过肝的代谢才能被机体所利用。脂肪肝患者肝功能受损，时间一长就会累及脾、胆、胃、肠。肝有病常影响胆囊的功能，脂肪肝患者中有 20% ~ 30% 伴有慢性胆囊炎、胆结石症，因此，脂肪肝的早期防治显得尤为重要。

第三节　脂肪肝的检查

一、抽血化验

尽管不能凭借抽血化验结果诊断脂肪肝，但抽血化验有助于确定脂肪肝的可能病因、伴随疾病状态以及脂肪肝的病情轻重，并可以帮助判断是单纯性脂肪肝，还是已并发脂肪性肝炎或肝纤维化。脂肪肝患者抽血化验指标有以下 4 个方面：

◎ 肝功能检查

肝功能检查有助于区别单纯性脂肪肝和脂肪性肝炎，有助于判断脂肪肝患者是否同时合并其他肝脏疾病，有助于鉴别酒精性脂肪肝和非酒精性脂肪肝，有助于了解脂肪肝患者是否形成了肝硬化。

1.肝功能检查目的

（1）区别单纯性脂肪肝和脂肪性肝炎　临床上进行的肝功能检查项目最常用的指标是谷丙转氨酶和谷草转氨酶。谷丙转氨酶和谷草转氨酶实际上是肝细胞损伤的指标，这两项指标的升高常提示肝细胞损伤。脂肪肝主要有单纯性脂肪肝和脂肪性肝炎，脂肪性肝炎时有肝细胞损伤，常有谷丙转氨酶和谷草转氨酶的升高。因此，肝功能检查有助于区别单纯性脂肪肝和脂肪性肝炎。

（2）判断脂肪肝患者是否同时合并其他肝脏疾病　非酒精性脂肪肝患者一般谷丙转氨酶和谷草转氨酶升高不超过200单位／升，酒精性脂肪肝患者的谷丙转氨酶和谷草转氨酶升高不超过300单位／升。如果肝功能检查发现谷丙转氨酶或谷草转氨酶超过400单位／升，应考虑脂肪肝患者同时合并其他肝脏疾病。

（3）鉴别酒精性脂肪肝和非酒精性脂肪肝　非酒精性脂肪肝患者转氨酶升高以谷丙转氨酶升高为主，即谷丙转氨酶／谷草转氨酶＞1。酒精性脂肪肝患者转氨酶升高以谷草转氨酶升高为主，即谷草转氨酶／谷丙转氨酶＞1，同时常有γ-谷胺酰转肽酶升高。因此，根据上述特点肝功能检查有助于区别酒精性脂肪肝和非酒精性脂肪肝。

（4）了解是否形成了肝硬化　脂肪肝患者发展到肝硬化阶段，出现多种肝功能检查项目的异常，如肝硬化患者常有血清白蛋白降低、凝血功能障碍等。因此，肝功能检查有助于了解脂肪肝患者是否形成了肝硬化。

2.肝功能检查项目

肝功能检查常用的项目有蛋白质代谢试验（血清蛋白电泳、白蛋白／球蛋白比例）、胆红素代谢试验（血液总胆红素和直接胆红素、尿胆原和尿胆红素）、染料排泄试验等，其中以肝脏酶学检查最为实用。

3.肝功能检查注意事项

肝功能检查必须在空腹时抽血检查。空腹时间一般为8～12小时。对于初次检查肝功能者，尤应如此。抽血检查前一日最好禁酒类。肝功能检查多项内容测定值与饮食有一定关系。如饮酒，易使某些血清酶值升高，进食油腻食物后可以使血脂增高等。

4.肝功能检查的局限性

肝功能检查不是万能的，有一定局限性，以下三点必须加以注意：第一，肝功能检查的敏感程度有一定限度，而且肝脏代偿储备能力很强，因此肝功能检查正常不一定没有肝病。第二，肝功能检查中有些指标缺乏特异性，所以肝功能异常也不一定就是肝病。第三，血清酶活性是一项很重要的评判标准，但它不反映肝脏功能，酶的指标只是对肝细胞完整性的估计。肝功能异常视肝内脂肪浸润的程度、范围和病因而定。成人健康体检发现肝功能异常者中，约35%为脂肪肝。因此，无症状性谷丙转氨酶（ALT）升高最常见的原因是脂肪肝，而不是病毒性肝炎。

◎ 血脂检查

尽管造成脂肪肝的原因是多种多样的，但不论何种原因都可造成不同程度的脂肪代谢紊乱；脂肪肝所致的肝脏病变反过来又会加重脂肪代谢的紊乱，形成恶性循环。在脂肪肝的形成过程中，甘油三酯（三酰甘油）起着主要的作用，严重的脂肪肝患者，堆积在肝内的脂肪绝大多数为甘油三酯。因此，检查脂肪肝时莫忘记查血脂。

1.血脂化验指标

血脂化验指标包括总胆固醇、甘油三酯、高密度脂蛋白胆固醇、低密度脂蛋白胆固醇，以及载脂蛋白A、载脂蛋白B和脂蛋白A等。

2.血脂检查注意事项

为了使检验结果能更准确地反映出体内血脂的实际水平，血脂检查前必须注意以下几点：

（1）抽血前两周要保持平时的饮食习惯，近期内体重稳定，无急性病、外伤、手术等意外情况发生。

（2）3日内避免饮食高脂食物，24小时内不得饮酒，不进行剧烈运动。

（3）抽血前空腹 12 ～ 14 小时。

（4）要防止药物的干扰。有些药会直接影响检查质量。

（5）静息 5 ～ 10 分钟后坐位取血。

（6）输全血者 3 日后方可做血脂检查。

（7）如果检验结果超过正常值，应间隔一周后再做一次检查，如果两次检测结果都不正常，而且所测数值相差不超过 10%（以血总胆固醇为例），就可以据此判断。

◎ 血糖检查

脂肪肝与胰岛素抵抗、糖耐量异常以及 2 型糖尿病关系密切。因此，脂肪肝患者应常规检查空腹及餐后 2 小时血糖，并可检查血胰岛素、C 肽和糖化血红蛋白。

◎ 血清纤维化标志物检查

肝穿刺活检是判断脂肪肝是否发生肝纤维化最可靠的诊断方法，但是在临床实际应用中，肝穿刺活检不易被患者所接受，因此，肝病学家逐步筛选出一些"血清学纤维化标志物"，以期作为能反映肝组织学改变的非侵入性检测指标。目前常用的有Ⅲ型前胶原、Ⅳ型胶原、层粘连蛋白、透明质酸等。

（1）**Ⅲ型前胶原** 反映肝内Ⅲ型胶原的合成，血清含量与肝纤维化程度一致，正常值＜ 120 微克／升。

（2）**Ⅳ型胶原** 为构成基底膜的主要成分，反映基底膜胶原的更新率，含量较高，可较灵敏反映出肝纤维化的过程，是肝纤维化早期标志之一，正常值＜ 75 微克／升。

（3）**层粘连蛋白** 为基底膜中特有的非胶原性结构蛋白，与肝纤维化活动程度及门静脉压力呈正相关，正常值＜ 130 微克／毫升。

（4）**透明质酸** 是基质成分之一，由间质细胞合成，可较灵敏准确地反映出肝内已生成的纤维量和肝细胞受损的状况，正常值＜ 110 毫克／升。其中透明质酸诊断肝纤维化的敏感性相对较高，同时检查透明质酸、Ⅲ型前胶原、Ⅳ型胶原和层粘连蛋白能提高诊断肝纤维化的敏感性和特异性。

在临床上，脂肪肝主要为非酒精性脂肪性肝病，非酒精性脂肪性肝病中80%为单纯性脂肪肝。一般认为，这些患者预后良好，不会发展为肝纤维化和肝硬化，因此，这些单纯性脂肪肝患者不必进行肝纤维化血清学指标检查。非酒精性脂肪性肝病中脂肪性肝炎约占10%～20%，由于脂肪性肝炎可进一步发展形成肝纤维化甚至肝硬化。因此，对于脂肪性肝炎尤其是病程较长的患者应进行肝纤维化血清学指标的检测，以协助判断是否已发展为肝纤维化。

二、B超检查

脂肪肝的诊断最早是由B超检查得出的。B超检查脂肪肝不仅敏感性高，而且方便、迅速，对人体无痛苦及损伤，适合于追踪观察，价格亦便宜，是健康检查的常规项目。因此，B超称为诊断脂肪肝最常用、最受欢迎的首选检查方法，被广泛应用于人群脂肪肝发病率的流行性学普查。

◎ B超在脂肪肝诊断中的价值

（1）优点 对大多数脂肪肝患者而言，B超诊断脂肪肝的敏感性达90%，准确性高达80%左右。因此，B超被广泛用于脂肪肝的临床诊断。B超可以基本反映肝内脂肪分布类型，做出弥漫性或局灶性脂肪肝的诊断，并根据肝脏回声判断脂肪肝的程度。结合患者的病史、体格检查和抽血化验，在排除其他原因所致肝功能损害后，常可明确脂肪性肝炎的有无及其病因和伴随疾病状态。因此，虽然脂肪肝是一种病理学状态，但是大部分脂肪肝患者的诊断无需依赖肝活检组织学检查。

（2）缺点 B超检查也有其局限性。由于超声波是隔着肚皮看脏器的，因而不可避免地受到人腹壁情况的影响，如果体形偏胖的患者皮下脂肪比较多时，也会吸收、散射超声波的能量，这样就会干扰肝脏对超声波的反射，使检查者对脂肪肝的程度判断有失准确性。虽然超声是脂肪肝的首选诊断方法，但也要结合临床及其他检查方法来综合进行判断。

◎ B超检查前准备工作

一些患者并不了解B超检查前需要做哪些准备，结果到了医院却无法进行检查。在做B超检查当日，检查前不要进食和饮水，以保证在空腹情况下检查，避免胃肠内容物对超声波束的干扰。另外，在检查前几日，不要吃易产生气体的食物，如土豆、红薯、蚕豆等。否则，这些食物会产生大量的气体积于肠腔内，阻碍超声波穿透，影响对肝脏的检查结果。

◎ 肝脏B超检查正常值

脂肪肝时肝细胞内脂肪积聚，引起肝细胞肿大，从而引起肝脏增大。但只有首先了解正常肝脏B超检查的正常值，才能判断肝脏是否肿大及其肿大的程度。B超检查肝脏大小指标及其正常值如下：

肝右叶最大斜径：不超过 12 ～ 14 厘米。

肝右叶前后径：不超过 8 ～ 10 厘米。

左半肝厚度和长度：厚度不超过 5 ～ 6 厘米，长度不超过 5 ～ 9 厘米。

肝尾叶长度和厚度：不超过 4.5 厘米。

◎ 脂肪肝B超检查分级

脂肪肝的B超异常表现概括为以下五方面：

（1）肝区近场回声弥漫性增强，强于肾脏和脾脏，远场回声逐渐衰减。

（2）肝内管道结构显示不清。

（3）肝脏轻至中度肿大，边缘角圆钝。

（4）肝内彩色血流信号减少或不易显示，但肝内血管走向正常。

（5）肝右叶包膜及横膈回声显示不清或不完整。

轻度脂肪肝：具备上述（1）及（2）～（4）中的一项。

中度脂肪肝：具备上述（1）及（2）～（4）中的两项。

重度脂肪肝：具备上述（1）、（2）～（4）中的两项及（5）。

◎ B超诊断"肝岛"

"肝岛"实际上是不均匀脂肪肝的一种表现，有三种类型：①脂肪过度沉积的肝细胞病变范围呈不规则片状分布。②肝脏某一叶或某一段均匀受累，其肝细胞内脂肪过度积聚。③大部分肝脏受累，仅有小范围的正常肝区，这种小范围的正常肝区被称为"肝岛"。在B超检查时表现为"肝岛"外的区域显示强回声，相比之下"肝岛"区域显示低回声，因此，有的B超医生在患者B超检查报告结果中诊断为"肝脏低回声，原因待查"。然后有的患者会过分担心，害怕自己得了肝癌。其实，不必过分担心。没有慢性肝病病史是不会突然得肝癌的。为进一步与肝癌、肝血管瘤等相区别，可进行CT检查，"肝岛"的CT值在正常范围，而"肝岛"外的肝脏区域CT值低于正常。增强CT显示，肝脏呈均匀性强化，与正常肝组织密度接近，而肝癌、肝血管瘤因血流丰富，因此，增强CT检查显示肝癌、肝血管瘤的病变区域明显强化。

三、CT检查

CT检查是一种新型的检测肝脏脂肪浸润灵敏而无创伤的技术，并可追随观察病变的发展。其诊断准确性优于B超，且能确诊局灶性脂肪肝。疑似脂肪肝患者除常规做B超检查外，必要时可选用肝脏CT检查。

◎ 脂肪肝CT检查的价值

（1）**优点** CT检查可以清晰地显示肝、胆、胰的形态和结构，可以用来确定脂肪肝的有无及其程度。由于不受腹部脂肪和胃肠道气体的干扰，肝脏CT检查诊断脂肪肝的特异性优于B超检查。此外，肝脏CT值的测定几乎不受人为因素的影响。如果想了解脂肪肝治疗前后或一段时间内病情严重程度的改变，应选择CT检查。

（2）**缺点** CT检查也有一定的局限性。CT检查价格昂贵，且有一定放射性，并不是诊断脂肪肝的常用方法。尽管 CT 检查诊断脂肪肝的特异性优于 B 超，但它的敏感性却不如 B 超。如果想知道有没有脂肪肝，应当首选 B 超检查，而不是 CT。

◎ 肝脏 CT 检查前准备工作

（1）检查当日应禁食 4 ~ 6 小时。

（2）如果要了解脂肪肝的严重程度，须进行 CT 平扫检查，在检查前口服 1.5% ~ 3% 泛影葡胺液 800 ~ 1000 毫升。如果需要与其他肝脏疾病相鉴别，应进行 CT 增强扫描，在检查前口服温开水 800 ~ 1000 毫升，以便使胃和上中腹部的小肠充盈，避免与腹部肿块或增大的淋巴结相混淆。

（3）做增强 CT 检查，如果应用含碘的离子型造影剂，事先应做碘过敏试验，如果应用非离子型造影剂增强一般不做碘过敏试验。

（4）检查前 1 周内不服含重金属的药物。如果 1 周内曾进行过胃肠道钡餐造影者，应于检查前先行腹部透视，确认腹腔内无钡剂残留方可进行肝脏 CT 检查。此外，还要去除服饰上的金属饰物，以确保图像质量。

四、磁共振（MRI）检查

常规的磁共振检查对脂肪肝的确诊并不敏感，其对脂肪肝的诊断价值小于 B 超和 CT，而且检查费用昂贵，因此，对于大多数脂肪肝患者不必选择磁共振检查。但对于 CT 上难以与肝脏肿瘤区别的局灶性脂肪肝和弥漫性脂肪肝伴正常肝岛的患者，磁共振具有重要的诊断价值。

◎ 磁共振（MRI）检查的价值

磁共振在检出弥漫性脂肪浸润方面不如 B 型超声和 CT 扫描。例如，CT 可以通过肝脏与肝内血管密度的对比、肝脏与脾脏 CT 值的对比来诊断，而磁共振成像检查时，脂肪沉积产生的 T1 缩短在 T1 加权像中，要么看不出信号改变，要么仅轻度增高且无对比物。但在鉴别局灶性脂肪浸润与肿块方面，磁共振检查则明显优于 B 超和 CT。在 T1 加权像上，局限性肝脂肪浸润的信号 T1 的缩短比周围肝组织明显，T2 加权像则与正常肝组织无明显差别。而肿瘤 T2 加权像总是显示为较正常肝组织高的信号强度。有学者用相位对比图像区分脂肪浸润和肿块，在这种图像中，同时含有水分和脂肪的组织信号明显降低，脂肪成分少而以水分为主的组织信号升高，脂肪浸润部分呈低信号，肿瘤呈高信号，二者对比鲜明，容易分辨。

◎ 磁共振（MRI）检查前准备工作

进行磁共振检查，应注意以下几点。

（1）下列患者绝对严禁进行磁共振检查：①装有心脏起搏器患者。②血管手术后留有金属夹和金属支架患者。③冠状动脉、食管、前列腺、胆管进行了金属支架置入的患者。

（2）下列患者为磁共振检查的相对禁忌证：有金属内固定物、人工关节、金属假牙、支架、银夹、弹片等金属存留的患者。如果必须检查时，应严密观察。

（3）有金属避孕环和活动金属假牙的患者一定要取出后再进行检查。

（4）在进入磁共振检查室之前，应去除身上带的手机、磁卡、手表、硬币、钥匙、打火机、金属皮带、金属项链、金属耳环、金属纽扣及其他金属饰品或金属物品。

五、肝穿刺活检

肝穿刺活检是获取肝组织标本的一种简易手段，通过穿刺所得肝组织块，便于进行组织学检查，从而成为诊断肝脏疾病的重要方法。肝穿刺活检通常在 B 超或 CT 引导下通过细针提取肝组织，所取肝组织长度为 1 ～ 3 厘米，直径 1.2 ～ 2 毫米，占整个肝组织的五万分之一，对肝脏的创伤非常小，因此肝穿刺不会大伤元气。目前多应用弹簧针，操作迅速，可在 1 ～ 2 秒内完成，诊断精确率可达 80% ～ 95%。

◎ 肝穿刺活检的价值

（1）肝穿刺活检是诊断脂肪肝的金标准，它不仅能明确是否有脂肪肝，而且还能明确脂肪肝的病理类型，能区别单纯性脂肪肝、脂肪性肝炎、肝纤维化及肝硬化。而影像学检查，不论 B 超还是 CT 都不能鉴别单纯性脂肪肝、脂肪性肝炎、肝纤维化及早期的肝硬化。

（2）治疗前后进行肝穿刺活检，能较准确地判断治疗的效果。

（3）肝穿刺活检还有助于排除其他肝病，如乙型肝炎、自身免疫性肝炎等。

◎ 肝穿刺活检的局限性

（1）由于肝穿刺所得标本较小，不能完全代表肝脏的全部病变，因此，肝穿刺活检病理检查结果并不一定能反映肝脏疾病的实际情况。

（2）肝穿刺活检是一种创伤性检查方法，接受肝穿刺的患者约有30% 出现短暂穿刺部位疼痛。

（3）由于大多数脂肪肝患者为良性病变过程，即使肝穿刺活检后诊断明确，目前也无有效的治疗方法。

因此，是否进行肝穿刺活检医生会根据患者的具体情况慎重考虑。

◎ 肝穿刺活检的适应证

对于脂肪肝的诊断，肝活检主要用于以下几种情况：

（1）局灶性脂肪肝或弥漫性脂肪肝伴正常肝岛难以与恶性肿瘤鉴别，需在 B 超引导下进行目的性经皮肝穿刺。

（2）探明胆固醇酯贮积病、糖原贮积病等少见脂肪性肝疾病。

（3）可疑的无症状性非酒精性脂肪性肝炎，肝活检是唯一确诊手段。

（4）酒精性肝病有不能解释的临床或生化异常表现者，以及酒精性肝炎患者考虑皮质类固醇治疗前，后者需肝活检排除活动性感染。部分酒精性肝炎因伴有严重脂肪浸润或阻塞性终末肝小静脉病变，可出现腹水及门静脉高压，极易误诊为肝硬化，肝活检有助于明确诊断及指导治疗。

（5）肥胖性脂肪肝患者减少原有体重的 10% 后，肝功能损害仍持续存在者，需做肝活检寻找有无其他肝损害原因。

（6）怀疑重型肝炎系小泡性脂肪肝所致，需做肝活检明确诊断并了解其病因。

（7）评估某些实验室指标以及影像学检查诊断脂肪肝、纤维化的可靠性，需以肝活检组织学诊断作为金标准。

（8）任何怀疑不是单纯性脂肪肝或疑多种病因引起的脂肪肝或肝功能损害者，需通过肝活检明确具体病因或以何种病因为主。

◎ 肝穿刺活检的禁忌证

尽管肝穿刺活检是诊断肝脏疾病的一种重要检查方法，但并非所有的患者都能进行肝穿刺检查，目前认为下列情况是肝穿刺的禁忌证，不应进行肝穿刺检查。

（1）出血倾向：凝血酶原时间 ≥ 正常对照 3～5 秒、血小板计数 < 50×10^9/ 升、出血时间 ≥ 10 分钟、术前 7～10 日服用阿司匹林等抗凝药物。

（2）大量腹水。

（3）肝脏缩小。

（4）怀疑为肝包虫病。

（5）怀疑肝血管瘤或其他的血管肿瘤。

（6）严重贫血或身体一般情况差。

（7）肝外胆管阻塞。

（8）细菌性胆管炎。

（9）右胸膜腔或右侧膈下感染或穿刺部位局部皮肤感染。

（10）严重肥胖者。

（11）不能配合的患者。

◎ **肝穿刺活检前准备工作**

（1）肝穿刺前应了解凝血功能，检查血小板数、出血时间、凝血时间、凝血酶原时间。如果有异常需暂缓执行，待纠正后再行穿刺。

（2）肝穿刺前 3 日肌肉注射维生素 K_1 10 毫克，每日 1 次，并口服钙剂及维生素 C。

（3）肝穿刺前应测血压、脉搏并进行胸部 X 线检查，观察有无肺气肿、胸膜肥厚，验血型，以备必要时输血。

（4）肝穿刺前 1 小时服地西泮（安定）10 毫克，以避免情绪紧张和焦虑。

（5）练习屏气方法，即在深呼气末屏气片刻，有咳嗽者术前 1 小时给服可待因 30 毫克，以便在肝穿刺时能屏气，使肝脏避免因呼吸而发生的位置改变。

（6）如有服用阿司匹林、肝素等抗凝药物的，肝穿刺前至少停用 3 日，最好停用 10 日后进行穿刺。

◎ **肝穿刺活检后注意事项**

一般情况下肝穿刺是安全的，没有明显的不良反应，但少数患者也可出现一些并发症，因此，肝穿刺后应注意以下两点：

（1）肝穿刺后患者应卧床 24 小时，在 4 小时内每隔 15 ～ 30 分钟测脉搏、血压。如果发现脉搏增快细弱、血压下降、烦躁不安，应立即就诊，不可延误病情。

（2）肝穿刺术后有的患者会有短暂的肝区痛或肝穿刺部位的疼痛，但一般反应轻微，不需处理，经过 24 小时后可自行缓解。

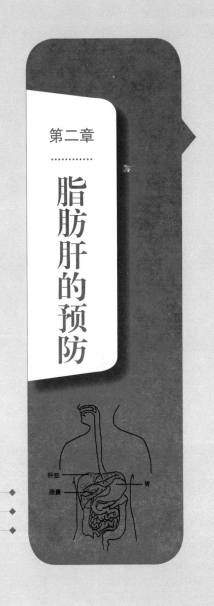

第二章

脂肪肝的预防

民间有"无病先防，有病早治"的至理名言，中医学有"治未病"之说，现代医学也有"以防为主，防治结合"的论述。这些均阐述了"防优于治，防胜于治，防重于治，防患于未然"的道理。特别是对脂肪肝这类目前尚无明确特效疗法的疾病来说，预防就显得更加重要。

第一节　脂肪肝的高危人群

近年来，由于生活水平提高，饮食结构及生活习惯变化，导致脂肪肝的发病率有逐年上升的趋势，且发病年龄越来越小。临床调查表明，以下人群最容易患脂肪肝。

◎ 肥胖者

肝组织活检资料发现，50%的肥胖者合并脂肪肝。体重超过标准10%以上的人群中，肝脏脂肪沉着者占72%，脂肪高度沉着者可达20%。由于肥胖者血中游离脂肪酸大大增加，大量脂肪酸被不断地运往肝脏；与此同时，肥胖者常有高胰岛素血症，促进肝脏对脂肪酸的合成，促使大量脂肪酸蓄积于肝脏内。这两种因素，已远远超过了肝脏的运输处理能力，于是使其转化成中性脂肪沉积而形成肥胖性脂肪肝，其程度与体重的过量程度成正比。

◎ 喜荤食者

过多食用肥肉、动物内脏、奶油制品、核桃、花生等高脂肪食物会使肝脏承受更大的负担。正常情况下，肝内脂肪的摄取、合成、运转、利用等环节处于平衡状态，如果肝脏对脂肪摄取、合成增加或转运利用减少，就会导致肝内脂肪堆积，引起脂肪肝。

◎ 营养不良者

脂肪肝是一种富贵病，但并不是瘦人就不会得脂肪肝。长期营养不良，缺少蛋白质和维生素，也可引起营养缺乏性脂肪肝。不正常节食减肥，长期营养不良等均会引起自身热能供应不足，体内仅存的脂肪被迫动员，大量脂肪酸从脂肪组织释出进入肝脏，载脂蛋白的合成减少，肝细胞内的脂肪不能有效地运出，再加上缺少运动和体育锻炼，体内脂肪不能转化成能量，积存于肝脏。另外，饥饿时由于血糖降低，脂肪肝组织中的脂肪酸被动员入血，使血中游离脂肪酸升高，肝内有中等程度脂肪堆积。而且由于蛋白质缺乏，导致极低密度脂蛋白合成减少，这样造成肝转运甘油三酯发生障碍，脂肪在肝内堆积。此外，糖尿病、肝炎、甲状腺功能亢进、重度贫血等慢性疾病患者也会引发脂肪肝。因营养不良而造成脂肪肝的人数正在大幅上升，约占脂肪肝总人数的27%。时下许多爱美的女士采用节食的方法减肥，许多儿童挑食偏食，这都会给营养不良埋下隐患，从而逐步引发脂肪肝。因此，纠正不良的饮食习惯，合理的膳食营养是改变营养不良、预防脂肪肝的关键。

◎ 嗜酒者

大量乙醇进入体内，主要在肝脏分解代谢。由于乙醇对肝细胞有较强的直接毒害作用，可使肝细胞对脂肪酸的分解和代谢发生障碍，使脂库转运到肝脏的脂肪增加，并减少脂肪肝内的运出。所以长期饮酒及酗酒的人，脂肪酸最易堆积于肝脏，造成酒精性脂肪肝。酒精性脂肪肝是酒精性肝病中最先出现、最为常见的病变，其病变程度与饮酒（尤其是烈性白酒）总量呈正相关。因此饮酒越多，肝内脂肪酸越容易堆积，越容易导致酒精性脂肪肝。值得一提的是脂肪肝的病变程度与饮酒量的多少呈正比例关系，饮酒越多，脂肪肝的病变程度越重。据统计，嗜酒者中脂肪肝的发生率在50%以上，酒精性脂肪肝患者是非酒精性脂肪肝患者的 10 ~ 15 倍。

◎ 久坐少动者

长期不运动会导致体内过剩的热量转化为脂肪，当这些脂肪沉积于皮下时，表现为肥胖，当这些脂肪积存于肝脏时，则表现为脂肪肝。对于上班族而言，工作节奏快，保持坐姿的时间远远多于走动的时间，从而导致脂肪沉积，同时久坐不动还会令许多关节肌腱韧带僵硬，影响肝脏疏泄畅通。因此，人们应多参加运动，如每日快走 30 分钟就可以促进血液循环，促进肝脏的生化反应，促使机体消耗及利用过剩的营养物质，这是预防脂肪肝的重要措施。

◎ 中老年人

进入中老年之后，由于内脏功能退化，代谢功能下降，运动量也减少，使体内脂肪转化为热量随之减少，过剩的脂肪易于堆积肝脏而形成脂肪肝。此外，中老年人罹患内分泌疾病者（如糖尿病等）也较多，患脂肪肝也会相应增多。长期不运动会导致体内过剩的养分转化为脂肪，这些脂肪沉积于皮下时，表现为肥胖，积存于肝脏时，则表现为脂肪肝。因此，人们应多参加运动，促进血液循环，促进肝脏的生化反应，促使机体消耗及利用过剩的营养物质，这是预防脂肪肝的重要环节。

◎ 糖尿病患者

约有半数糖尿病患者伴有脂肪肝，这是因为糖尿病患者，葡萄糖不能利用，造成三大代谢紊乱，最终使脂肪酸在肝内存积引起脂肪肝。脂肪肝为糖尿病常见的并发症之一，发生率在 50% 左右。1 型糖尿病患者脂肪肝较少，发生率仅为 4.5%，是由于缺乏胰岛素使脂肪的分解代谢加强，脂蛋白合成减少，从而使血中脂肪酸增加，产生高脂血症和脂肪肝。2 型糖尿病患者 50% ~ 80% 为肥胖者，其血浆胰岛素水平高，血中未酯化脂肪酸增高，堆积于肝内而形成脂肪肝。肝脂肪变的程度与肥胖的轻重有密切关系，与进食脂肪或糖过多有关，限制热量摄入，降低体重，肝脂肪浸润就会减轻。

◎ 高脂血症患者

高脂血症可形成脂肪肝，且有家族遗传性，但更多的还是属于后天引起。其特点是内源性甘油三酯含量增高，多在饮食因素激发下引起本症，这样的患者与食入胆固醇和动物脂肪过多有关系。因此控制体重，调整饮食结构，采取低脂、低糖等膳食措施，是预防和治疗脂肪肝的关键所在。

◎ 肝炎患者

肝炎急性期由于较长时间的食欲下降，可引起营养不良，热量不足，缺乏蛋白质、维生素及胆碱、甲硫氨酸等物质，均可引起营养不良性脂肪肝。肝细胞的严重受损，使肝细胞内的脂肪分解与氧化功能降低，结果中性脂肪堆积在肝细胞内，亦是脂肪肝的成因。病毒性肝炎时，变性的肝细胞其滑面内质网退化为网状或膜状团块，粗面内质网则减少、扩张伴脱粒等。而滑面内质网的功能是复杂的，与脂蛋白的合成、游离脂肪酸的活化均有关。肝内炎症往往伴随有肝细胞内微循环障碍及增生性改变，可使部分肝细胞缺氧、缺血，细胞与血液之间氧交换不足，使肝内脂肪酸氧化减少。以上改变均使肝内多聚糖及 ATP 水平降低，肝内脂蛋白合成减少，甘油三酯与载脂蛋白结合发生障碍，输出减少，导致甘油三酯在肝内堆积而发生脂肪肝。在肝炎的恢复期，患者食欲显著增加，剩余的热量即以脂肪的形式蓄积而发生肥胖，继之发生脂肪肝。可能是由于医务人员在肝炎治疗过程中积极的护肝治疗，长期大量静注葡萄糖，过分限制活动，给予高热量膳食的结果。

♥ 爱心小贴士

脂肪肝高危人群预防脂肪肝重点有哪些？

（1）严格控制饮食，防止营养过剩。

（2）增加体育锻炼，做到摄入与消耗的能量相平衡。

（3）限制饮酒，尤其不宜经常饮用烈性白酒，更不宜酗酒。

（4）积极治疗原发疾病，祛除病因。

第二节　脂肪肝的早期征兆

为什么脂肪肝这种发病群体大、后果严重的疾病，不少人在体检时才意外发现，不少人发现后仍掉以轻心呢？　这是由于部分脂肪肝患者在患病初期，胃口特别好，面色红润。这些假象都造成了脂肪肝的隐蔽性。此外，脂肪肝是一种慢性过程，病情进展缓慢，往往使人容易忽视它的后果。

脂肪肝高危人群定期进行肝脏 B 超检查是早期发现脂肪肝的最佳方法。建议有脂肪肝发病危险因素者每半年至一年到医院进行一次肝脏 B 超检查。长期研究发现，脂肪肝的发生总会有一些来自身体内部的反应。如发现有疲倦乏力、食欲缺乏、恶心、呕吐、腹胀、尿黄等，这可能就是脂肪肝的早期信号，应及时去医院检查。

◎ 疲倦乏力

中度以上脂肪肝可能有倦怠、易疲劳的表现。

◎ 食欲缺乏

食欲缺乏是脂肪肝常见的症状之一，如果长时间食欲缺乏，除了怀疑胃炎以及其他疾病，也应考虑到脂肪肝的可能。

◎ 恶心、呕吐、腹胀

轻度脂肪肝若伴有肝功能损害，可伴有恶心、呕吐、厌油、上腹饱胀等不适。恶心的症状常常单独出现。

◎ 黄疸

脂肪肝出现黄疸的类型常为肝细胞性黄疸，该型黄疸常伴有乏力、倦怠、食欲缺乏等症状。少数脂肪肝患者会出现轻度黄疸。在肝内脂肪被清除后黄疸即消失。

◎ 维生素缺乏

脂肪肝时，由于脂肪堆积合并饮食中维生素缺乏，人就易出现多种维生素缺乏症。临床可见周围神经炎、舌炎、口角炎、皮肤瘀斑、角化过度等。少数人也可有消化道出血、牙龈出血、鼻出血等症状。

◎ 内分泌失调

重度脂肪肝人群中男性可能有乳房发育、睾丸萎缩、勃起功能障碍，女性可能有月经过多、闭经等表现。

◎ 蜘蛛痣

蜘蛛痣是皮肤小动脉末端分枝性扩张所形成的血管痣，形似蜘蛛，故称蜘蛛痣。经常出现在面、颈、手背、上臂、前胸和肩膀等部位。直径可从针头大到数厘米以上。检查时用指尖或棉签压迫痣的中心，其呈辐射状的"小血管网即可褪色"，去除压力后又会出现。最常见于急、慢性肝炎或肝硬化患者，但在一些脂肪肝患者身上也可看到。

♥ 爱心小贴士

中医是如何辨别肝病信号的？

如果说肝的功能受到了阻碍，也就是身体的某些部位有违"将军之官"的军令，那么人的体表或情绪就会出现"乱弹琴"的状况，比如全身无力、视力下降、迎风流泪、指甲变脆、烦躁、易怒等，下面让我们来具体看一下肝对应的中医信号。

（1）信号1：体——筋力不健阴血不足

肝在体对应的是筋，肝的血液充盈，才能养筋；筋得其所养，才能运动有力而灵活。如果肝的气血衰少，筋膜失养，则表现为筋力不健，运动无力。此外，肝的阴血不足，筋失所养，还可出现手足震颤、肢体麻木、屈伸不利等症。

（2）信号2：窍——头目眩晕肝阳上亢

肝开窍于目，肝的经脉上联于目系，眼睛的视力好否，有赖于肝气疏泄和肝血之营养。如肝风内动，则可见目斜上视；肝之阴血不足，则两目干涩或夜盲；肝经风热，则可见目赤痒痛；肝阳上亢，则头晕目眩等。

（3）信号3：液——迎风流泪肝经湿热

肝开窍于目，泪从目出，故泪有濡润眼睛、保护眼睛的功能。在正常情况下，肝的阴血不足则泪液的分泌不足，而在肝经湿热等情况下，则多有迎风流泪等症。

（4）信号4：华——爪甲软薄肝血不足

爪，即爪甲，包括指甲和趾甲。肝血的盛衰，可影响爪甲的色泽、纹路等。肝血充足，则爪甲红润光泽；若肝血不足，则爪甲软薄，枯而色失，甚则变形脆裂。

（5）信号5：怒发冲冠肝气上逆

由于肝主疏泄，阳气升发，为肝之用，故说肝在志为怒。所以，一般不要发怒，以免气血上逆，阳气升泄太过，而应了"怒伤肝"之说。

需要强调的是，上述蛛丝马迹并不是脂肪肝所特有的，及早发现这些早期表现不仅对脂肪肝的及早调理意义重大，而且有利于及早发现其他更严重的器质性疾病。如果出现了脂肪肝，也不必过分担心，只要及早干预，纠正不良的生活方式，就有希望恢复健康。

第三节　脂肪肝的预防原则

一、科学合理的饮食结构

俗话说要想身体健康，就要"管住嘴，迈动腿"。人体通过一日三餐摄入食物，获取适量的蛋白质、脂肪和糖类以维持机体正常的生理功能，并完成日常的生活和工作，但过多摄入则可使人的体重增加，脂肪合成增多，增多的脂肪沉积于肝细胞中，就形成了脂肪肝。此外，摄入的食物中脂肪的含量高也是脂肪肝发生的重要诱因。因此，控制合理的进食量，保持合理的饮食结构，可有效避免脂肪在肝中沉积。

◎ 合理控制机体总热量摄入

热量主要来源于食物中的蛋白质、脂肪、糖类。热量过剩会转化为脂肪沉积在肝中，热量摄入减少有利于肝细胞内的脂肪氧化消耗，所以应适当控制每日摄入的总热量，对于因营养过剩引起的脂肪肝尤其重要。

（1）先计算出标准体重　标准体重（千克）＝身长（厘米）－105（或100），男性165厘米以上减105，而女性和男性165厘米以下者减100。

体重要在早起如厕后、吃早饭前测量。如果要参加宴会，最好从前一日就开始减少饮食量，坚持三日左右。

（2）了解胖瘦程度　体重指数（BMI）可作为判断胖瘦的标准。体重指数（BMI）＝体重（千克）/[身高（米）×身高（米）]，BMI介于18.5～22.9为正常体重，≥23为超重，≥25为肥胖。肥胖者应逐步减肥，使体重降至标准体重范围内。

（3）每日所需能量值　以标准体重计算，从事轻度活动，体重在正常范围内的人群每日每千克应供给热量126～147千焦（30～35千卡），以防止体重增加和避免加重脂肪堆积。对于肥胖或超重者，每日每千克应为84～105千焦（20～25千卡），以控制或减轻体重，争取达到理想或适宜体重。

◎ 合理分配饮食中三大营养素的比例

蛋白质占总热量的15%～20%，其中1/3是动物蛋白；脂肪（包括食用油和食物中所含脂肪）占总热量的20%～25%；糖类占总热量的50%～60%。计算时首先安排蛋白质和脂肪的量，然后用糖类补足每日所需热能的总量。

1. 适量提供脂肪供给

健康人脂肪摄入占总热量的30%，且饱和脂肪酸、单不饱和脂肪酸、多不饱和脂肪酸各占1/3。脂肪肝患者仍应给予适量的脂肪，而且必需脂肪酸参与磷脂的合成，才能使脂肪从肝顺利运出，对预防脂肪肝有利。但脂肪肝患者应以低脂饮食为宜，尽量摄取植物性脂肪；少食动物性脂肪；限制胆固醇摄入量，这也是我们常说的饮食要清淡的重要性。

具体做法：按标准体重计算，每千克体重每日可给脂肪0.5 ～ 0.8克，建议每日给予脂肪＜40克，占总能量的20% ～ 25%为宜。且提倡低胆固醇食物的摄入，选用植物油或含长链不饱和脂肪酸的食物，如橄榄油、菜籽油、茶油等含单不饱和脂肪酸，不含胆固醇，但含有谷固醇、豆固醇和必需脂肪酸，可阻止或消除肝细胞的脂肪变性，对防治脂肪肝有一定益处；少吃动物油或含饱和脂肪酸的食物，如猪油、牛油、羊油、黄油、奶油等；减少胆固醇食物摄入，如荤油、鱼子、虾子、蛋黄、动物内脏、鸡皮、烧鹅、蟹黄等要少吃。

2. 提高饮食中蛋白质的质和量

蛋白质含有胆碱、蛋氨酸、胱氨酸、色氨酸、苏氨酸和赖氨酸等抗脂肪肝营养素，利于脂肪转变为脂蛋白并输出肝，供给充足的蛋白质，防止肝的脂肪沉积，有利于肝细胞功能的恢复和再生；适量的高蛋白饮食，有利于减轻体重，并刺激机体新陈代谢，正常人每日需要蛋白质的量为每千克体重1.0 ～ 1.2克，占总热量的10% ～ 15%。脂肪肝患者可适当增加。

具体做法：一般每日每千克体重可给蛋白质1.2 ～ 1.5克，每日摄入蛋白质量控制在110 ～ 115克，重体力劳动者可加至每日115 ～ 210克，占总能量的10% ～ 15%为宜，并提高优质蛋白质的比例，例如豆腐、腐竹等豆制品，瘦牛羊肉，鱼，虾，脱脂奶等。

3. 控制糖类的摄入

我们日常主食中粮谷类含有丰富的糖类，正常人每日需要的糖类为4 ～ 6克／千克，占总热量的60% ～ 70%。糖类摄入过多造成的过剩热量也会转化为脂肪储存起来，逐渐形成脂肪肝。糖类摄入过多可增加胰岛素分泌，促使糖转化为脂肪，不利于脂肪肝的恢复。因此，应注重控制糖类的摄入量。

具体做法：一般糖类每日每千克体重可给 2 ~ 4 克，过分限制糖类可使机体对胰岛素的敏感性降低。因此，每日糖类以占总能量的50% ~ 60% 为宜。特别应注意少吃蔗糖、果糖、葡萄糖和含糖量高的食物，如蜂蜜、果酱、果汁、糕点等；禁食富含单糖和双糖的食品，如高糖糕点、冰淇淋、干枣和糖果等，以促进肝内脂肪消退。

4. 多吃矿物质和膳食纤维丰富的食物

矿物质有利于机体代谢物的排出，膳食纤维可降低胃排空时间，减少脂肪和糖的摄入和吸收，具有降血脂、降血糖的作用。有利于调节血脂、肝脂、血糖。

具体做法：脂肪肝患者饮食不宜过精过细，应粗细杂粮搭配，多食用蔬菜、生果和菌藻类等。如燕麦、玉米、糙米、硬果、豆类、海带、木耳等含矿物质和膳食纤维丰富的食物。这些食物中含极丰富的亚油酸、钙、硒、卵磷脂、维生素 E 和较多的纤维素，可降低血清胆固醇、甘油三酯，中和体内因过多食用肉食和蛋类所产生的过多的酸，保持人体酸碱平衡，并可将肠道内过多的脂肪、糖、毒素排出体外，起到降脂作用；充足的蔬菜、水果也可提供机体食物纤维的需求。脂肪肝患者食物中膳食纤维的含量应从每日 20 ~ 25 克增加至 40 ~ 60 克。

◎ 多饮水、饮茶

饮水可促进新陈代谢，减少代谢产物和毒素对肝的损害，起到养肝护肝的功效。

常喝茶有益于防治脂肪肝。茶中所含茶多酚可增加肝脂酶的活性、降低肝组织中过氧化脂质含量，对脂肪肝有一定的防治作用。茶中所含茶色素抗动脉粥样硬化的作用非常明显，还可促进纤溶和降低血小板黏附率。茶叶中的芳香物质能溶解脂肪，解除油腻。绿茶在降低胆固醇方面最具功效，其次是茉莉花茶、乌龙茶、铁观音和普洱茶。

但一些人习惯吃完肉、蛋、鱼等高蛋白、高脂肪的荤食后，为去油腻，立即喝茶，有些人还喜欢喝浓茶。这种做法都是不对的。因为浓茶中含有大量的鞣酸，鞣酸能抑制消化液的分泌，并且鞣酸与蛋白质结合，会生成不易消化的物质，影响胃内食物的消化和吸收。另外，鞣酸还具有收敛作用，可使肠蠕动减慢，从而延长粪便在肠道内停留的时间，不但易形成便秘，而且还容易使有毒物质和致癌物质被人体吸收，有害人体健康。所以，饭后尤其是食用高蛋白食物后，不宜喝浓茶。

建议参考以下一天的饮水、饮茶养肝方案：

（1）**起床后喝杯温开水** 起床后喝一杯温开水，200毫升左右即可。能补充体液，促进气血运行，滋养肝脏，并能帮助肝肾排毒，增强肝肾的生理功能。如果是肝火旺盛的便秘患者，可以在温开水中放点蜂蜜，滋补肝阴，有助于降肝火。

（2）**工作前喝一杯红糖水** 到了办公室之后，稍作休息，放松身心，9点前最好喝一杯温开水，里面放一点补气血的红糖。适当给肝、脾、胃一点营养物质，这样我们工作一整日都会精气神十足。

（3）**9 ~ 11点半来杯热茶** 这段时间人们往往会投入到忙碌而紧张的工作中，为此，中间如果感到渴，就可以适当喝水。工作时，会经历紧张的忙碌，身心都会感到疲劳，不妨起身远眺，顺便喝杯水。可饮用一杯热茶，细细品味，全面放松。

（4）**下午茶时间喝杯水** 下午1点半左右，人们往往又投入到了紧张忙碌的工作中。基本上大家的注意力会集中两个小时左右，到3点半到4点半之间，可稍作休息，顺便饮水一杯，缓解周身的疲劳。

（5）**晚饭前来杯温开水** 晚饭前来杯温开水可增加饱腹感，能防止晚上进食过多，增加肝脏负担。吃完饭1个小时，可以再喝点温开水，促进气血巡行，缓解疲劳，促进消化。晚上9点之后，最好不要喝水，以防止增加肝肾负担。

◎ **补充足够的维生素和微量元素**

实验证实，饮食中缺乏B族维生素和维生素E可以引起肝小叶中央区脂肪变性甚至坏死，相反及时补充富含B族维生素或维生素E可防止肝细胞脂肪变性，抑制肝坏死和肝纤维化的发生。

B 族维生素有 B_1、B_2、B_6、B_{12} 及烟酸、泛酸、叶酸等。

富含维生素 B_1 的食物有黄豆芽、绿豆芽、麦芽、糠皮、豌豆苗、花生、芹菜、莴笋等。

富含维生素 B_2 的食物有大豆、香菇、紫菜、茄子、绿叶菜、动物肝脏及禽蛋等。

富含维生素 B_6 的食物有鱼虾、动物肝肾、肉类、土豆和酵母等。

富含维生素 E 的食物有橄榄油、豆类、坚果类、绿叶蔬菜等。

微量元素硒与维生素 E 联用，有调节血脂代谢，阻止脂肪肝形成及提高机体氧化能力的作用，对高脂血症也有一定的作用，动物性食物如肝、肾、肉、蛋和海产品等都是良好的来源。

◎ 坚持合理的饮食结构，注意饮食多样性

合理的饮食结构即优质蛋白、高维生素、低脂低糖饮食，多吃富含维生素及纤维素的蔬菜及低糖水果。每日人体需求的营养素超过 40 种，靠一种或简单的几种食物不可能满足脂肪肝患者的营养需求。每日摄入各类食物，应包括谷类、动物性食物、蔬菜和生果、豆类成品、奶类成品和油脂，以达到"均衡膳食"，保持合理的营养素供给。

♥ 爱心小贴士

容易致脂肪肝的食品有哪些？

◎ 油炸类食品

（1）导致心血管疾病的元凶。

（2）含致癌物质。

（3）破坏维生素，使蛋白质变性。

◎ 加工类肉食品（肉干、肉松、香肠等）

（1）含三大致癌物质之一：亚硝酸盐（防腐和显色作用）。

（2）含大量防腐剂（加重肝脏负担）。

◎ 汽水可乐类食品

（1）含磷酸、碳酸，会带走体内大量的钙。

（2）含糖量过高，喝后有饱胀感，影响正餐。

◎ 罐头类食品（包括鱼肉类和水果类）

（1）破坏维生素，使蛋白质变性。

（2）热量过多，营养成分低。

◎ 冷冻甜品类食品（冰淇淋、冰棒和各种雪糕）

（1）含奶油极易引起肥胖。

（2）含糖量过高影响正餐。

◎ 方便类食品（主要指方便面和膨化食品）

（1）盐分过高，含防腐剂、香精（损肝）。

（2）只有热量，没有营养。

◎ 腌制类食品

（1）导致高血压，肾负担过重，导致鼻咽癌。

（2）影响黏膜系统（对肠胃有害）。

（3）易得溃疡和发炎。

◎ 饼干类食品（不含低温烘烤和全麦饼干）

（1）食用香精和色素过多（对肝脏功能造成负担）。

（2）严重破坏维生素。

（3）热量过多，营养成分低。

◎ 话悔、蜜饯类食品（果脯）

（1）含三大致癌物质之一：亚硝酸盐（防腐和显色作用）。

（2）盐分过高，含防腐剂、香精（损肝）。

◎ 烧烤类食品

（1）含大量"三苯四丙吡"（三大致癌物质之首）。

（2）1只烤鸡腿＝60支烟毒性。

（3）导致蛋白质炭化变性（加重肾脏、肝脏负担）。

二、限制饮酒

力戒高纯度的酒类饮品，绝对禁止酗酒，以防乙醇对肝细胞的损害。提倡少量饮酒、少次饮酒，当然最好是不饮酒。对已有肝脏疾病、高脂血症、高血压、糖尿病等病患者及青少年，则应戒酒，彻底戒酒对嗜酒者而言，是预防酒精性肝病的唯一有效办法，当然其中也包括肥胖和饮酒造成的脂肪肝。

◎ 控制饮酒量

进入人体的酒精90%～95%是通过肝脏代谢分解的，酒精代谢的速度是每小时60～200毫克/千克体重。因此，人体肝脏在一定时间内能承受的酒精量是有限的。据估计，大多数成年人肝脏每日能代谢的酒精量大约为男性40克，女性20克。对于正常人来说，饮酒在这个酒精量范围内可能不会导致脂肪肝。但对于肥胖、2型糖尿病及肝炎的患者，即使饮酒量较小，也可能会引起脂肪肝或加重肝损伤，因此，这些患者应当戒酒。

◎ 掌握好饮酒方式

亲朋好友聚会的时候，饭桌上总少不了酒，在喝酒助兴的同时掌握适当饮酒方式可将酒精对人体的伤害降至最低。

（1）**慢点喝、兑水喝**　最好的饮酒方法，就是慢慢饮用，将酒精缓慢摄入体内。这样做可以给肝脏留出一定的处理时间。兑水或冰块喝酒的话，酒精也会一点点缓慢地进入体内，能够保护肝脏。另外，像威士忌、二锅头等度数高的酒对胃黏膜刺激性很强，容易损伤胃壁，饮酒过量很容易导致食道癌和喉咙癌，因此一定要控制好饮用量。

（2）**边吃边喝**　边吃边喝，血液就会汇集在肠胃中，肝脏内的血液也比平时增加7～8倍，血液充足，工作起来更轻松。坚持"吃一口、放下筷子、喝一口酒"的饮酒方式，饮酒速度自然就会慢下来，血液中酒精浓度的峰值也不会太高，进而肝脏也有余力分解酒精，饮酒总量也会减少。

（3）**不可空腹饮酒**　空腹饮酒，可以加速胃吸收酒精的速度，是边吃食物边饮酒时的1.5～2倍，同时血液中的酒精浓度也会快速升高，并且酒精会随着血液循环到身体的各处。所以，当你沉浸在酒香中时，肝脏为了分解被吸收的酒精，只能努力超负荷地运转。空腹饮酒会损伤胃黏膜，而边吃边喝就不会加重肝脏的负担。此外，只喝酒不吃饭，会缺乏肝脏正常运转所需的蛋白质、维生素等营养成分，进而加重肝脏的负担。

（4）**酒不可混着喝**　单纯喝一种酒很容易喝腻，而几种酒混着喝口味就千变万化，很容易喝多。如果所喝酒精量不超过肝脏的处理能力还好，但是一般人都缺乏自控力，所以喝酒时不要混着喝。

◎ 补充蛋白质和维生素

饮酒，尤其是大量饮酒时，常常会产生饱腹感，所以喝完酒后就不再吃饭了，其实这是非常有害的。饮酒后不吃饭或进食少，容易出现蛋白质和维生素缺乏，此时如果补充蛋白质及维生素C、维生素E、微量元素硒等重要的抗氧化剂，可减少酒精对人体的伤害。

饮酒时，对肝脏有益的是富含高蛋白、高维生素的食物。这是因为肝脏里面分解酒精的酶、击退病毒的免疫物质等，都是由蛋白质形成的。

因此，摄入蛋白质能够帮助增强肝脏的代谢功能，促进酒精代谢。蛋白质大约由20种氨基酸构成，其中9种必需氨基酸是人体自身无法合成的，需要从食物中摄入。

富含蛋白质的食物，主要有肉、鱼和大豆。特别是大豆，富含植物性蛋白质，还含有肉、鱼等动物性蛋白质中缺乏的必需氨基酸，因此下酒菜要尽量选择植物性蛋白质含量丰富的，如豆腐、毛豆等。

维生素也是对肝脏非常重要的营养素，这是因为肝脏进行蛋白质、脂质和糖类等的代谢，需要大量的维生素进行协助。

但是人体内的维生素含量无法满足这些代谢需要，因此需要每日从食物中积极地摄取，当然，饮酒的时候及时补充维生素也是很重要的。

富含维生素的食物有新鲜的蔬菜、水果等，但是，蔬果类食物一定要在喝酒之前吃。如果在喝酒时吃，酒精反而会抑制蔬菜水果中营养素的吸收。

❤ 爱心小贴士

如何缓解宿醉？

◎ 补水出汗解宿醉法

因为酒精有利尿作用，大量饮酒会造成身体脱水，变得口干舌燥，所以宿醉后最好尽快多多补充水分，这样血液中的酒精浓度就会降低，随后和汗液、尿液一起排出体外。宿醉后喝杯热茶、蜂蜜柠檬水、果汁或者运动饮料都是不错的选择。茶叶中的茶多酚成分具有一定的保肝作用，果汁中的果糖可以加速酒精的代谢，同时能减缓恶心的症状。

◎ 吃东西解宿醉法

宿醉后吃些东西，可以补充人体各种流失的必需营养素，增强肝脏的血液运行能力，提升代谢的作用。但要吃得清淡些，尽量不吃油炸或脂肪类食物。

（1）可以吃些应季的水果，水果中的果糖能提高酒精的代谢速度，其中柿子和香蕉的功效最为显著。

（2）吃些富含维生素、矿物质和蛋白质的食物，如豆腐、鸡蛋、奶酪等。

（3）吃些稀饭、面包、饼干等高淀粉碳水化合物，有助于防止酒后反胃和低血糖。此外，高淀粉的食物还能够保护胃黏膜，减少酒精对胃部的刺激，减少呕吐的几率。

三、坚持中等运动量的体育锻炼

脂肪肝发生的原因主要是吃得多、动得少，肥胖程度与肝内脂肪的堆积程度基本上成正比。同理，如果脂肪肝患者成功减了肥，脂肪肝的严重程度也会随之减轻。因此，每个人都应该根据自身情况，坚持不懈地参加适当运动，从而减少能量转化为脂肪并在腰部和腹部的堆积。同时应避免养成久坐少动的习惯。进行运动时，要注意运动种类、运动强度、运动时间这几个方面。同时，还要从爱好、原有运动基础、肥胖程度、年龄等角度来选择真正适合自己的有氧运动，进行科学锻炼，以达到消耗热量、降脂、减肥、增强体质和抵抗力的效果。

◎ 找到适合的运动方式并坚持下去

运动的方式有很多，如打太极、练瑜伽、跑步、游泳、爬山等都非常好，但哪种运动最好最适合自己呢？

自己喜欢的或者感兴趣的就是最好的，而且越简单越好，越有趣越好。

因为你只有兴趣足够大才会激发出积极的情绪，才会爱上这项活动，并坚持下来。而简单的运动会让自己越来越有自信，每日都会感觉到进步了一点点，并为此而信心倍增。随着对某项运动兴趣的形成和爱好的增长，习惯性也就越来越强。

因此，培养一项爱好是养成良好运动习惯的关键。

◎ 循序渐进增加运动强度

不要一开始对自己有过高或者严格的要求，每日必须几点运动、运动多长时间等等，这些都没必要，要给自己一个适应的过程。比如今日运动了半个小时，明日是不是可以多运动一会儿，增加到 40 分钟？ 这样慢慢地增加，不知不觉就坚持下来了。

通常情况下，坚持锻炼一段时间之后，会发现想要坚持下来很困难，运动计划经常会被各种琐事打乱，这个时候可能会找出各种各样的借口来诱惑自己放弃。但是，这个时候一定要坚持住。只要再努力坚持一段时间，瓶颈期也就过去了，也就会发现运动已经成为了自己的习惯，已经开始爱上运动了。

◎ 运动强度要适中

一般来讲，达到刚出汗或出小汗的程度较为合适。不出汗说明负荷量不够，大汗淋漓说明运动量过大。另外，锻炼后应该是精神饱满、精力充沛、没有困倦疲劳症状。相反，则说明运动强度过大了，应适当调整。

♥ 爱心小贴士

不同运动消耗热量一览表

运动类型（持续1小时）	热量消耗（卡）	
体重	54~59千克	77~82千克
步行（3.2千米/小时）	150	210
慢跑（12.8千米/小时）	460	640
跑步（12.87千米/小时）	745	1040
骑自行车（室外）	170~800	240~1120
骑自行车（静止）	85~800	120~1120
打保龄球	115~170	160~240
打高尔夫球	115~400	160~560
打壁球	345~690	480~960
打羽毛球	230~515	320~720
打网球	230~515	320~720
打排球	170~400	240~560
游泳	230~690	320~900
划船	170~460	240~640
跳绳	345~690	480~960
爬楼梯	230~460	620~640
有氧舞蹈	290~575	400~800

四、慎用损肝药物

肝脏是人体最重要的代谢器官，药物大多数经肝脏代谢，因此，凡是用药不慎或滥用药物都可引起肝损害，即导致药物性肝病。脂肪性肝炎是药物性肝病的常见类型之一，约占非酒精性脂肪性肝炎的5%。有关资料表明，目前共有11类200余种药物可不同程度地对肝脏造成损害。随着新药的不断问世，药物性肝损伤的发病率也日益增加。

大多数药物性肝损害常在用药后2～8周发病。许多药物可能形成或加重脂肪肝；反过来，肝损伤后可以使药物在肝内代谢减慢，作用延长，继而发生药物蓄积，形成恶性循环。所以在患病需服药时，应注意向医生询问药物的肝毒性，特别是在服药前应仔细阅读药品说明书，对一些可能引起肝损害的药物要提高警惕，注意观察用药后的反应，善于发现各种早期征象，如轻度的疲乏、食欲缺乏、腹胀、嗳气、肝区胀满等感觉。定期进行B超检查，做血脂和肝功能检测。一旦发现药物对肝脏产生不利影响，要减量或停药，并及时就医。

◎ **伤肝西药**

1. 非甾体抗炎药

非甾体抗炎药是临床处方中应用较多的一类药物，肝损害是其主要不良反应之一。

（1）**对乙酰氨基酚（扑热息痛）**　临床上主要用于普通感冒或流行性感冒引起的发热，以及缓解轻至中度疼痛。过量却可产生严重不良反应。当最大日剂量超过4克可致肝损害，大于10～15克可致急性肝衰竭，甚至死亡。随意滥用是引起乙酰氨基酚肝损伤的主要原因之一。有的患者误认为服用较大剂量可迅速缓解疼痛，有的并不了解感冒药中含有乙酰氨基酚，而同时服用2～3种含该成分的药品极易产生药物不良事件，造成乙酰氨基酚中毒。

（2）**塞来考昔**　对肝的损害较低，不良反应多出现在服药的4日至4周，症状为肝细胞损害或混合性肝损害，停药1～4个月后肝功能均恢复正常。

（3）**尼美舒利**　可诱发急性肝炎，多为女性患者。症状通常发生于用药的1～15周，持续时间可长达8个月。不良反应在停药后2～17个月消退。

（4）**布洛芬**　不良反应的发生率较低，引起成人严重肝损害较为罕见，其肝毒性症状多为急性肝炎和混合性肝损害，也有致胆汁淤积、胆管消失综合征和亚暴发性肝炎者。慢性肝炎患者服用布洛芬后可能发生肝毒性。

（5）舒林酸　是药源性肝毒性发生率最高的药物，服药初始6个月内发病率较高，需要引起注意。

（6）双氯芬酸　是应用最广泛的非甾体抗炎药，肝细胞损害涉及急性肝炎、胆汁淤积性肝炎及罕见自身免疫特征的慢性肝炎。一般在用药3个月内出现厌食、恶心、呕吐和不适等初期症状，持续时间为1～11个月，停药后一般预后良好。

2. 降压药

（1）甲基多巴　肝毒性较为显著，可导致转氨酶升高、急性肝炎、慢性肝炎、胆汁淤积性肝炎、脂肪肝。

（2）β受体阻断药　肝毒性均较低，但阿贝洛尔可以导致肝坏死，美托洛尔偶而引起急性肝损伤。

（3）钙拮抗药　肝毒性均较低，但硝苯地平可以导致脂肪肝。

（4）血管紧张素转化酶抑制药（ACEI）　氯沙坦引起肝损害较少，而厄贝沙坦可以诱发胆汁淤积性肝炎，坎地沙坦能引起一过性转氨酶升高和肝细胞损害。

3. 降糖药

许多降糖药都会引起肝损害。值得注意的是，患非酒精性脂肪肝或丙型肝炎的患者使用此类药物后常发生肝损害。

（1）磺酰脲类药　如氯磺丙脲、甲苯磺丁脲、格列本脲、格列齐特、格列美脲均有肝毒性。症状为发热、皮疹和嗜酸性粒细胞增多的超敏反应。停药后一般能恢复，但有个别患者会恶化为胆管消失综合征，甚至因肝衰竭而死亡。

（2）二甲双胍　二甲双胍用药2～4周可诱发急性胆汁淤积性肝炎、轻度胆汁淤积，停药后均可恢复。

（3）阿卡波糖　可引发急性肝炎，多发生在开始服药的2～8个月，均发生于日剂量超过100毫克时，停药后可以恢复。

4.降脂药

（1）**他汀类药** 常会引起转氨酶升高，发生率在 3% 以下，多呈剂量依赖性，通常用药开始 3 个月内出现。他汀类药物偶可引起严重肝损害，如急性肝衰竭，但总发生率很低，低于非甾体抗炎药。他汀类药物与非诺贝特联用可以引起自身免疫性肝炎。因此，他汀类药物与苯氧芳酸类药物不宜长期联用。使用降脂药物前应对患者进行基础肝功能检测，服药开始后 3 ~ 6 个月应进行例行检测。

（2）**苯氧酸类** 非诺贝特可引起急性肝炎、慢性肝炎。

5.抗癫痫药

（1）**丙戊酸** 致肝损害的发生率不高，但本品对 3 岁以下的儿童、有线粒体酶缺陷的患者或有该病家族史的患者、REYE 综合征患者、FRIEDREICH共济失调症患者等的危害较显著，比率达到 1/500，应慎用。

（2）**拉莫三嗪** 与丙戊酸钠或卡马西平联合应用可引发急性肝炎，多发生在服药的 2 ~ 3 周，活检呈现急性肝坏死或伴轻度肝门炎症的局灶性肝炎。

6.抗精神病药

氯丙嗪、氟哌啶醇、舒必利等抗精神病药有致胆汁淤积的不良反应，停药后肝功能恢复较好，但少数患者仍持续存在胆汁淤积和胆管消失综合征。氯氮平和利培酮具有明显的致肝细胞损害毒性，氯氮平可以引发暴发性肝衰竭，奥氮平也可以造成急性肝炎。抗抑郁药中三环类抗抑郁药有明显的胆汁淤积性肝损害，新型的选择性 5− 羟色胺再摄取抑制药是目前临床处方中应用最多的抗抑郁药。其中氟西汀可以引起急性肝炎和慢性肝炎，萘法唑酮可以引起急性肝衰竭。

7.抗心律失常药

胺碘酮为引起脂肪肝的主要药物，其残留性强，不仅肝细胞，还可大量蓄积于肺泡巨噬细胞。因其有磷脂酶抑制剂活性，可在蓄积细胞中储留过剩的磷脂，有时出现旋涡型特征的细胞内包涵体。胺碘酮平均服药 21 个月可致脂肪肝，伴肝硬化者达 15% ~ 50%。因此如果心脏情况允许，应尽量改换其他药物。

8. 抗肿瘤药

他莫昔芬是治乳腺癌特效药，一旦停用可能使癌症复燃或恶化，因此主张与苯扎贝特 400 毫克／日联合用药。苯扎贝特可强效诱导肝细胞的脂肪酸氧化，促进中性脂肪消耗，从而减轻肝细胞损害。

9. 糖皮质激素

长期大剂量使用时可引起脂肪肝，往往没有任何临床表现，但可能已有肝大。其机制可能是，糖皮质激素可能引起脂质代谢产物蓄积和在大剂量使用时抑制蛋白质合成，从而引起肝内脂质含量升高。

◎ 伤肝中药

目前已知可致肝损害的中药有 100 多种，中成药大约有 30 种，其中治疗骨关节病、肾病、皮肤疾病的中药最易引起肝损害。

1. 有肝毒性的单味中药

（1）黄药子 常用于治疗甲亢、甲状腺瘤、多发性纤维瘤等。肝中毒表现类似病毒性肝炎，主要表现为恶心、呕吐、厌油腻、尿黄，肝功能异常。引发肝损害的日用量为 15 ～ 36 克，总量为 90 ～ 3500 克。发病时间为服药后 6 日～ 14 周。黄药子引起肝损害的潜伏期及病情的轻重与药物的剂量有关，剂量越大，潜伏期越短，病情越重。多数患者在服药总量达 500 ～ 1500 克后发病。发病后肝炎症状较重，并有死亡。

（2）雷公藤 引起肝损害的临床表现似急性病毒性肝炎，有乏力、纳差、恶心、呕吐、尿黄、巩膜黄染等症状，肝大，有压痛，血清转氨酶升高，胆汁淤积明显。临床主要死因是肝功能损害，同时合并有粒细胞减少。雷公藤片较雷公藤多苷片更易引起肝损害。

（3）苍耳子 中毒的潜伏期为 1 ～ 10 日。临床表现为恶心、呕吐、腹痛、腹泻或便秘及头痛头晕、抽搐、嗜睡、烦躁等消化系统与神经系统症状，继之出现肝区疼痛、肝大、黄疸、ALT 升高及血糖降低，并可出现心、脑、肾等实质脏器的损害及广泛出血，最后死于肝、肾功能或呼吸循环衰竭。发病时间数小时至数日不等。口服苍耳子致药物不良反应均发生在服药时间超过 1 个月以上的患者，可能与服药时间长造成积蓄中毒有关。

（4）**麻黄** 近年来麻黄被西方国家作为饮食添加剂、减肥剂或健身强壮剂等广泛应用，导致许多不良反应。

（5）**生何首乌** 生何首乌引起肝损害的表现是轻度或中度黄疸，常因为乌发或其他目的服用何首乌药材或含何首乌的片剂所致。生何首乌用量大（50～100克／日）可导致的中毒性肝病，发病短，病情急，表现为乏力、纳差、恶心、呕吐、皮肤瘙痒、肝区疼痛、巩膜黄染或中重度黄染、肝大。

（6）**苦楝子** 肝中毒主要表现为黄疸、肝肿大、肝区疼痛、恶心呕吐、腹痛腹泻、纳差等消化道症状，伴 ALT 升高，同时可兼见呼吸、神经及循环等系统症状和体征。食入果实 6～8 个即可引起中毒性肝炎。该药中毒多因自行驱虫而超量服用或误食所致。

（7）**苍术** 苍术苷具有显著的肝毒性。苍术中毒可发生致命性的广泛肝坏死，伴有低血糖和肾衰竭。

（8）**番泻叶** 常用作缓泻剂，长期服用可引起肝炎。番泻叶所含番泻叶苷、大黄素等有强烈的泻下作用，多服可致腹痛、恶心、呕吐等胃肠道及中枢神经系统反应，临床有中毒的报道。长期服用轻者导致低血钾，重者导致肝硬化。

（9）**桑寄生** 桑寄生用于治疗神经衰弱、哮喘和乳腺癌等可以引起所谓的"桑寄生肝炎"。临床上出现肝炎症状及肝功能异常，停药后症状消失。

（10）**千里光及其制剂** 近年来已引起英国药品和保健品管理机构关注，并禁止含有千里光属内服药品的销售。千里光所含的吡咯里西啶生物碱是目前已知的最主要的植物性肝毒成分，其中毒症状表现为疲乏无力、恶心、呕吐、腹胀、黄疸、尿少、腹水等，还可导致肝癌、肺癌以及畸胎等。

2. 有肝毒性的中药制剂

（1）**壮骨关节丸** 引起肝损害的发病率较高，平均潜伏期为46.8日，女性多见，平均年龄57.1岁，主要不良反应为皮肤瘙痒、大便灰白和黄疸，碱性磷酸酶（ALT）和 γ - 谷氨酰转肽酶（GGT）明显升高，临床诊断以胆汁淤积型肝炎较多见。

（2）**牛黄解毒丸（片）** 其中的雄黄毒性最强，主要成分为硫化砷，含砷75%、硫24.9%，遇热易于分解，变成有剧毒的三氧化二砷。砷的剧毒作用在肾脏可致慢性肾炎、急性肾衰竭，在肾外可致脊髓和周围神经炎、胃肠炎、肝损害、皮疹等。

（3）**复方青黛丸** 在用药过程中多有肝损害等不良反应。临床主要出现全身乏力、纳差、尿黄、皮肤及巩膜黄染和肝功能异常，易被误诊为甲型病毒性肝炎，一般停服后肝功能迅速恢复正常，若重复服用后再次出现类似症状，应立即停药。

（4）**小柴胡汤** 目前在日本用于治疗门诊慢性肝病患者。平均服用小柴胡汤 2 个月后可引起急性肝炎。实验室检查显示停服药后 2～6 周恢复正常。40 例服用小柴胡汤治疗的患者，9 例在用药过程中出现转氨酶升高及黄疸，肝组织活检证实为急性肝损害，停药后肝功能恢复正常。其中 4 例再次用药后，重现肝损伤，说明小柴胡汤确实能诱发急性肝炎。

（5）**六神丸** 其中明雄黄含有毒性物质砷化物，长期或大量服用后会发生砷中毒，药物可在体内蓄积，引起肝、肾及多脏器损害。

（6）**疳积散** 所含广丹和朱砂均属有毒物质，其主要成分分别为四氧化三铅及硫化汞，超量或久服可引起小儿肝损害。

♥ 爱心小贴士

哪些药物合用可损伤肝？

（1）中成药合用可能引起肝损伤，如参莲胶囊与乳癖消片联合应用可致肝损害。

（2）一些中药和西药同用会加重肝损伤，如杏仁、桃仁、白果及其中成药，因其含氰苷，若与西药安眠酮、利眠宁、地西泮（安定）等合用，可过度抑制呼吸中枢，并损害肝、肾功能而导致不良后果。四季青、黄药子与异烟肼、四环素合用毒性作用增加。

五、定期体检

在医学上，疾病的发展常与患者的自身感觉不平行，这主要与个体差异有关。因此，不能仅根据患者的感觉来判断病情有无进展，必须结合患者主诉、体格检查、实验室及影像学检查综合评价，这就需要定期到医院接受专业的检查。大多数疾病的预防都要求早期发现，脂肪肝也不例外。定期检查的意义除了能早期发现脂肪肝外，还能动态观察已经发现的脂肪肝的变化，有利于积极干预，避免其发展为肝硬化和肝纤维化。现在各单位基本上每年都有健康体检，许多人特别是年轻人不以为然，认为自己身体好得很，不会患什么病，从不去做健康检查。事实上，脂肪肝、转氨酶升高常在那些无任何自觉症状的人群中检查出来。因此定期体检，特别是对于低龄和退休人群非常有必要。有肥胖症、糖尿病、高脂血症和脂肪肝家族史的个体，应有自我保健意识，定期体检，以便早期发现疾病，阻止病情发展。

◎ 年长者

中老年人的新陈代谢功能逐渐衰退，运动量也随之减少，易发生脂肪蓄积。此外。中老年人罹患内分泌疾病者也较多，如糖尿病等，脂肪肝也会相应增多。

◎ 肥胖者

研究表明，在超过标准体重 10% 以上的人中，肝脏脂肪沉着者占72%，脂肪高度沉着者占 20%。这一方面是因为肥胖者血液中的游离脂肪酸大大增加，大量的脂肪酸被不断地运往肝脏；另一方面是因为一些肥胖者存在高胰岛素血症，促进肝脏对脂肪酸的合成，结果使大量的脂肪酸蓄积在肝脏，远远超过了肝脏的运输处理能力，于是便转化成中性的脂肪沉积在肝脏中。

◎ 喜荤者

过多地食用高脂肪食物，会使肝脏承受更大的负担。正常情况下，肝内脂肪的摄取、合成、运转、利用等环节应处于平衡状态，如果肝脏对脂肪的摄取、合成增加，或转运、利用减少，就会导致肝内脂肪堆积，造成脂肪肝。

◎ 嗜酒者

乙醇进入人体后，要在肝脏进行分解代谢。乙醇对肝细胞有一定的毒性，使肝细胞对脂肪酸的分解和代谢发生障碍。因此，饮酒越多，肝内脂肪越容易堆积，越容易导致酒精性脂肪肝。

◎ 少动者

长期不运动会导致体内过剩的养分转化为脂肪，这些脂肪沉积于皮下时，表现为肥胖；积存于肝脏时，表现为脂肪肝。因此，多参加运动，促进血液循环，促进肝脏的生化反应，促使机体消耗及利用过剩的营养物质，这是预防脂肪肝的重要环节。

♥ 爱心小贴士

肝功能体检数据怎么看？

◎ GOT 和 GPT

GOT是谷草转氨酶，GPT是谷丙转氨酶，这是最基本的检查。肝脏功能一旦出现障碍，流到血液中的量会增加。

GOT和GPT的比率（GOT/GPT）会因肝功能障碍的种类和发展程度而不同，因此成为衡量病情的标尺。

如慢性肝炎和因肥胖导致的脂肪肝中，GOT/GPT在1以下；但是在酒精性脂肪肝和肝硬化中，GOT/GPT都是在1以上；患了肝癌，GOT/GPT会达到2～3。随着肝功能障碍的加重，GOT的值还会升得更高。

◎ LDH 正常值在 50 ～ 400IU/L

LDH是乳酸脱氢酶，是在肝脏糖脂代谢为能量时发挥作用的酶。当肝细胞出现障碍或者肝脏细胞遭到破坏时，血液中的LDH就会增加。

◎ γ-GTP 正常值在 0 ～ 40IU

γ-GTP是谷氨酰转肽酶，是肝脏、肾脏、脾脏等组织细胞中含有的酶，当肝脏出现障碍时，它们会流入血液中。当患上慢性肝炎、肝硬化、肝癌时，该检查值会升高。特别是酒精会促进其在肝细胞中生成，导致其数量增加。

◎ ALP 正常值在 110 ～ 340IU/L

ALP是碱性磷酸酶，是肠黏膜、骨骼、肝脏、肾脏等中生成的酶，可分解磷酸化合物。

由于胆结石和胆道癌等导致胆道阻塞，胆汁流动恶化，则胆汁中的ALP倒流入血液中，同时肝细胞内的ALP的生成旺盛，由此数值也会不断上升。

◎ 胆碱酯酶正常值在 350 ～ 750IU/L

这是分解在肝脏中合成并释放到血液中的分解神经传导物质乙酰胆碱的酶。它能够掌控慢性肝功能障碍的严重程度和过程。

肝功能障碍和低营养会使血清胆碱酯酶降低，特别是失代偿性肝硬化和剧烈炎症会使其显著下降，而脂肪肝相反会促使它在肝脏的合成，呈现较高的数字。

◎ 凝血酶原时间在 12 ～ 14 秒

凝血酶原是肝脏中形成的一种凝血因子。正常值为12～14秒。

如果因急性肝炎、肝硬化、重症肝炎等导致肝功能低下，则时间会变长。如果为15秒以上，就可能有中度或重度肝功能障碍。

◎ 总胆红素

胆红素是人胆汁中的主要色素。人体内的红细胞死亡后变成间接胆红素（I-Bil），经肝脏转化为直接胆红素（D-Bil），组成胆汁，排入胆道，最后经大便排出。间接胆红素与直接胆红素之和就是总胆红素（T-Bil）。上述任何一个环节出现障碍，均可使人发生黄疸。急性黄疸型肝炎、急性黄色肝坏死、慢性活动性肝炎、肝硬化等，都会导致总胆红素在血液中的量增加。

六、改变不良生活习惯

脂肪肝的发生和生活方式健康与否密切相关。加强自我管理，改掉一些不良的生活习惯及嗜好，重建健康的生活及行为方式，是预防和调养脂肪肝的重要方法之一。

◎ 保障充足睡眠，注意劳逸结合

研究表明，肝脏的血流量在立位时比卧位时减少 40%，运动时肝血流量比卧位时减少 80%～85%。对健康者来说，这对肝不会有太大的影响。但对肝病患者来说，肝细胞对缺血缺氧非常敏感，肝血流量稍有减少就有可能导致肝细胞变性坏死，可直接影响肝脏的营养及氧气的供给，出现肝功能异常。因此，一定要保证充分的睡眠。晚睡前勿饮浓茶、咖啡或刺激性饮料，晚饭宜平淡，切勿过饱。入睡前用温热水泡脚，做几节保健推拿操均有利于促进入睡，保证睡眠充足。但对所有的肝病患者过分强调卧床休息与睡眠反而会加重患者的精神负担，影响大脑的调节功能和内脏功能的协调，也不利于机体的新陈代谢。还有一些不符合睡眠卫生的方式如张口呼吸、蒙头大睡等也应避免。

临床观察发现，多数脂肪肝患者伴有失眠、情绪不稳定、倦怠、乏力等症状。重度脂肪肝的治疗，特别应着重强调睡眠的重要性。休息能减少体力的消耗，而且能减少活动后的糖原分解、蛋白质分解及乳酸的产生，减轻肝的生理负担。由于卧床休息可以增加肝的血流量，使肝得到更多的血液、氧气及营养的供给，从而促进肝细胞的康复。

脂肪肝患者进行运动治疗时也要多注意休息，切不可劳累过度，注意劳逸结合。假日期间对自己所参加的活动一定要量力而行，尽量不要打破原有的生活规律。生物钟的紊乱、精神上的疲倦和体力上的过度消耗都会引起机体抵抗力下降，从而影响肝功能。起居有时，劳逸结合，同时还要注意节欲保精，这些对脂肪肝的防治都具有积极的意义。

（1）熬夜会加速肝细胞的死亡 "人卧则血归于肝"，拥有足够的睡眠，肝脏才可以得到完全的修复。中医认为，晚上 11 点到凌晨 3 点，血液大量流经胆、肝两经，此时应让身体得到完全的休息。熬夜会使睡眠品质得不到保证，肝细胞的修复功能就会受到影响，导致细胞的寿命缩短，加速死亡。

（2）**不要错过 23:00 ～ 1:00 的黄金睡眠时间**　晚上 11 点到凌晨 1 点是肝脏代谢旺盛的时间，血归肝经。所以，最好在 11 点前就寝。晚上不适宜从事太过耗损脑力的工作，容易影响睡眠品质。

（3）**叩击头部促进气血流通**　用双手的指尖对整个头部进行叩击，力度应适中、均匀，动作不宜过快。可先从上到下，再从下到上，接着从左到右，然后从右到左，将整个头部都叩击到。每次叩击 2 分钟左右即可。

（4）**十指梳头，改善睡眠**　将十个手指分开，分别按于头上，从前往后梳头，每次梳 1 分钟左右即可。梳头后，闭目养神进行放松。

◎ 调理精神和情绪

人的情志状况，与疾病的发生和发展密切相关。突然强烈的精神刺激，或反复、持续的精神刺激，可使人体气机逆乱，气血阴阳失调而发病。情志刺激可致正气内虚，招致外邪致病。在脂肪肝疾病过程中，情志因素起非常重要的作用，如某些女性患者因为强烈的精神情志改变，或悲伤、忧郁等因素，导致暴饮暴食，过度地摄入高热量、高脂肪的食物，造成肥胖、脂肪肝。现代医学更是明确地证明：人体的精神情志强烈的波动，会导致人体免疫功能低下和内分泌功能失调，体内激素水平的紊乱，脂肪等物质的代谢失常，大量脂肪积蓄。

精神调理主要是指调养心神，心情平静。保持心情舒畅与积极锻炼是相辅相成的。平衡精神心理，调整生活节奏，做到无病防病，增强体魄，适应自然，减少体内热量平衡，消除多余脂肪，这些对脂肪肝的预防与治疗有积极意义。

（1）**肝喜欢柔和的情绪**　肝脏喜欢柔和的情绪，当情绪平和时，肝也就舒畅；一旦情绪不稳定，肝就会受到损伤。当然，当肝的生理功能异常时，肝也会以一种比较强硬的态度告诉我们它出问题了，这种强硬的态度就是怒，发脾气。如果你性情急躁、易于发怒又不能自制，很可能就是肝这位大将军在身体里面兴风作浪。

脂肪肝高危人群的肝脏本来就受到了损伤，其排血和回血的功能本就异常，不能依据机体需要而进行，如果再大动肝火，必会致使血液大量排出，导致肝脏大出血，出现生命危险。

（2）少发怒是养肝调神的关键　怒最伤肝，影响肝藏血、主疏泄的功能，因此，我们一定要少发怒，只有这样才能养肝调神，让自己每日都有一个愉悦的心情。既然肝怕怒，只要我们做到不怒就能养肝护肝。将肝养护好了，心神安定，气血通畅，身体自然也就好了。

（3）遇事多为别人想一想　人们做什么事情，都喜欢从自己的角度出发，如果我们能经常替别人想一想，多体谅别人，那么人际关系就会得到改善，心理上也会很愉悦。心中愉悦，没有了愤怒的情绪，自然肝也就健健康康的了。

（4）用平常心过好每一日　对待工作要勤勤恳恳，对待生活要认认真真，只有这样心里才不会产生不安的情愫，生活得也就比较开心。认真做好手头上的每一件事情，不要害怕眼前的困难，要用一个良好的心态去面对生活中的每一日。相信，你的笑容一定能让你的生活更加幸福快乐。

◎ 保持大便通畅

当肝脏有病时，解毒能力相应下降，患者如伴有便秘，由于肠道内细菌繁殖增加，毒性物质会大量产生，加重肝脏负担，以致延缓肝脏功能的恢复。

肝脏是解毒的器官，具有重要的解毒功能，体内代谢产生的毒性物质都要经过肝脏处理，变成无毒或微毒、易于溶解的物质，最终排出体外。同时，一切在胃肠道内消化吸收的物质，都要经过肝门静脉运送至肝脏加工。

很多食物和药品会在肠内腐败、发酵产生有毒物质。当肝脏有病时，解毒能力相应下降，患者如伴有便秘，由于肠道内细菌繁殖增加，毒性物质会大量产生，加重肝脏负担，以致延缓肝脏功能的恢复。因此，脂肪肝患者必须保持大便通畅，防止习惯性便秘，以利毒性物质从体内排出，减轻肝脏的负担。

尽量多吃富含纤维素的食物，吃洗净的水果、蔬菜，同时补充充足的水分。由于人体缺乏纤维素酶，在肠内不被吸收的纤维物质就会刺激肠壁蠕动，促进排便发生。据观察，人们吃富含纤维素的食品，12～14小时就可由肠道排空，而低纤维食品需要28小时以上才能从肠道排空。此外，纤维素还能维护肠道菌群生态，限制某些肠道菌的增长，这些不利的肠道菌可使胆汁酸转换成具有很强致癌作用的次级胆汁酸，危害人体健康。另外，要养成定时排便的习惯，以早上排便为宜。在晨间起床前用手掌从上腹向下腹推拿10次，从左右肋缘分别向左右下腹按摩10次，均会使排便更容易。

◎ 戒烟

香烟中含有将近30种毒物，如尼古丁、氰化物、二甲基亚硝酸胺、一氧化碳等等。此外，还存在着微量的放射性同位素铅210、钋210，这两种放射性同位素都有致癌作用。据许多学者大量的研究结果证明：香烟内某些物质，能使体细胞及生殖细胞的遗传物质发生变化，殃及后代。

当你吞云吐雾的时候，身体里面的脏腑却在饱受折磨，吸烟不管是多还是少都是对健康不利的。吸烟容易增加血液中的尼古丁，肝是藏血的，随着吸烟的增加，肝中尼古丁的含量也必将越来越多，为此肝的压力也就越来越大，会加重肝解毒的负担。

（1）**及时缓解压力** 工作中，压力大、容易紧张是您吸烟的主要原因吗？ 如果是，那么请拿走你周围所有的吸烟用具，改变工作的环境和工作的程序。

可以在工作场合放一些无糖口香糖、水果、果汁和矿泉水，多做几次短时间的休息，适当到室外活动一下。

（2）**给自己一个明确目标** 明确目标，改变工作环境及与吸烟有关的老习惯，要有不再吸烟的决心，这样戒烟几日后，味觉和嗅觉就会好起来。

（3）寻找替代办法　想抽烟的时候，你可以去漱个口或者刷刷牙，使口腔里产生一种不想吸烟的味道；当实在想抽烟的时候，就马上嚼一颗木糖醇口香糖或者吃点瓜子、水果。

（4）公开戒烟，让大家来监督　公开戒烟决心，并争取得到朋友和同事们的支持。

（5）尽可能避开所有聚会　刚开始戒烟时，要避免受到吸烟人群的引诱。如果有朋友邀请你参加聚会，但参加聚会的人都吸烟，那么你就应婉言拒绝，直到自己觉得没有烟瘾为止。

（6）扔掉吸烟用具　甩掉一切让你想到吸烟的用具，因为烟灰缸、打火机和香烟都会对戒烟者产生刺激，应该把它们统统扔掉。如果戒烟时出现了烦躁情绪，可以按摩百会穴，这是一种缓解烦躁的有效方法。

（7）转移注意力　尤其是在戒烟初期，可以从事一些会带来乐趣的活动或者运动，以便转移吸烟的注意力，晚上不要像通常那样在电视机前度过，可以去按摩、打球、听音乐等。

（8）每日运动15分钟有助于戒烟　经常运动会改善气色、冲淡烟瘾，体育运动会使紧张不安的情绪镇静下来，并且会消耗热量。但不要强行戒烟，否则心理会有一种抵触感，心中气不顺，时间长了会影响肝主疏泄的功能，心理上会更加郁闷。戒烟要采取温和的办法，慢慢坚持下去，当形成一种良好的习惯时，自然也就将烟戒掉了。

❤ 爱心小贴士

养肝护肝生活小妙招

（1）抬高腿睡午觉能促进血液运行，将血液输送到肝脏。以抬高腿的姿势放松，则流入肝脏的血液运行能力会增强，肝脏功能会得到改善。睡午觉，能缓解身心紧张，血液容易从脑部及其他脏器轻松返回肝脏。即使睡眠较浅，也能放松肌肉，让身体从免疫力降低的压力中释放出来。

（2）生活环境的宽敞舒适与肝脏养生保健关系最为密切。在蓝天白云、青山绿水之间，这是人类最理想的居住环境，但在城市里居住的人则不具备这样的条件。

城市里往往人口密集、交通拥挤、污染严重。所以，为了自身健康，应该多到附近的公园去健身，那里视野开阔、环境优美、空气新鲜，对健康有益。

有条件的人，也可以多到有山、有水、有树林的郊区去旅游、踏青、登山、游泳、垂钓、采摘、漫步等。

在居室内或阳台上种植一些美丽的观赏植物，有利于改善环境，清洁空气，也有利于肝脏的养护和身心健康。

（3）每日刷舌能恢复钝化的味觉，避免吃高盐多油的食物，养成清淡、少油、量少的饮食习惯，也可以避免血压和血脂升高。

（4）办公室一族经常要对着电脑坐上一整日，中医说，久视伤肝，久坐伤骨，时间长了会损伤肝脏，身体很容易处于亚健康的状态。根据阴阳五行理论，古人把五音（宫、商、角、徵、羽）与人的五脏（脾、肺、肝、心、肾）和五志（思、忧、怒、喜、恐）有机地联系在一起，即五音配五脏，五脏配五行，五行配五志。按此理论产生的音乐疗法为"五音疗法"。肝与五脏中的"角"相对应。肝气郁滞者应多听一些"角"调乐曲，比如《春之声圆舞曲》《蓝色多瑙河》《江南丝竹乐》《春风得意》《江南好》等，以使气机升降有序，气血运行舒畅，气郁滞就自然缓解了。如果肝虚血弱、四肢无力、视物不清，则应听一些"羽"调乐曲，如《梁祝》《二泉映月》《汉宫秋月》《轻骑兵进行曲》《喜洋洋》等。

第三章

调养 脂肪肝的饮食

脂肪肝的饮食调养原则
脂肪肝的饮食调养措施
脂肪肝患者宜常吃的食物
脂肪肝患者药膳调养方

肝脏
胆囊
胃

第一节　脂肪肝的饮食调养原则

饮食调养是脂肪肝患者的基本调养措施，也是预防脂肪肝的重要措施。其原则是控制总能量和糖类的摄入，提高蛋白质的质和量，给予适量脂肪，补充足够的维生素、无机盐、微量元素和膳食纤维。同时戒酒，改变不良饮食习惯，以促进脂肪酸氧化分解，有效改善肝功能，防止脂肪肝的发生和发展。另外为满足机体的生理需要，有利于脂肪肝的转归，饮食调养还需要经常与其他调养方法如运动、起居、合理用药等相配合。

◎ 控制能量摄入

对于脂肪肝患者能量供给不宜过高，尤其对体重明显超重的儿童和脂肪肝患者。从事轻度活动，体重在正常范围内的脂肪肝患者每日供给126 ~ 147千焦（30 ~ 35千卡）/ 千克，以防止体重增加，避免加重脂肪堆积。对于肥胖或超重者，每日供给84 ~ 105千焦（20 ~ 25千卡）/ 千克，控制或减轻体重，争取达到理想或适宜体重。

◎ 提高蛋白质的质和量

蛋白质中有许多如蛋氨酸、色氨酸、赖氨酸等物质都有抗脂肪肝作用，可使脂肪变为脂蛋白，有利于将其顺利运出肝脏，防止脂肪浸润。供给充足的蛋白质，有利于脂蛋白合成，清除肝内积存的脂肪，促进肝细胞的修复与再生，纠正低白蛋白血症。蛋白质供给量每日1.0 ~ 1.5克 / 千克，重体力劳动者加至每日1.5 ~ 2.0克 / 千克，占总能量的15% ~ 20%为宜，并保证一定量的优质蛋白。蛋、奶、肉类、豆类及其制品皆可。如果肝功能异常，应以豆类及豆制品为主，限制在肠道产氨较多的肉类食品。

◎ 适量脂肪

脂肪肝患者仍应给予适量的脂肪，而且必需脂肪酸参与磷脂的合成，能使脂肪从肝脏顺利运出，对调养脂肪肝有利。建议每日给予脂肪50克左右，不应超过总能量的30%为宜。植物油含有的谷固醇、豆固醇和必需脂肪酸有较好的去脂作用，可阻止或消除肝细胞的脂肪变性，对调养脂肪肝有益。烹调油应该选用植物油，亦可以选用鱼油，对含胆固醇高的食物，如动物的内脏、油脂和皮，以及鱼子、蛋黄等应做适当限制。

◎ 控制糖类

高糖类是引起肥胖和脂肪肝的重要因素，因此控制糖类的摄入比降低脂肪更有利于减轻体重。应少食蔗糖、果糖、葡萄糖和含糖量高的糕点等食物。每日糖类以占总能量的60%左右为宜。

◎ 补充足够的维生素、无机盐和微量元素

与脂质代谢、动脉粥样硬化和脂肪肝有关的维生素主要有B族维生素、维生素C、维生素E和β-胡萝卜素。及时补充富含B族维生素的干酵母或维生素E可防止肝细胞脂肪变性，抗脂质过氧化，抑制肝坏死和肝纤维化的发生。此外，维生素E对不饱和脂肪酸有抗氧化作用，可阻止血液中的氧与低密度脂蛋白-胆固醇结合，从而防止动脉粥样硬化，减少心脏病发生。β-胡萝卜素的抗氧化和清除自由基的作用，可减少冠心病、脑卒中及肝纤维化的发生。长期食用维生素C可使高胆固醇血症患者的血清胆固醇水平下降。补充富含维生素C、维生素B_6、维生素B_{12}、维生素E、叶酸、胆碱、肌醇、钾、锌、镁等的食物，以维持正常代谢，可保护肝脏，纠正和防止维生素、微量元素及无机盐的缺乏。

◎ 补充足够的膳食纤维

膳食纤维有水溶性和非水溶性两大类，前者包括果胶、半纤维素B、半乳糖、藻酸钠等，后者包括纤维素、木质素、原果胶、藻酸钙、壳质等。可溶性膳食纤维有利于减轻脂肪肝患者餐后血糖升高，改善糖

耐量，降低血脂和胆固醇，减少动脉粥样硬化和结肠癌的发生率，并能增加饱腹感使患者能够耐受饮食管理。

◎ 选用祛脂类食物

祛脂类食物如兔肉、海米、干贝、海带、小米、芝麻、油菜等含有促进磷脂合成的有效物质，乌龙茶、龙井茶、香菇、山楂、木耳等亦有一定的祛脂作用。

◎ 禁酒，少食刺激性食物

无论是否是由酒精引起的脂肪肝，患者均应禁酒。如是酒精性脂肪肝，禁酒后 4 ~ 6 周可使肝内沉积脂肪减少至正常，肝功能可能有所改善。少食刺激性强的辛辣食物，如辣椒、胡椒、咖喱等。饮食宜清淡，每日用盐 5 克以下。

◎ 多饮茶

茶叶中的茶多酚有多种药理作用，其中包括促进脂肪代谢、防治心血管疾病的作用，对防止脂肪肝也有好处。红茶、绿茶、乌龙茶、白茶、黑茶和黄茶均有降脂的效果，其中以绿茶为佳，因为绿茶的茶多酚含量最高。

◎ 适量饮水

对肥胖性脂肪肝患者，每日摄入适量的水有助于肾脏功能的正常发挥，减轻体重，促进肝脏内脂肪代谢。一般成人每日需饮水 2000 毫升，老年人 1500 毫升左右，肥胖者因体内水分比正常人少 15% ~ 20%，故每日饮水 2200 ~ 2700 毫升，平均每 3 小时摄入 300 ~ 500 毫升，不要一次饮水过多，以免给心脏、消化道和肾脏带来负担。营养过剩性脂肪肝患者，如在饭前 20 分钟饮水，使胃内有一定的饱腹感，可降低食欲，减少进食量，有助于减肥；而睡前、夜间及晨起后饮水，则可降低血液黏滞度，减少心脏卒中的发生。饮用水的最佳

选择是白开水、矿泉水、净化水及清淡的绿茶、菊花茶等，不要以各种
饮料、牛奶、咖啡代替饮水。

第二节　脂肪肝的饮食调养措施

脂肪肝的病因不同，饮食调养的具体措施则应不同。如酒精性脂肪
肝患者，戒酒是最重要的调养措施；肥胖、高脂血症、2 型糖尿病所致
营养过剩性脂肪肝患者，应严格控制总热量和脂肪的摄入；营养不良、
全胃肠外营养及药物、毒物所致的脂肪肝，则应增加食欲，改善胃肠功
能，合理增加营养，并给予高蛋白、高维生素饮食等。

◎ 酒精性脂肪肝患者饮食注意事项

酒精性脂肪肝患者常合并蛋白质热量不足和多种维生素缺乏，机体
营养状态的改变与酒精性肝病的预后密切相关，故营养支持疗法对改善
酒精性肝病的预后绝对有效。对酒精性肝病的调养，首要措施就是戒
酒。酒精性脂肪肝患者的饮食注意事项如下：

（1）需要摄入高能量、高蛋白、富含维生素的饮食，以纠正并存
的营养不良。高蛋白饮食开始每日 0.5 克 / 千克体重，逐渐增加到每
日 1.0 ～ 1.5 克 / 千克体重。高维生素包括摄入富含维生素 B_1、维生素
B_2、维生素 B_6 及维生素 B_{12} 等的食物。

（2）严格控制脂肪的摄入，脂肪的热量占总热量的 15% ～ 20%
为宜。

◎ 肥胖性脂肪肝患者饮食注意事项

肥胖性脂肪肝患者的饮食调养，目前主要采用减食或控制饮食方
法，目的是在保证机体蛋白质和各种营养素基本需要的基础上，造成一

种热能消耗的负平衡状态，使体重逐步下降至标准体重，故需要较长时间才能获得疗效，必须打"持久战"。其注意事项如下：

（1）控制总热能的摄入，给予低热能饮食，可促使肝细胞内脂肪氧化，减轻脂肪肝。1日总热能应控制在 4184 ～ 8368 千焦（1000 ～ 2000千卡），待体重下降至正常或接近正常范围后，给予维持体重的热能。根据病情，可采用相应办法：①对轻度脂肪肝患者，可用一般控制饮食的办法。即不需要精确称量，只要减少脂肪和碳水化合物的摄入量，就可达到控制总热能摄入的目的。通过饮食控制，使体重每周下降0.5 ～ 1.0 千克。②对中度以上肥胖性脂肪肝患者，用称量控制饮食的方法，根据患者年龄、性别、身高、体重、体力活动情况，确定其总热能。根据计算出来的总热能，确定其所需要的蛋白质、脂肪、碳水化合物的摄入量，一般供给所需热能的 70% 以下，使之造成一种热能负平衡状态。男性每日供给量应在 8368 千焦（2000 千卡）以下，女性每日为6276 千焦（1500 千卡）以下，每周减重 0.5 ～ 1.0 千克，待体重下降后，再给予维持量的热能。③对重度肥胖性脂肪肝患者，应采取严格控制称量饮食法。每日供给热能以满足基本生理需要为原则，一般只供给所需热能的 50%，每日摄入的总热量约为 3347 ～ 5439 千焦（800 ～ 1300 千卡）。患者必须住院治疗，应在临床医生和营养师的指导下进行。

（2）给予充足的蛋白质。每日每千克体重可给 1.2 ～ 1.5 克蛋白质，以瘦肉、鱼肉、蛋、脱脂牛奶、豆制品为主。在减食饮食中，一般蛋白质的供给量占总热能的 16% ～ 25%，其中 1/3 以上为动物蛋白。

（3）限制脂肪和碳水化合物的摄入。每日脂肪摄入量不应大于 0.6克 / 千克体重（小于 40 克 / 日，占总热能的 20%），碳水化合物的供应量以 100 ～ 200 克 / 日为宜，但不宜少于 100 克 / 日。因碳水化合物也可引起脂肪燃烧不充分而产生酮体，导致由于脂肪迅速分解而引起酸中毒。减重中的碳水化合物应来自淀粉类食品，避免蔗糖类食品和甜食，如高糖糕点、冰淇淋、干枣和糖果等，以促进肝内脂肪消退。

（4）禁酒、禁烟。

（5）多食用含维生素、纤维素多的食物，如蔬菜、水果、粗粮等。

但应注意，某些水果含糖太多，如 1 个大苹果可提供热能 334 焦，1 杯橘汁可提供热能 628 焦，易致进食热能太多，故水果也不宜多吃，尽量在餐前或两餐之间饥饿时进食，以减少主食进食量。可用萝卜、番茄、黄瓜代替水果，应少吃干枣、柿饼等。纤维膳食宜控制在 25 ~ 60 克 /日，并与其消化能力相宜。

（6）多饮水及茶。多饮水有利于促进新陈代谢，茶叶还有一定减肥作用。喝水时，要小口地喝，不要牛饮。

◎ 高脂血症性脂肪肝患者饮食注意事项

（1）高脂血症性脂肪肝患者，可根据自己有无冠心病危险因素（如糖尿病、高血压、肥胖、吸烟及冠心病家族史等）、有否出现动脉粥样硬化以及血总胆固醇（TC）、低密度脂蛋白、胆固醇（LDL-C）水平等来确定何时开始饮食治疗。如对于 40 岁以上的中老年高脂血症患者，或存在高血压、糖尿病等危险因素者，虽还未出现动脉硬化，但在 TC > 5.2 毫摩 / 升（200 毫克 / 分升）、LDL-C > 3.12 毫摩 / 升（120 毫克 / 分升）时，就应开始饮食治疗；对于已经出现动脉硬化者更为严格，TC > 4.68 毫摩 / 升（180 毫克 / 分升）、LDC-C > 2.6 毫摩 / 升（100 毫克 / 分升）时，就应开始饮食治疗，而对于年轻的高脂血症者，且无上述冠心病危险因素者，在 TC > 5.72 毫摩 / 升（220 毫克 / 分升）、LDL-C > 3.64 毫摩 / 升（140 毫克 / 分升）时，应开始进行饮食治疗。

（2）高脂血症性脂肪肝患者的饮食要点为：限制脂肪摄入量（应少于总热能的 30%，其中饱和脂肪酸少于总热能的 10%）；限制胆固醇的摄入量（应小于 300 毫克 / 分升），同时还应限制碳水化合物，特别要限制单糖和双糖类食物，并控制主食，使其低于总热能的 60%；对合并体重过重者，同时应考虑限制总热能的摄入并适当增加运动。

（3）膳食结构要合理。平时饮食宜清淡，多食富含维生素 C 的新鲜蔬菜和水果，多食植物蛋白（如豆类和豆制品），少吃动物蛋白（鱼、肉例外）。多吃瘦肉，少吃肥肉和动物内脏。适量食用植物油（如豆油、菜籽油、麻油、玉米油、米糠油等），少吃煎炸类食品。常食海带、紫菜、木耳、香菇、大蒜、芹菜、山楂、茭白、番茄、绿豆芽、黄瓜和大葱。如果血脂持续性增高者，应食用低胆固醇、低动物性脂肪食物。注意补充铁、维生素 E 及其他脂溶性维生素，多吃谷类、蔬菜和水果。鸡蛋原则上每日不超过 1 个，饮牛奶宜不加糖。

◎ 糖尿病性脂肪肝患者饮食注意事项

一般而言，青年型糖尿病性脂肪肝的发生率低，肥胖型糖尿病性脂肪肝的发生率高，而且后者脂肪沉着的程度与糖尿病控制的好坏无关，而与肥胖的程度有关。通过控制饮食可以减轻胰岛素 β 细胞的负担，使糖尿病代谢失调得以改善和纠正，从而也使脂肪肝得到治疗。糖尿病性脂肪肝患者的饮食注意事项如下：

（1）每日所需总能量，根据理想的体重和工作性质、劳动强度，成人休息时每日 105 ~ 126 千焦 / 千克体重，轻度体力劳动者 126 ~ 147 千焦 / 千克体重，中度体力劳动者每日 147 ~ 167 千焦 / 千克体重，重体力劳动者每日 167 千焦 / 千克体重以上，儿童酌减。使患者体重保持在理想体重 ±5% 左右，作为调整能量的标准。

（2）饮食必须是合理的平衡膳食，所含的营养素必须种类齐全、数量充足、比例适当，并能使患者乐于接受。饮食应以低能量、低脂肪和高膳食纤维为宜。

（3）三餐热量分配及主食控制，大致为 1/5、2/5、2/5 或 1/3、1/3、1/3，根据患者习惯，也可按 4 餐分配，1/7、2/7、2/7、2/7。如用药后有饥饿感或濒于低血糖者，可稍进食调节。完全休息的患者，每日主食用 200 ~ 250 克；轻度体力劳动者，每日主食用 250 ~ 300 克；中度体力劳动者，每日用 300 ~ 400 克；重度体力劳动者，每日主食用 400 ~ 500 克。

（4）饮食结构比例应合理。蛋白质摄入量每日 1.0 ~ 1.2 克 / 千克体重，儿童、孕妇、授乳者、营养不良和伴有消耗性疾病者，可酌情增加到 2.5 克 / 千克体重。脂肪量每日 0.5 ~ 0.8 克 / 千克体重，其余为糖类，占总热量 50% ~ 70%。粗膳食纤维饮食可减慢糖的吸收，降低血糖和血脂。对超体重患者，应特别注意限制碳水化合物的膳食（如纯糖类食品），注意粗细粮搭配；补充适量植物蛋白质，提高动物蛋白质，但合并糖尿病肾病者，每日蛋白质摄入量应限制在 1.0 克／千克体重之内，以减轻肾脏负担。注意：限制脂肪的摄取，少吃油炸食品。

◎ 营养失调性脂肪肝患者饮食注意事项

营养失调性脂肪肝，包括营养过剩性脂肪肝和营养不良性脂肪肝两种。两者在饮食调养上是不一样的，前者的饮食注意事项可参考肥胖性脂肪肝患者饮食注意事项，这里仅介绍营养不良性脂肪肝患者的饮食注意事项。

（1）根据营养不良有轻、中、重之分，在饮食的选用上也应有所不同。轻、中度营养不良性脂肪肝患者，一般选用食疗；而重度者在选择食疗的同时，还需加静脉点滴药物。

（2）饮食以高能量、高蛋白、富含维生素及低膳食纤维为原则。在补充高蛋白的同时，还应注意蛋白质的质量，以补充优质蛋白质为主，如可多食鱼肉、牛羊肉、蛋类、豆制品等。饮食中要避免高脂食物的过量摄入，脂肪摄入以能满足机体所必需量即可。一定要做到不偏食，防止某些营养素的缺乏。

（3）补充营养食物时应量力而行，循序渐进，必要时可补充消化酶，如口服胰酶等。重度营养不良者，消化能力更弱，对食物耐受差，故可先少量进食脱脂、高质量蛋白食物，待消化功能好转后，再进一步补充营养丰富的食物。病情严重者，可改为要素营养或加用复合氨基酸制剂口服，必要时从静脉补充各种营养成分，以加快脂肪肝恢复。

（4）对消化系统炎症、溃疡以及有克隆病、慢性消耗性疾病的脂肪肝患者，在及时纠正营养不足的同时，一定不要忘记积极治疗原发病。

◎ 肝炎后脂肪肝患者饮食注意事项

肝炎后脂肪肝多见于急性病毒性肝炎恢复期或慢性肝炎患者。在急性肝炎的急性期，或慢性肝炎的急性发作期，患者由于食欲下降，长时间进食减少，导致营养不良。一方面从体外补充营养素明显减少，另一方面由于热量不足，缺乏蛋白质、维生素及胆碱等去脂物质，而形成营养不良性脂肪肝。而到病毒性肝炎的恢复期，随着病情恢复，患者食欲明显增加，往往因为过分强调高蛋白、高糖营养致进食能量过多及过分限制运动，导致病后短期内体重增加和肝内脂肪堆积。对上述不同情况，在饮食调养上有不同的注意事项。

（1）在肝炎急性期，对于体重不足者，宜用正平衡营养，给予必需的蛋白质，保证足够的热能，有利于受损肝细胞的修复和再生。

（2）对肝炎恢复期患者，特别是体重超重者，应给予负平衡营养，使体重逐渐下降到标准范围内，体重下降速度不宜过快，每个月体重减少不超过 2.5 千克为宜。同时依据肝炎病情，鼓励患者进行适当的体育锻炼。饮食中应当限制糖的摄入，对脂肪的摄入可适当放宽，即限制糖较限制脂肪更为重要。

（3）患有慢性肝炎的脂肪肝患者，日常饮食中一定要注意食物的平衡。少吃高脂肪、高胆固醇、高热能食物，多吃高蛋白食物和新鲜蔬菜，尤其是绿叶蔬菜，可满足机体对维生素的需要，但不宜多吃含糖的蔬菜和水果。不吃动物内脏、鸡皮、肥肉、蟹黄等；忌吃煎炸食品。平时宜多吃含甲硫氨酸丰富的食物（如小米、芝麻、油菜、菠菜、干贝等），以促进体内磷脂合成，使肝细胞内脂肪转化。适量饮水，绝对禁酒等。

◎ 儿童脂肪肝患者饮食注意事项

在儿童脂肪肝的调养中，饮食调养始终是最重要的措施。根据引起脂肪肝的原因，进行不同方式的饮食调养。如对于单纯肥胖症导致的脂肪肝患者，如肝功能正常，主要是在控制饮食的基础上进行合理的锻炼，即把饮食调养和运动锻炼结合起来，单一应用的效果均较差；如果肝功能明显异常，则应给予保肝治疗，避免剧烈运动、控制饮食是重点。而对慢性消耗性疾病及营养不良性脂肪肝患者，应给予高能量、高蛋白、富含维生素及低膳食纤维的饮食。肥胖性儿童脂肪肝患者的饮食注意事项如下：

（1）由于儿童处于生长发育时期，在饮食调养上，不能实行对待成人的饥饿、禁食方法。饥饿和禁食会使能量不足，造成身体疲劳、记忆力下降，影响学习成绩。长时间的饥饿会发生营养不良，严重影响生长发育，免疫力下降，抵抗力下降，甚至发生缺铁性贫血、佝偻病等，还可能由于脂肪代谢异常而加重脂肪肝。

（2）应给予低热量、高蛋白、低碳水化合物饮食，对热能的限制，应充分考虑儿童生长发育的需要。轻、中度脂肪肝热能限制在每日的标准范围内，而重度肥胖应实施儿童减肥计划，一般建议在减肥期：对5岁以下肥胖儿每日热能摄入量应为2510～3347千焦（600～800千卡），5～10岁为3347～4184千焦（800～1000千卡），10～14岁为4184～5021千焦（1000～1200千卡）。高蛋白饮食以瘦肉、鱼、豆蛋白为主，每日蛋白质摄入量以2～3克/千克体重为宜。蛋白质所提供的热能占总热能的30%～35%，脂肪所提供的热能占20%，碳水化合物占40%～45%。减少精白面、土豆及其制品、油煎食品、糖、巧克力、奶油制品、甜点心、高糖饮料、动物脂肪、肥肉及动物内脏的食用。

（3）平衡膳食。要求维生素、矿物质和微量元素维持在每日摄入量的低限以上，多吃富含纤维素的食物，多吃新鲜水果与蔬菜。

（4）家长要帮助孩子纠正一些不良的饮食习惯，如进食速度太快，长期进食高热量食品，偏食，进甜食过多等。特别要帮助孩子抵御食品广告的诱惑，少吃麦当劳、肯德基等快餐食品，不要以发放食物作为对幼儿行为的奖励等。

第三节　脂肪肝患者宜常吃的食物

　　肝脏能将我们从食物中摄取的营养素转换成便于身体利用的形式，然后储存或输送到血液中，这些功能主要受自主神经系统支配。因为自主神经系统控制着消化、吸收、代谢等，能使身体保持正常运转的状态。因此吃好一日三餐，就能强化肝脏的代谢，抑制肝功能障碍和肝炎的加剧，有助于预防脂肪肝的发生。

◎ 鱼、肉类食物

　　（1）**海鱼**　海鱼含有丰富的优质蛋白质、多种维生素、无机盐以及人体必需的微量元素，尤其富含具有调节血脂代谢的多不饱和脂肪酸。经常吃海鱼，对防治脂肪肝、高脂血症、冠心病有很多好处。

　　（2）**兔肉**　兔肉属于高蛋白质、低脂肪、少胆固醇的肉类。适用于各型脂肪肝患者。尤其是老年人、妇女更适合。更是肥胖者和肝病、心血管病、糖尿病患者的理想肉食。

　　（3）**蚕蛹**　蚕蛹是宝贵的动物性蛋白质来源，对机体糖和脂肪代谢能起到一定的调节作用，蚕蛹油可以很好地降血脂、降胆固醇，蚕蛹对辅助治疗高胆固醇血症和改善肝功能有显著的作用。适宜于脂肪肝、高脂血症、高血压病及糖尿病患者食用。

◎ 豆类及乳制品类食物

　　（1）**豆腐**　豆腐有抗氧化的功效。豆腐所含的植物雌激素能保护血管内皮细胞，使其不被氧化破坏。如果经常食用就可以有效地减少血管系统被氧化破坏。另外，这些雌激素还能有效地预防骨质疏松、乳腺癌和前列腺癌的发生，是更年期的保护神。丰富的大豆卵磷脂有益于神经、血管、大脑的发育生长。与吃动物性食品或鸡蛋来补养、健脑相比，豆腐都有极大的优势，因为豆腐在健脑的同时，所含的豆固醇还抑制了胆固醇的摄入。大豆蛋白可以显著降低血浆胆固醇、甘油三酯和低密度脂蛋白，同时不影响血浆高密度脂蛋白。所以，大豆蛋白恰到好处地起到了降低血脂的作用，保护了血管细胞，有助于预防心血管疾病。适用于各种脂肪肝患者，尤其是老年人、孕产妇的理想食品。豆腐忌配菠菜、香葱。肾脏疾病患者、缺铁性贫血患者、痛风患者、低碘患者要尽量少食。腹胀者不宜多食。患有消化性溃疡、动脉硬化患者应禁食。

（2）豆浆　豆浆含有丰富的植物蛋白和磷脂，还含有维生素 B_1、维生素 B_2 和烟酸。此外，豆浆还含有铁、钙等无机盐，非常适合老人和婴儿。鲜豆浆被我国营养学家推荐为防治高脂血症、高血压、动脉硬化等疾病的理想食品。不要空腹喝豆浆，否则豆浆里的蛋白质大都会在人体内转化为热能而被消耗掉。豆浆不能与药物同饮。饮用过多会引起消化不良，出现腹胀。鸡蛋的蛋清会与豆浆里的胰蛋白结合产生不易被人体吸收的物质，所以不能用豆浆冲鲜鸡蛋食用。

（3）黄豆　黄豆中的大豆蛋白质和豆固醇能明显改善和降低血脂和胆固醇。大豆脂肪富含不饱和脂肪酸和大豆磷脂，有保持血管弹性、健脑和防止脂肪肝形成的作用。适用于各种脂肪肝患者。尤其是肥胖者、妇女、糖尿病和心血管病患者。

（4）赤小豆　赤小豆含有较多的皂角苷，可刺激肠道，它有良好的利尿作用，能解酒、解毒，对心脏病和肾病、水肿均有一定的辅助治疗作用。赤小豆有较多的膳食纤维，具有良好的润肠通便、预防结石、健美减肥的作用。赤小豆利尿，故尿频患者尽量少吃。

（5）蚕豆　蚕豆中的蛋白质可以延缓动脉硬化，蚕豆皮中的粗纤维有降低胆固醇、促进肠蠕动的作用，适用于各种脂肪肝患者，尤其是高胆固醇患者。蚕豆不可生吃。蚕豆含有致过敏物质，发生过蚕豆过敏者一定不能再吃。

（6）牛奶　牛奶中含有抑制人体胆固醇合成酶活性的物质，从而抑制体内胆固醇的合成，降低血胆固醇的含量。同时，牛奶中含有较多的钙，也可减少人体对胆固醇的吸收。

（7）酸奶　酸奶能促进消化液的分泌，增加胃酸，因而能增强人的消化能力，增强食欲。酸奶中的乳酸不但能使肠道里的弱碱性物质转变成弱酸性，而且还能产生抗菌物质，对人体具有保健作用。酸奶具有降低血液中胆固醇的作用。适用于各种脂肪肝患者，尤其是骨质疏松、动脉硬化、高血压病、肿瘤病患者以及年老体弱者。酸奶在午饭后2小时饮用最佳。空腹不宜喝酸奶，饮用酸奶不能加热。酸奶在制作过程中会添加蔗糖作为发酵促进剂，有时还会用各种糖浆调味，所以糖尿病患者要限饮。对牛奶过敏的人也不能喝酸奶。

◎ 蔬菜

（1）洋葱　洋葱所含的烯丙基二硫化物、硫氨基酸等具有降低胆固醇及杀菌作用。所含的前列腺素A可降低血压，具有舒张血管的功能。洋葱还含有降血糖物质甲苯磺丁脲和抗癌物质栎皮黄素。脂肪肝患者常伴有高血压、高脂血症和糖尿病，因此，可以说洋葱是脂肪肝患者的食物佳品。此外，洋葱还含有较多的谷胱氨酸，这是一种抗衰老物质，能推迟细胞的衰老，多食能使人延年益寿。

（2）芹菜　芹菜含有大量的膳食纤维，可刺激胃肠蠕动、促进排便，故便秘者食之有治疗和预防便秘的作用。

（3）萝卜　萝卜含有丰富的膳食纤维素和维生素。萝卜中的芥子油和膳食纤维可促进胃肠蠕动，有助于体内废物的排出。萝卜中还含有一种促进脂肪代谢的酶，能减少脂肪在体内的蓄积。

（4）黄瓜　鲜黄瓜含有丙醇二酸，这种物质有抑制体内糖类物质转为脂肪的功能，常食能有效地减少脂肪在体内的堆积。黄瓜中还含有纤维素，可促进肠道中的腐败物排泄，有助于降低血胆固醇和甘油三酯。

（5）番茄　番茄所含丰富的膳食纤维与体内生物碱结合后，可由消化道排出体外，而体内生物盐需由胆固醇来补充，随着体内生物盐的排出，血液中胆固醇的含量就减少了。因此，番茄是防治脂肪肝、高脂血症的好帮手。急性肠炎、菌痢及溃疡活动期患者不宜食用。烹调时不要久煮。烧煮时稍加些醋，则能破坏其中的有害物质番茄碱。青色未熟的西红柿不宜食用。

（6）苜蓿　苜蓿具有显著降低血清胆固醇的作用，能预防中老年疾病和延缓机体衰老，适用于各种脂肪肝患者，尤其是孕妇、中老年人、劳累者尤为适宜。苜蓿中含有秋水仙碱，生食可以引起中毒。

（7）菜花　菜花又称花椰菜，有白、绿两种，绿色的又叫西兰花。白、绿两种菜花营养作用基本相同，绿色的较白色的胡萝卜素含量要高些。常吃菜花可增强肝脏解毒能力并能提高机体的免疫力，可预防感冒和坏血病的发生。

（8）茄子　茄子纤维中所含的皂草苷，具有降低胆固醇的功效，适用于各种脂肪肝患者，尤其是痛经、慢性胃炎、肾炎水肿及内痔便血伴有脂肪肝的患者。茄子性凉，脾胃虚寒患者不宜多吃。秋后的老茄子含有较多茄碱，对人体有害，不宜多吃。

（9）竹笋　竹笋味甘性寒，具有滋阴凉血、清热化痰、解渴除烦、利尿通便、养肝明目的功效。竹笋具有低脂肪、低糖、多纤维的特点，本身可吸附大量的油脂来增加味道，所以高血脂及肥胖的脂肪肝患者，如果经常吃竹笋，每顿进食的油脂就会被它所吸附，从而降低胃肠黏膜对脂肪的吸收和积蓄，达到减肥及防治脂肪肝的目的，并能减少与高脂有关的疾病的发生。由于竹笋富含纤维素，能促进肠道蠕动、帮助消化、消除积食、防止便秘，故有一定的预防消化道肿瘤的功效。由于竹笋中含有较多的草酸，会影响人体对钙的吸收，所以正在长身体阶段的儿童不宜多食。食用前应先用沸水焯过，以去除笋中的草酸。鲜笋存放时不要剥壳，否则会失去清香味。有尿路结石者不宜食用。

（10）蒜苗　蒜苗含有辣素，其杀菌能力可达到青霉素的1/10，对病原菌和寄生虫都有良好的杀灭作用。蒜苗具有明显的降血脂及预防冠心病和动脉硬化的作用，并可防止血栓的形成。它能保护肝脏，诱导肝细胞脱毒酶的活性，可以阻断致癌物质亚硝胺的合成，从而预防癌症的发生。肝病患者过量食用，有可能造成肝功能障碍。不宜烹制得过烂，以免辣素被破坏，杀菌作用降低。消化功能不佳的人宜少吃。过量食用会影响视力。

（11）绿豆芽　绿豆芽可清热解毒，利尿除湿，解酒毒热毒。绿豆芽营养丰富，绿豆在发芽过程中，维生素 C 会增加很多，而且部分蛋白质也会分解为各种人体所需的氨基酸，可达到绿豆原含量的 7 倍，所以绿豆芽的营养价值比绿豆更大。绿豆芽中含有核黄素，口腔溃疡的人很适合食用。绿豆芽富含纤维素，是便秘患者的健康蔬菜，有预防消化道癌症（食管癌、胃癌、直肠癌）的功效，它有清除血管壁中胆固醇和脂肪堆积、防止心血管病变的作用。适用于各种脂肪肝患者。绿豆芽是祛痰火湿热的家常蔬菜，凡体质属痰火湿热者，血压偏高或血脂偏高，而且多嗜烟酒肥腻者，常吃绿豆芽，就可以起到清肠胃、解热毒、洁牙齿的作用。脾胃虚寒之人不宜久食。绿豆芽性寒，长期食用应配上一点姜丝，用以中和绿豆芽的寒性。烹调时油盐不宜太多，要尽量保持其清淡的性味和爽口的特点，绿豆芽下锅后要迅速翻炒，适当加些醋，才能保存水分及维生素 C，并保持口感。绿豆芽纤维较粗，有比较好的饱腹感。

（12）卷心菜　卷心菜具有防衰老、抗氧化的功效。卷心菜维生素 C 的含量较高，富含叶酸，能提高人体免疫力，预防感冒。新鲜的卷心菜具有杀菌消炎作用，凡咽喉疼痛、外伤肿痛、蚊叮虫咬、胃痛牙痛之类都可多食用卷心菜。卷心菜中含有某种"溃疡愈合因子"，对溃疡有着很好的治疗作用，能加速创面愈合。多吃卷心菜，可增进食欲，促进消化，预防便秘。适用于各种脂肪肝患者，尤其是脂肪肝伴有糖尿病、贫血、消化道溃疡患者及孕妇的理想食物。

（13）芦笋　夏季食用芦笋，有清凉降火作用，能消暑止渴。适用于各种脂肪肝患者，尤其对脂肪肝伴有心脏病、高血压、心动过速、疲劳症、水肿、膀胱炎、肝功能障碍和肥胖患者及孕妇有一定的疗效。多吃芦笋能起到补充叶酸的功效。痛风和糖尿病患者不宜多食。芦笋不宜生吃，也不宜久存，保存时间不应超过 1 周，应低温避光保存。芦笋中的叶酸很容易被破坏，所以若用来补充叶酸应避免高温烹煮。用于辅助治疗肿瘤疾患时应保证每日食用才能有效。

（14）莴笋　莴笋能改善消化系统和肝脏功能，刺激消化液的分泌，促进食欲。适用于各种脂肪肝患者，尤其是老人、儿童更适合。莴苣中的某种物质对视神经有刺激作用，各种眼疾患者不宜多食。

（15）冬瓜　冬瓜含有许多维生素、蛋白质和矿物质，含钠量低，有清热、消痰、利水、减肥、解毒等功效。是肥胖者的理想蔬菜，适用于肥胖性脂肪肝患者经常食用。因冬瓜性寒，故久病患者及阴虚火旺者应少食。

（16）南瓜　南瓜可以有效地防治高血压以及肝脏和肾脏的一些病变。南瓜中含有丰富的果胶和微量元素钴。其中维生素 A 含量超过绿色蔬菜。果胶可延缓肠道对糖和脂质的吸收；钴的含量较高，是其他任何蔬菜都不可相比的，它是胰岛细胞合成胰岛素所必需的微量元素，因此常吃南瓜有助于防治糖尿病。此外，南瓜还能消除致癌物质——亚硝酸胺的突变作用，其中的果胶还可以中和清除体内重金属和部分农药，故有防癌防中毒的作用，并能帮助肝、肾功能减弱患者增强肝肾细胞的再生能力。

（17）苦瓜　苦瓜具有除邪热、解劳乏、清心明目的功能。苦瓜中的苦味一部分来自于它所含的有机碱，苦瓜不但能刺激人的味觉神经，使人增进食欲，还可加快胃肠运动，有助消化作用。苦瓜中含有类似胰岛素的物质，有明显的降血糖作用。它能促进糖分分解，具有使过剩的糖分转化为热能的作用，能改善体内的脂肪平衡。苦瓜还具有一种独特的苦味成分——金鸡纳霜，能抑制过度兴奋的体温中枢，起到消暑解热的作用。苦瓜适用于各种脂肪肝患者，尤其是糖尿病伴有脂肪肝患者。脾胃虚寒患者、阳虚患者不宜食用。

（18）海带　海带含丰富的牛磺酸，可降低血及胆汁中的胆固醇；海带所含纤维素和褐藻酸类物质如藻胶酸、昆布素等可抑制胆固醇的吸收并促进其排泄。经常食用海带，可使血胆固醇含量明显降低。

（19）山药　山药因其营养丰富，自古以来就被视为物美价廉的补虚佳品，既可作主食，又可作蔬菜。山药中含有黏蛋白、淀粉酶、皂苷、游离氨基酸、多酚氧化酶等物质，且含量较为丰富，具有滋补作用，为病后康复食补之佳品。山药含脂肪较少，几乎为零，而且所含的黏蛋白能预防心血管系统的脂肪沉积，防止动脉过早发生硬化。山药可增加人体T淋巴细胞，增强免疫功能，延缓细胞衰老。山药中的黏液多糖物质与矿物质类相结合，可以形成骨质，使软骨具有一定弹性。本品有很好的减肥健美作用。山药宜去皮食用，以免产生麻、刺等异常口感。山药有收涩的作用，故大便燥结者不宜久食。

（20）白萝卜　白萝卜性凉味辛甘，可消积滞、化痰清热、下气宽中、解毒。古有"冬吃萝卜夏吃姜，一年四季保安康"的说法。白萝卜所含热能较少，纤维素较多，吃后易产生饱胀感，这些都有助于减肥。白萝卜能诱导人体自身产生干扰素，增加机体免疫力，并能抑制癌细胞的生长，对防癌、抗癌有重要作用。白萝卜中的芥子油和精纤维可促进胃肠蠕动，有助于体内废物的排出。常吃白萝卜可降低血脂、软化血管、稳定血压，预防冠心病、动脉硬化、胆石症等疾病。脾胃虚寒者等不宜多食。溃疡病、单纯甲状腺肿、子宫脱垂等患者及孕妇忌食白萝卜。白萝卜不宜与人参、西洋参等参类同用。

（21）胡萝卜　胡萝卜能提供丰富的维生素A，具有促进机体细胞正常生长与繁殖、维持上皮组织、防止呼吸道感染及保护视力、治疗夜盲症和眼干燥症等功能。胡萝卜能增强人体免疫力，有抗癌作用，并可减轻癌症患者的化疗反应，对多种脏器有保护作用。妇女进食胡萝卜可以降低卵巢癌的发病率。胡萝卜内含琥珀酸钾，有助于防止血管硬化，降低胆固醇，对防治高血压有一定效果。胡萝卜素可以清除致人体衰老的自由基。胡萝卜富含的B族维生素和维生素C等营养成分也有润肤、抗衰老的作用。胡萝卜忌与酒同食，大量胡萝卜素与酒精一同进入人体，易在肝脏中产生毒素，影响肝脏功能。

◎ 菌类、副食品

（1）香菇　香菇中的香菇嘌呤、胆碱、氧化酶等物质，能有效溶解和排出体内过多的胆固醇。香菇还含有丰富的纤维素，能促进胃肠蠕动，不仅可减少肠道对胆固醇的吸收，而且还可防治便秘。

（2）平菇　近代医学研究证实，平菇含有抗肿瘤细胞的多糖体，对肿瘤细胞有很强的抑制作用，且具有免疫特性。此外，平菇还含侧耳毒素和蘑菇核糖酸，经药理实验证明有抗病毒的，能抑制病毒的合成和增殖。平菇含有多种养分及菌糖、甘露醇糖、激素等，可以改善人体新陈代谢、增强体质、调节自主神经功能等，故可作为体弱患者的营养品，对肝炎、慢性胃炎、胃及十二指肠溃疡、高血压等都有疗效，对降低血胆固醇和防治尿道结石也有一定效果，对妇女更年期综合征可起调理作用。平菇适用于各种脂肪肝患者，尤其对癌症及偏瘫伴有脂肪肝的患者更为适宜。另外，平菇还有逐风散寒、舒筋活络的作用，可治慢性腰腿疼痛、手足麻木等症。

（3）**蘑菇**　蘑菇所含膳食纤维非常高，具有很好的降脂作用，它不仅可降低血脂、抗肝脂，同时还具降压、降糖及减肥等功效，是脂肪肝、高脂血症患者膳食中的佳品。

（4）**金针菇**　金针菇不仅味道鲜美，而且营养丰富，金针菇中赖氨酸的含量特别高，含锌量也比较高，有促进儿童智力发育和健脑的作用。金针菇能有效地增强机体的生物活性，促进体内新陈代谢，有利于食物中各种营养素的吸收和利用，对生长发育也大有益处。金针菇可有效抑制血脂升高，降低胆固醇，防治心脑血管疾病。适用于各种脂肪肝患者，尤其适合气血不足、营养不良的老人和儿童食用。同时，金针菇有预防肝脏病及胃、肠道溃疡及抗肿瘤的作用。脾胃虚寒者不宜多食。变质的金针菇不要吃。金针菇宜熟食，不宜生吃。

（5）**银耳**　银耳能提高肝脏解毒能力，保护肝脏功能，银耳不但能增强机体抗肿瘤的免疫能力，还能增强肿瘤患者对放疗、化疗的耐受力。它也是一味滋补良药，特点是滋润而不腻滞。银耳富有天然特性胶质，加上它的滋阴作用，长期服用可以润肤，并有祛除脸部黄褐斑、雀斑的功效。银耳是含膳食纤维的减肥食品，它的膳食纤维可助胃肠蠕动，减少脂肪吸收。适用于各种脂肪肝患者，尤其适用于阴虚火旺，症见阴津不足，虚火上炎，心烦失眠，口燥咽干，手足心热，舌红少苔，脉弦细数等的患者。外感风寒者忌用。食用变质银耳会发生中毒反应，严重者会有生命危险。

（6）**紫菜** 紫菜含有丰富的蛋白质、糖类、多种维生素及矿物质等的患者，可及时补充脂肪肝患者身体所需，并有利于肝细胞的修复，经常吃紫菜可使体液保持弱碱性，对脂肪肝及脂肪肝合并高脂血症的患者有一定的辅助治疗作用。

（7）**黑木耳** 黑木耳中含有核酸类物质，研究表明，它可降低动物血清和肝脏中胆固醇含量，阻止脂肪肝形成，减轻或延缓动脉粥样硬化的形成；黑木耳还含有大量的纤维素，能促进胃肠蠕动，将胆固醇及废物及时排出体外；黑木耳含有丰富的维生素和钾离子，对防治高脂血症及冠心病有积极作用。

（8）**竹荪** 竹荪是一种高蛋白、低脂肪的保健食品，含16种氨基酸，其中谷氨酸高达1.76%，比任何一种食用菌都高，可补充人体必需的营养物质，提高机体的免疫抗病能力。竹荪能够保护肝脏，减少腹壁脂肪的积存，有俗称"刮油"的作用，从而产生降血压、降血脂和减肥的效果。现代医学研究也证明，竹荪中含有能抑制肿瘤的成分。竹荪性凉，脾胃虚寒之人不宜多用。

（9）**植物油** 植物油主要指菜油、豆油、麻油、花生油、茶油等。它们虽富含脂肪，但其中含较多的不饱和脂肪酸，故具有降低血中胆固醇的作用，适合脂肪肝、糖尿病、高血压病、高脂血症者常用。

（10）**茶叶** 茶叶按加工方法的不同可分为红茶与绿茶。含有人体必需的蛋白质、氨基酸、脂肪、矿物质元素和10种维生素。茶叶中有近400多种化学成分，其中许多有效成分有直接或间接防治脂肪肝、高脂血症、肥胖症及抗癌、防癌作用。如茶叶中的芳香族化合物能溶解脂肪，故能去油腻消食；绿茶中的叶绿素、儿茶酸等有降低血液中胆固醇的作用；未经发酵的绿茶，可很快降低人体内胆固醇及低密度脂蛋白胆固醇含量，降低血清内甘油三酯的含量。

（11）**荷叶** 荷叶具有降血脂和降胆固醇作用，用于脂肪肝、肥胖症、高脂血症等患者。

（12）**枸杞子** 枸杞子有轻度抑制脂肪肝在肝细胞内沉积，促进肝细胞新生的作用。

（1）**燕麦** 燕麦含丰富的亚油酸和皂苷素，可降低血胆固醇、甘油三酯。长期食用燕麦，对降低人体血胆固醇和甘油三酯均有显著效果，对防治脂肪肝、动脉粥样硬化、高血压、糖尿病也有较好的效果。此外，燕麦粥还有良好的通便作用。它还有改善血液循环、预防骨质疏松、促进伤口愈合、防止贫血的功效，是补钙佳品。因为燕麦易引起胃痉挛或胀气，建议一次不宜食用太多，每次 30 ～ 50 克，每周 1 次。以水熬成稀粥食用为最佳。另外，有呼吸系统疾病的患者不宜食用。

（2）**荞麦** 荞麦含有丰富的维生素 E、维生素 P（芦丁）、烟酸，丰富的镁、黄酮成分和可溶性膳食纤维等，其所含膳食纤维极其丰富，是一般大米的 10 倍；荞麦蛋白质中含有丰富的赖氨酸成分，铁、锰、锌等微量元素比一般谷物丰富，所以荞麦具有很好的营养保健作用。芦丁有降低人体血脂和胆固醇、软化血管、保护视力和预防脑血管出血的作用；烟酸成分能促进机体的新陈代谢，增强解毒能力，还具有扩张小血管和降低血液胆固醇的作用；镁能促进人体纤维蛋白溶解，使血管扩张，抑制凝血块的形成，具有抗栓塞的作用，也有利于降低血清胆固醇。黄酮具有抗菌、消炎、止咳、平喘、祛痰的作用。因此，荞麦还有"消炎粮食"的美称。另外，这些成分还具有降低血糖的功效。中医学认为，荞麦味甘性平，有健脾益气、开胃宽肠、消食化滞的功效。对于脂肪肝合并糖尿病的患者更为适宜。每次 50 克，每周 1 ～ 2 次，以加工成细粉后与小麦面粉混合后做成主食服用为最佳。荞麦一次不可食用太多，否则易造成消化不良。脾胃虚寒、消化功能不佳、经常腹泻的人不宜食用。另外，荞麦是发物，各种炎症发作期患者及长期慢性病患者不宜多食。

（3）**玉米** 玉米中的纤维素含量很高，具有刺激胃肠蠕动、加速粪便排泄的特性，可防治便秘、肠炎、肠癌等；玉米有长寿、美容作用。玉米胚尖所含的营养物质能增强人体新陈代谢功能、调整神经系统功能，能起到使皮肤细嫩光滑，抑制、延缓皱纹产生的作用。玉米有调中开胃及降血脂的功效。玉米须有利尿降血压、止血止泻、助消化的作用。玉米油能降低血清胆固醇，预防高血压和冠心病的发生。

（4）绿豆　绿豆含有一种球蛋白和多糖成分，能促进动物体内胆固醇在肝脏分解，加速胆汁中胆盐排出和降低小肠对胆固醇的吸收。绿豆中的多糖成分，还能增强血清脂蛋白酶活性，达到降低血脂的作用。

（5）花生　花生主要含脂肪酸，且大部分为不饱和脂肪酸，具有降低胆固醇的作用。

（6）甘薯　甘薯能中和体内因过多食用肉食和蛋类所产生的酸，保持人体酸碱平衡。甘薯含有较多的纤维素，能润滑消化道，起通便作用，并可将肠道内过多的脂肪排出体外，起到降脂作用。

（7）魔芋　魔芋是一种低热量、高膳食纤维食品。能延缓胃排空和食物在肠道内的消化吸收，可有效降低餐后血糖水平，并有降血脂和抗脂肪肝的作用。魔芋加工食品还有明显减肥作用。

◎ 果类

（1）红枣　每 100 克鲜枣中维生素 C 含量达 243 毫克，有"天然维生素丸"之称。红枣中含有的芦丁成分有降低血胆固醇、降低血压、保护肝脏的作用。

（2）苹果　苹果含有丰富的钾，含钠量低，是优质的高钾食物。苹果所含的纤维素和有机酸，可促进肠胃蠕动，增加粪便体积，使其易于排出，从而减少人体对胆固醇的吸收，可使机体血胆固醇和肝脏胆固醇含量显著降低。

（3）猕猴桃　猕猴桃中有良好的膳食纤维，它不仅能降低胆固醇，促进心脏健康，而且可以帮助消化，防止便秘，快速清除并预防体内堆积有害代谢物。脾胃虚寒者少食。由于猕猴桃中维生素 C 含量高，易与乳制品中的蛋白质凝结成块，出现腹胀、腹痛、腹泻。故食用猕猴桃后不宜马上喝牛奶或吃其他乳制品。

（4）杨梅　杨梅含有多种有机酸，维生素 C 的含量也十分丰富，不仅可直接参与体内糖的代谢和氧化还原过程，增强毛细血管的通透性，而且还有降血脂，阻止癌细胞在体内生成的功效。杨梅所含的果酸既能开胃生津、消食解暑，又能阻止体内的糖向脂肪转化，有助于减肥。杨梅对大肠埃希菌、痢疾杆菌等细菌有抑制作用。糖尿病患者忌食。另外，杨梅对胃黏膜有一定的刺激作用，溃疡患者要慎食。杨梅性温热，内火旺盛患者不宜食用。

（5）山楂　山楂维生素C的含量较丰富，含钾量也很高，为优质高钾食物。山楂有显著的降低血胆固醇、甘油三酯作用，并对防治动脉硬化有重要意义。山楂的降脂作用是脂质的清除，适宜脂肪肝患者经常食用。

（6）葵花籽　葵花籽含优质蛋白质和丰富的不饱和脂肪酸，后者能抑制人体内胆固醇的合成，并防止血浆胆固醇过多，故有降脂作用，还可防止动脉硬化。

第四节　脂肪肝患者药膳调养方

一、主食调养方

◎ 山楂消食饼

【材料】　鲜山楂250克，炒白术150克，神曲30克，面粉、精盐、植物油各适量。

【制法】　将鲜山楂洗净，放入锅内，加入清水煮熟取出，去皮、核，制成山楂泥；白术、神曲研成细粉。将山楂泥、白术粉、神曲粉放入盆中，加入精盐、面粉，温水和成面团，制成大小均匀的薄饼。平底锅上火，抹上植物油，放入薄饼，烙至两面金黄、薄饼熟透即成。

【用法】　当点心食用。

【功效】　健脾和胃，消食化积。适用于脾气虚弱型脂肪肝及肝硬化等患者。

◎ 什锦杂粮

【材料】 粟米 150 克，玉米 100 克，荞麦 100 克，高粱 100 克。

【制法】 将粟米、玉米、荞麦、高粱分别洗净，先将玉米煮至熟软，再加入粟米、荞麦、高粱搅匀，倒入适量清水，用大火煮沸后，改用小火焖至香熟即成。

【用法】 作主食食用。

【功效】 健脾除湿，消积下气，祛瘀降浊。适用于脾气虚弱型脂肪肝及高脂血症、高血压等患者。

◎ 菇笋白菜蒸饺

【材料】 水发香菇 5 克，熟笋 5 克，蘑菇 15 克，大白菜 150 克，面粉 100 克，麻油、精盐、味精各适量。

【制法】 将大白菜入沸水锅中焯一下，挤干水分，切碎；再将香菇、熟笋、蘑菇洗净后切碎，与白菜一同入盆，加味精、麻油、精盐拌匀，做馅备用。面粉加温水揉匀，制成 12 个剂子，包入馅，蒸熟即成。

【用法】 当主食食用。

【功效】 降脂减肥，补充纤维素。适用于脾气虚弱型脂肪肝及习惯性便秘患者。

◎ 玫瑰荞麦糕

【材料】 干玫瑰花 10 克，荞麦面 50 克，糯米粉 50 克，粳米粉 100 克，白糖适量。

【制法】 将白糖加水溶化。再将荞麦面、糯米粉、粳米粉放入锅中，加入白糖水，充分搅拌均匀，至半透明黏糊状，调入揉碎的玫瑰花及发酵粉少许，继续搅拌均匀，放置片刻，将其倒入模型内，置蒸锅上用武火蒸 20 分钟以上。

【用法】 佐餐食用。

【功效】 理气解郁，健脾益气。适用于肝郁气滞兼脾虚型脂肪肝患者。

◎ 萝卜丝饼

【材料】　白萝卜 500 克，面粉 500 克，熟火腿 25 克，葱花、生姜末、精盐、味精、麻油、植物油等各适量。

【制法】　将白萝卜洗净，除去蒂头及根须，剖片，入洁净的大搪瓷碗内，加适量精盐，拌和均匀，稍腌渍片刻，挤去汁液。将适量面粉放入盆内，放油拌和揉成干油酥；并将另留的面粉放入盆内，加水及植物油拌揉成水油酥；将水油酥搓圆擀平，中间放上干油酥，包拢捏紧搓成圆球状；再擀成长方形，分三层折叠在一起，擀成长约 4 厘米的长条，切成 10 个剂子，待用。将熟火腿洗净，切成碎末，拌入萝卜丝内，加入煸炒出香的葱花、生姜末，再加精盐、味精、麻油等佐料，拌和成馅，分成 10 份，包入酥皮内制成厚饼形，轻揉中微压展平，逐个放入平底油锅中，微火（或小火）煎至两面金黄色熟透即成。

【用法】　当点心食用。

【功效】　理气解郁，化痰降脂。适用于肝郁气滞型脂肪肝患者。

◎ 魔芋面

【材料】　去毒魔芋 350 克，鸡胸脯肉 100 克，胡萝卜 50 克，黄瓜 50 克，料酒、花生油、酱油、白砂糖、盐、香油、姜、青葱各适量。

【制法】　魔芋氽烫捞出，用冷水泡一下，取出沥干备用；鸡肉煮熟撕成丝状，黄瓜、胡萝卜、姜、葱均切丝；油锅烧热炒味精、姜丝、葱丝，加入两碗水和匀后放味料，煮开后熄火；魔芋盛碗中，将鸡肉丝、黄瓜丝、胡萝卜丝排放魔芋四周，将汤汁淋上即可。

【用法】　当点心食用，每次 30 克。

【功效】　降脂降糖，化痰软坚。适用于痰湿内阻型脂肪肝患者。

◎ 山楂葛根茯苓羹

【材料】　山楂粉 30 克，葛根粉 30 克，茯苓粉 30 克，粟米 50 克，红糖 10 克。

【制法】　将粟米淘洗干净，放入砂锅，加足量水，大火煮沸后改用小火煮 30 分钟，待粟米熟烂，调入茯苓粉、葛根粉、山楂粉，拌和均匀，继续用小火煮 20 分钟，待羹将成时调入红糖，拌匀即成。

【用法】 早晚分服，或当点心，随意服食，当日吃完。

【功效】 清热解毒，行气散瘀，渗湿化痰，降脂降压。适用于痰瘀交阻型脂肪肝患者。

◎ 蚕豆饭

【材料】 蚕豆 250 克，红糖 50 克。

【制法】 将蚕豆用清水泡发，剥去皮后放入锅中，加水适量，煮烂后加入红糖，搅拌均匀，绞压成泥，待冷，以干净的塑料瓶盖或啤酒瓶盖为模，将上料填压成饼状，摆在盘内即成。

【用法】 当点心食用。

【功效】 利湿消肿，祛瘀降脂。适用于痰瘀交阻型脂肪肝及冠心病、高血压患者。

◎ 麦麸山楂茯苓糕

【材料】 山楂 30 克，麦麸 50 克，茯苓粉 50 克，糯米粉 50 克，粟米粉 100 克，红糖 10 克。

【制法】 先将麦麸、山楂去杂质；再将山楂去核，切碎，晒干或烘干，与麦麸共研为细末；然后与茯苓粉、粟米粉、糯米粉、红糖一起拌和均匀，加水适量，用竹筷搅和成粗粉粒状，分装入 8 个糕模具内，轻轻摇实，放入笼屉，上笼用大火蒸 30 分钟，粉糕蒸熟取出即成。

【用法】 早晚两次分服，或当点心，随餐食用。

【功效】 散瘀降脂，补虚和血，养心益肾。适用于气血瘀阻型脂肪肝及高血压等患者。

◎ 蜜饯山楂糕

【材料】 山楂糕 300 克，淀粉 50 克，面粉 50 克，白糖 15 克，蜂蜜、植物油各适量。

【制法】 将山楂糕切成手指粗。淀粉、面粉加水调成糊，将山楂糕条放入糊中，炒锅上火，放油烧至七成热，将山楂糕条分散放入油中，炸至金色时捞出。炒锅上火，加入清水、白糖、蜂蜜，熬至水尽。即将出丝时，将炸山楂条糕倒入，翻拌即成。

【用法】 当点心食用。

【功效】 消食降脂，活血散瘀。适用于气血瘀阻型脂肪肝及冠心病等患者。

◎ 豆沙饺

【材料】 面粉 10 克，赤小豆 10 克，糖玫瑰 15 克，白糖、植物油各适量。

【制法】 将赤小豆淘洗干净，用水浸泡后倒入锅内，加水煮至熟烂，捞出，用铜丝罗筛擦去豆皮，即成豆沙。炒锅上火，加熟植物油烧热，先放入白糖炒化，再加入豆沙，用小火翻炒，直至水分炒干，再加糖玫瑰，炒透，盛出晾凉，即成为馅料。面粉加热水拌匀，和成面团，揉匀，放在案板上摊开晾凉，再揉匀揉透，面饧片刻，再稍揉几下，搓成长条，揪成小面剂，再擀成中间稍厚的圆形面皮。将馅料包入面皮里，把口捏紧，放在案板上，再将捏口处压扁，用刀在上面切上 4 刀，捏成 5 个手指状，再将中间 3 个指状向内卷起，即成佛手状饺子生坯，一一包好后摆入小笼屉，呈环状，中间放 1 个，大火蒸熟即成。

【用法】 作主食食用。

【功效】 健脾护肝，益气养血。适用于各型脂肪肝患者。

◎ 黑木耳豆面饼

【材料】 黑木耳 30 克，黄豆 200 克，红枣 200 克，面粉 250 克。

【制法】 将黑木耳洗净，加水泡发，用小火煮熟烂成羹，备用；黄豆炒熟，磨成粉，备用；红枣洗净，加水泡胀后，置于锅内，加适量水，用旺火煮沸后转用小火炖至熟烂，用筷子剔除皮、核后搅成红枣糊。将红枣糊、黑木耳羹、黄豆粉一并与面粉和匀，制成饼，在平底锅上烙熟即成。

【用法】 早晚餐食用。

【功效】 益气健脾，润肺养心。适用于各型脂肪肝患者。

◎ 荠菜荞麦饼

【材料】 荞麦面粉 500 克，荠菜 500 克，虾米 25 克，麻油、精盐、葱末、姜末、味精各适量。

【制法】 将荞麦面粉倒入盆内，加水拌和，调成光润的水调面团，盖上拧干的湿洁布，饧约 30 分钟；荠菜择洗干净，切成碎末；虾米洗净，切成碎末。将荠菜末和虾米末一起放入盆内，加入麻油和精盐、味精、姜末、葱末，拌匀成菜馅；将面团放在案板上，揉匀揉光，分块搓条，揪成每个重 100 克的剂子，按扁压成长方片，均匀撒上馅料，卷成筒形，拿住两头抻长，一手按住一头，一手拿住另一头向里卷，盘卷成圆形，剂头压在中间，再擀成厚薄均匀、直径 12 厘米左右的饼坯。平底锅上火烧热，淋油，放饼，烙熟即成。

【用法】 佐餐食用。

【功效】 清热利湿，降脂降压。适用于各型脂肪肝患者。

二、菜肴调养方

◎ 白术枣

【材料】 白术 12 克，车前草 12 克，郁金 12 克，大枣 120 克。

【制法】 将白术、车前草、郁金用纱布包好，加水与枣共煮，尽可能使枣吸干药液，去渣。

【用法】 食枣。

【功效】 益气健脾，保肝降脂。适用于脾气虚弱型脂肪肝患者。

◎ 大蒜拌马齿苋

【材料】 新鲜马齿苋 300 克，大蒜头 50 克，红糖 10 克，糖盐、味精、麻油各适量。

【制法】 将大蒜头剥去外皮，分成蒜瓣，切碎，剁成茸状，加适量温开水，压榨取大蒜汁。取汁后的大蒜茸渣可作配料，待用。将马齿苋拣去杂质，洗净，入沸水锅中焯一下，待软即取出，投入凉开水中过凉，捞出，沥去水分，理齐，切成段，码放碗内，在马齿苋段上撒布蒜瓣茸渣。另碗放入蒜汁，加精盐、味精、麻油、红糖等，拌和成蒜汁调料，浇在马齿苋上即成。

【用法】 佐餐食用。

【功效】 清热解毒，下气消谷，散血消肿，降血脂。适用于肝经湿热型脂肪肝患者。

◎ 芹菜木耳凉拌菜

【材料】 芹菜 250 克，水发黑木耳 100 克，精盐 2 克，味精 2 克，白糖 5 克，麻油 5 克，胡椒粉 0.5 克。

【制法】 将水发黑木耳去杂质、洗净，入沸水中焯一下即捞出，冷却后沥干装盘；芹菜洗净切成 0.5 厘米长的小段，下沸水稍焯片刻，捞出后与黑木耳同装一盘；取 1 个小锅，放入精盐、味精、白糖、麻油、胡椒粉及少量凉开水调汁，倒入黑木耳、芹菜盘中，拌匀即成。

【用法】 佐餐食用。

【功效】 清肝化湿，补虚化瘀，平肝降压。适用于肝经湿热型脂肪肝患者。

◎ 芹菜叶拌香干

【材料】 鲜嫩芹菜叶 300 克，香干 150 克，白糖、精盐、味精、酱油、麻油各适量。

【制法】 将鲜嫩芹菜叶择洗干净，放开水锅中焯一下，捞入凉水盆内过凉，沥干水分。将香干放开水锅中焯一下，捞出晾凉，切成绿豆大小的丁放入大碗内。将芹菜叶切成碎末，放入香干，撒上精盐、白糖、味精拌匀，稍腌，食用时放入盘内，淋上酱油、麻油拌匀即成。

【用法】 佐餐食用。

【功效】 健脾益气，平肝降压。适用于肝经湿热型脂肪肝及冠心病、高血压病、高脂血症等患者。

◎ 豆素卷

【材料】 腐竹油皮2张，鲜香菇80克，绿豆芽80克，冬笋80克，芹菜80克，胡萝卜40克，植物油、精盐、白糖、酱油、淀粉、香菜各适量。

【制法】 将腐竹油皮摊开，用热湿布盖好，使其发软；香菇、冬笋、芹菜切成丝，用调味品煨5分钟；绿豆芽炒一下放好。将每张腐竹油皮切成两半，放入香菇、冬笋、芹菜、绿豆芽，卷成长条，用少许淀粉封住两端，再撒上淀粉，炸成金黄色，将炸好的油皮卷切成小段，在碟内排放好即成。

【用法】 佐餐食用。

【功效】 清火降压，健脾养血，补虚降脂。适用于肝经湿热型脂肪肝及高脂血症、高血压等患者。

◎ 豆豉炒苦瓜

【材料】 豆豉50克，苦瓜400克，青椒1个，白糖、麻油、植物油、素鲜汤、精盐、味精各适量。

【制法】 将苦瓜削去瓜蒂，洗净，切成4厘米长、2厘米宽、1厘米厚的块，加入适量的精盐拌匀，腌约10分钟，放入沸水锅中焯水，捞出沥净水。将豆豉用清水洗净，沥净水分。青椒去掉蒂和子，切碎。炒锅中放油，用中小火烧热，放入青椒、豆豉炒出香味，加苦瓜煸炒几下，放入白糖、素鲜汤，待汤水将尽时加入味精，淋入麻油并翻匀，装入盘中即成。

【用法】 佐餐食用。

【功效】 清热燥湿，降脂减肥，清暑消食。适用于肝经湿热型脂肪肝患者。

◎ 鸡骨草炖瘦肉

【材料】 鸡骨草 30 克（鲜品 100 克），猪瘦肉 100 克，香葱、姜、植物油、味精、精盐各适量。

【制法】 先将猪瘦肉洗净，切成 2 厘米见方的小块；鸡骨草、香葱洗净，切成小段备用。鸡骨草段、猪瘦肉块一同放入锅中，加适量清水及葱、姜、精盐少许，以文火炖煮，熟后再加少许味精即成。

【用法】 吃肉饮汤，佐餐用。

【功效】 清利湿热，清肝活血。适用于肝经湿热型脂肪肝及病毒性肝炎患者。

◎ 凉拌芹菜

【材料】 嫩芹菜 400 克，醋 10 克，酱油 5 克，麻油 5 克，精盐、味精各适量。

【制法】 将嫩芹菜摘去根、叶，洗净，切成 4 厘米长的段。炒锅上旺火，加水烧沸，将芹菜放入烫至刚断生，迅速捞出放凉水中过凉，控水后放碗中，加入精盐、酱油、味精、醋、麻油，调拌均匀，待芹菜入味后装盘即成。

【用法】 佐餐食用。

【功效】 清肝化湿，润肺止咳，降脂降压。适用于肝经湿热型脂肪肝患者。

◎ 凉拌空心菜

【材料】 空心菜嫩苗 500 克，精盐 2 克，味精 2 克，酱油 5 克，麻油 5 克，胡椒粉 0.5 克。

【制法】 将空心菜嫩苗洗净，入沸水稍停片刻，捞出后沥干装盘。取 1 个小锅，放入精盐、味精、酱油、麻油、胡椒粉及少量冷开水，兑成调味汁，倒入空心菜盘中，拌匀即成。

【用法】 佐餐食用。

【功效】 清热化湿，通脉降脂。适用于肝经湿热型脂肪肝及高脂血症患者。

◎ **凉拌莴苣丝**

【材料】 新鲜莴苣 250 克，黄酒、酱油、精盐、味精、麻油各适量。

【制法】 新鲜莴苣洗净，入沸水锅中焯一下，取出后用凉开水冲洗一下，挤去水分后切成细丝，直接放入盖碗内，加黄酒、酱油、精盐、味精，并淋入麻油，拌和均匀即成。

【用法】 佐餐食用。

【功效】 清热利湿，养血活血，降脂。适用于肝经湿热型脂肪肝患者。

◎ **茴香炒白萝卜**

【材料】 白萝卜 250 克，茴香苗 100 克，花椒、大茴香、肉桂、酱油、精盐、味精、鸡汁各适量。

【制法】 先将白萝卜洗净，切条；茴香苗洗净，切段。起油锅，待油烧热后加入花椒、大茴香、肉桂，炸至焦黑后去之，放入萝卜丝翻炒，可加少许鸡汁，炒至七成熟时加入茴香段，翻炒至熟，加精盐、味精调味，勾芡后即可盛出。

【用法】 佐餐食用。

【功效】 疏肝理气，祛痰除满。适用于肝郁气滞型脂肪肝患者。

◎ **群英会**

【材料】 白萝卜 150 克，胡萝卜 150 克，青萝卜 150 克，玫瑰花 2 朵、酱油、醋、精盐、味精、蒜茸各适量。

【制法】 将白萝卜、胡萝卜、青萝卜洗净后切丝，按外青中红内白装盘，用酱油、醋、精盐、味精、蒜茸制作调料，均匀倒入盘内萝卜丝上，再将两朵玫瑰花放盆中即成。

【用法】 佐餐食用。

【功效】 疏肝消胀，理气止痛。适用于肝郁气滞型脂肪肝患者。

◎ 虫草香菇烧豆腐

【材料】 冬虫夏草3克，香菇20克，豆腐200克，精盐、味精、葱花、生姜末、鲜汤各适量。

【制法】 将冬虫夏草、香菇用冷水泡发，洗净，香菇切丝，与豆腐同入油锅，熘炒片刻，加精盐、味精、葱花、生姜末等调料适量，加少许鲜汤，小火煮20分钟即成。

【用法】 佐餐食用。

【功效】 滋补肝肾，保肝降脂。适用于肝肾阴虚型脂肪肝患者。

◎ 荔荷炖鸭

【材料】 鲜荷花2朵，净鸭1只，荔枝肉250克，鲜汤、猪瘦肉、熟火腿、生姜、精盐、葱、黄酒、味精各适量。

【制法】 将洗净的荔枝肉一切为二；荷花洗净，掰下花瓣，叠放；熟火腿切粒；猪瘦肉洗净，切块。将荷花略烫后，捞出；将净鸭焯1分钟，取出；将火腿、猪肉稍焯，捞出控干。取炖盅，放入火腿粒、猪瘦肉块、鸭、葱、生姜、黄酒，倒入鲜汤，蒸30分钟取出，放入荔枝肉、荷花、精盐、味精，再炖15分钟即成。

【用法】 佐餐食用。

【功效】 滋阴生津。适用于肝肾阴虚型脂肪肝患者。

◎ 首乌肝片

【材料】 制何首乌6克，鲜猪肝150克，水发木耳25克，青菜叶少许，油、醋、精盐、酱油各适量。

【制法】 先煎取何首乌汁20毫升；将鲜猪肝洗净、切片，用湿淀粉抓揉一下，盛入碗中，待用；将水发木耳去杂质，洗净；青菜叶，洗净。将猪肝片放油锅中煸炒片刻，待猪肝滑散后加入何首乌汁、木耳、青菜叶、精盐、酱油各适量，焖烧至猪肝熟烂即成。

【用法】 佐餐食用。

【功效】 补肝肾，益精血。适用于肝肾阴虚型脂肪肝患者。

◎ 茼蒿炒萝卜

【材料】 生白萝卜 250 克，鲜茼蒿 100 克，味精、精盐、植物油各适量。

【制法】 将白萝卜洗净，切丝；鲜茼蒿洗净，切段。起油锅放入花椒 20 粒，待花椒炒黑捞出，加入白萝卜丝煸炒，将熟时加入茼蒿稍炒，加入调味品适量即成。

【用法】 佐餐食用。

【功效】 理气宽中，利湿化痰。适用于痰湿内阻型脂肪肝患者。

◎ 糖醋海带

【材料】 海带 50 克，醋 100 克，白糖 15 克。

【制法】 将海带用水浸泡 2 日，至完全胀开后，洗去表面黏质，切成长 4.5 厘米、宽 1 厘米的片，再入沸水焯一下，捞出，沥去水分；然后将海带放入碗内，加入醋、白糖，搅拌均匀即成。

【用法】 佐餐食用。

【功效】 软坚散结，清热化痰，祛脂降压。适用于痰湿内阻型脂肪肝患者。

◎ 三七百合煲兔肉

【材料】 三七 5 克，百合 30 克，兔肉 250 克，黄酒、葱花、陈皮末、生姜末、精盐、味精、五香粉各适量。

【制法】 将三七洗净、切片后晒干或烘干，研成极细末，备用；将百合瓣开，挑拣后洗净，放入清水中浸泡一下，待用。将兔肉洗净，切成小块，放入砂锅，加适量水，大火煮沸后撇去浮沫，加入百合、黄酒、葱花、生姜末、陈皮末，改用小火煮至兔肉、百合熟烂酥软，趁热调入三七粉，加精盐、味精、五香粉，拌匀即成。

【用法】 佐餐食用。

【功效】 清热除烦，化痰降浊，活血降脂。适用于痰瘀交阻型脂肪肝患者。

◎ 拌洋葱

【材料】 洋葱 500 克，精盐、味精、辣椒油、麻油、花椒粉各适量。

【制法】 洋葱剥除外皮，洗净后切成片状，放入沸水锅中焯一下，捞出，沥净水分，放凉，待用。另碗用沸水烫后，加适量精盐、味精、辣椒油、花椒粉，拌和均匀，加入焯后的洋葱片，混合后淋入麻油即成。

【用法】 佐餐食用。

【功效】 活血解毒，化痰降脂。适用于痰瘀交阻型脂肪肝患者。

◎ 炝拌鲜笋

【材料】 熟鲜笋尖 100 克，竹笋 100 克，鲜香菇 50 克，菜心 100 克，植物油 5 克，精盐、白糖、黄酒、麻油、胡椒粉各适量。

【制法】 将笋尖、菜心洗净。竹笋去皮，切成 5 厘米长的丝。香菇洗净切丝。将备好的竹笋、笋尖、菜心、香菇丝分别入开水中焯 1 ~ 2 分钟，沥水装盘。炒锅加热，放植物油，烹入黄酒，加少量水，再放入白糖、精盐、胡椒粉、麻油等调味，然后倒在装有鲜笋丝的盘中拌匀即成。

【用法】 佐餐食用。

【功效】 滋阴凉血，清热化痰，降脂。适用于痰瘀交阻型脂肪肝患者。

◎ 洋葱炒蘑菇

【材料】 鲜蘑菇 300 克，洋葱 100 克，植物油 20 克，香菜末、精盐各适量。

【制法】 鲜蘑菇洗净，放入沸水中略焯后捞出，控去水，用刀切成片，再加适量精盐拌匀；洋葱去皮、洗净后切成薄片。炒锅上小火，放入油烧热，下鲜蘑菇片煎至外皮微脆时，下洋葱片炒熟，出锅装盘，撒上香菜末即成。

【用法】 佐餐食用。

【功效】 去瘀化痰，开胃消食。适用于痰瘀交阻型脂肪肝患者。

◎ 丹参红花豆

【材料】 丹参 10 克，红花 5 克，黄豆 100 克，精盐、酱油各适量。

【制法】 将丹参、红花装入纱布袋中，与黄豆一起放入锅中，加水 300 毫升，煎煮至黄豆烂熟后，取出药袋弃去，加入精盐、酱油，再用文火煮至汁干即成。

【用法】 佐餐食用。

【功效】 活血化瘀，健脾益气。适用于气血瘀阻型脂肪肝患者。

◎ 拌虎杖嫩芽

【材料】 虎杖嫩芽 500 克，精盐、红糖、醋、味精、麻油各适量。

【制法】 春季挖取虎杖嫩芽，洗净，晒干，用精盐渍 1 日，取出晾干，装瓶备用。服食时，每次取 30 克，用冷开水浸泡回软后，切成细段，加红糖、醋、味精、麻油等调料，拌和均匀。

【用法】 当小菜食用。

【功效】 活血散瘀，清热解毒。适用于气血瘀阻型脂肪肝。

◎ 藕夹山楂

【材料】 鲜藕 300 克，山楂糕 200 克，白糖 15 克。

【制法】 将鲜藕洗净，刮去外皮，切成 0.3 厘米厚的片，放入开水锅中焯透，放入凉开水中过凉，再捞出沥干水分，放入盘中。山楂糕切成比藕片略小的片，用两片藕夹一片山楂糕，逐个夹好后码入盘中。锅上火，放入白糖和清水，小火烧开并收浓糖汁，离火晾凉后将糖汁浇在藕片上即成。

【用法】 佐餐食用。

【功效】 开胃消食，化瘀降脂，消积减肥。适用于各型脂肪肝患者。

◎ 竹荪海参

【材料】 干竹荪 250 克，水发海参 100 克，熟鸡脯肉 50 克，熟火腿肉 50 克，水发香菇 50 克，鲜汤、精盐、胡椒粉、味精、麻油、湿淀粉各适量。

【制法】 将竹荪用清水泡胀洗净，剪去两头，改切成菱形片，入沸水锅中焯熟，捞出沥干水；海参洗净后切成片，入沸水锅中焯透，捞出沥干水；鸡脯肉、火腿、香菇分别切成片。炒锅上中火，放鲜汤500克，加竹荪片、海参片、火腿片、鸡脯片、香菇片煮数沸后，放精盐、味精、胡椒粉拌匀，沸后用湿淀粉勾芡，撇去浮沫，淋上麻油，拌匀即成。

【用法】 佐餐食用。

【功效】 滋阴补肾。适用于各型脂肪肝及高脂血症、高血压等患者。

◎ 姜汁黄瓜

【材料】 黄瓜250克，生姜100克，白酱油20克，醋10克，味精1克，精盐1克，麻油15克。

【制法】 将黄瓜洗净，顺长一剖为二，挖去瓜瓤，用刀切成条状后用精盐浸渍待用；生姜去皮，捶茸后取汁，加入白酱油、醋、味精、精盐、麻油调匀，和黄瓜拌匀即成。

【用法】 佐餐食用。

【功效】 降脂减肥，利水解毒，和胃止呕。适用于各型脂肪肝、高脂血症等患者。

◎ 爆炒三鲜

【材料】 芹菜250克，玉米笋150克，香草20克，味精、精盐、植物油各适量。

【制法】 香草泡洗好，芹菜洗净并切段。将芹菜段、玉米笋、香草一同放入锅中，用植物油爆炒，加调味品适量。

【用法】 佐餐食用。

【功效】 调中开胃，降压祛脂。适用于各型脂肪肝患者。

◎ 山楂海带丝

【材料】 水发海带300克，鲜山楂100克，白糖10克，葱花、生姜丝、黄酒各适量。

【制法】 海带洗净，放锅中，加葱花、生姜丝、黄酒、清水，先用旺火煮沸，再用小火炖至熟，捞出切成细丝；山楂去核，也切成丝。海带丝加白糖拌匀，装入盘内，撒上山楂丝，再撒上一层白糖即成。

【用法】 佐餐食用。

【功效】 清热止咳，散结利水，消食化积。适用于各型脂肪肝患者。

◎ 茭白炒毛豆

【材料】 茭白300克，鲜毛豆粒150克，植物油5克，白糖、红辣椒、葱、姜末、精盐各适量。

【制法】 将茭白削去外皮，切去老根，放沸水锅中烫一下捞出，纵剖成两半，再切成斜长片；红辣椒去蒂及籽，切成稍小的长片；毛豆粒用冷水锅煮约10分钟后捞起。炒锅上火，放油烧至六成热，放入葱姜末煸出香味，放茭白、毛豆、红辣椒炒至熟时，放白糖、精盐煸炒入味，即可。

【用法】 佐餐食用。

【功效】 利尿止渴，解酒毒。适用于各型脂肪肝患者。

◎ 蒸三鲜菜卷

【材料】 卷心菜400克，胡萝卜100克，香菇50克，冬笋50克，精盐、麻油、葱、姜末各适量。

【制法】 将卷心菜洗净，用开水焯透过凉水，捞出，用精盐、麻油、葱、姜末等调料的一半腌约10分钟；将胡萝卜、香菇、冬笋分别洗净，用开水焯透过凉水，捞出，切成细丝，并用剩下的一半调料腌制约10分钟。再用腌制的卷心菜叶，包上腌制的三丝，卷成长约3厘米的卷心菜三丝卷，上锅蒸5～8分钟，出锅后再切成段即可食用。

【用法】 佐餐食用。

【功效】 健脾清热，降脂。适用于各型脂肪肝患者。

三、汤羹调养方

◎ 冬瓜薏苡仁汤

【材料】 薏苡仁 60 克，冬瓜 100 克，精盐适量。

【制法】 将薏苡仁用清水洗净，浸泡 20 分钟；冬瓜洗净，连皮切成块状，与薏苡仁同放砂锅内，加清水适量，煮至薏苡仁熟烂，加入精盐，拌匀即成。

【用法】 上、下午分食。

【功效】 健脾清热，利湿减肥。适用于脾虚湿阻型脂肪肝及高脂血症、糖尿病、高血压等患者。

◎ 薏苡仁鸭肉冬瓜汤

【材料】 薏苡仁 40 克，鸭肉 800 克，冬瓜 800 克，猪瘦肉 100 克，生姜 15 克，葱 10 克，黄酒 30 克，精盐 3 克，胡椒粉 1 克，植物油 20克，肉汤 1500 克。

【制法】 将鸭肉洗净入沸水中焯去血水，切长方块；猪肉洗净，切长方块；冬瓜去皮洗净切长方块；姜洗净拍破；葱洗净切段。炒锅上火，放油烧至六成热，下生姜、葱炒出香味，注入肉汤、黄酒，下薏苡仁、鸭肉、猪肉、精盐、胡椒粉煮至肉七成熟时，下冬瓜焖至熟。

【用法】 佐餐食用。

【功效】 益阴清热，健脾消肿，降脂。适用于脾气虚弱型脂肪肝患者。

◎ 玉米冬葵子赤小豆汤

【材料】 玉米须 60 克，冬葵子 15 克，赤小豆 100 克，白糖适量。

【制法】 将玉米须、冬葵子加水煎煮至沸后，去渣取汁，在此汁液中加入赤小豆共煮，待熟时加白糖调味即成。

【用法】 分两次饮服，吃豆，饮汤。

【功效】 清肝利湿，保肝降脂。适用于肝经湿热型脂肪肝患者。

◎ 桂花甜橙羹

【材料】 甜橙 250 克，白糖、湿淀粉、糖桂花各适量。

【制法】 将甜橙洗净，去皮、核，去筋，切成小丁。锅上火，加入清水、白糖煮沸，撇去浮沫，加入甜橙、糖桂花，用湿淀粉勾芡，起锅装碗即成。

【用法】 当点心食用。

【功效】 疏肝理气。适用于肝郁气滞型脂肪肝患者。

◎ 人参核桃羹

【材料】 生晒参（也可为人参茎叶、花蕾、果肉或种子等）3 ~ 5 克，核桃仁 50 克，鲜牛奶 200 毫升。

【制法】 将人参、核桃仁拣净，用清水冲洗后，切碎，放在一起捣烂并搅拌均匀，盛入瓷碗中，加适量清水，置锅内隔水蒸熟，再调入煮熟的牛奶，拌和成羹即成。

【用法】 早晚两次分服。

【功效】 滋补五脏，益气降脂。适用于肝肾阴虚型脂肪肝患者。

◎ 双耳羹

【材料】 黑木耳 20 克，银耳 20 克，山楂糕 40 克，白糖 10 克。

【制法】 将黑木耳、银耳冲洗后，用冷水浸泡 1 日，全部发透，择洗干净，放入砂锅内，并倒入黑白木耳浸液；将山楂糕切小方块，与白糖同加入砂锅内，炖 30 分钟，至双耳烂，成汁糊羹状即成。

【用法】 当点心吃，每次 1 小碗，每日 1 ~ 2 次，分两日食完。

【功效】 滋养肺胃，强心补血，补益肝肾，降血脂。适用于肝肾阴虚型脂肪肝患者。

◎ 花生山楂核桃羹

【材料】 花生仁 50 克，山楂 30 克，核桃仁 30 克，黑芝麻 30 克，红糖 20 克。

【制法】 将花生仁洗净、晾干、入锅，用小火翻炒至熟出香，备用；将黑芝麻拣净，入铁锅，微火炒香，待用；将核桃仁洗净，晒干或烘干。将山楂洗净，切片，去核后晒干或烘干，与花生、黑芝麻、核桃仁等拌和均匀，共研为细末，调入红糖即成。

【用法】 服食时将其放入碗中，用温开水调匀，隔水蒸至糊状即成。

【功效】 滋补肝肾，活血化瘀，利湿降脂。适用于肝肾阴虚型脂肪肝患者。

◎ 首乌大枣牛肉汤

【材料】 制何首乌30克，大枣10枚，鲜嫩牛肉150克，熟竹笋30克，鸡汤、精盐、味精、五香粉、葱花、生姜末、湿淀粉、黄酒、麻油等各适量。

【制法】 将制何首乌洗净，切成薄片，大枣用温水泡发，备用；将鲜嫩牛肉洗净后切成薄片，用湿淀粉抓揉一下，盛入碗中，待用。熟竹笋切成薄片，放油锅中煸炒片刻，加入牛肉片，滑散后烹入黄酒，加鸡汤适量，再加入制何首乌薄片及大枣，并加入葱花、生姜末，焖烧20分钟，待牛肉熟烂，加精盐、味精、五香粉，用湿淀粉勾芡，淋入麻油即成。

【用法】 当汤佐餐，随意服食，当日吃完。

【功效】 补益肝肾，滋阴降脂。适用于肝肾阴虚型脂肪肝患者。

◎ 首乌鲤鱼汤

【材料】 制何首乌30克，活鲤鱼1条（重约500克），精盐、味精、五香粉、葱花、生姜末、黄酒、麻油各适量。

【制法】 将制何首乌洗净，切成薄片。将活鲤鱼宰杀，除去鳃及内脏，洗净后将何首乌薄片塞入腹中，放入煮沸的汤锅中，用大火再煮至沸，烹入黄酒，并加葱花、生姜末，改用小火煮30分钟，待鲤鱼肉熟烂时，加入少许精盐、味精、五香粉，拌和均匀，淋入麻油即成。

【用法】 佐餐食用。

【功效】 补益肝肾，养血生精，消脂。适用于肝肾阴虚型脂肪肝患者。

◎ 核桃芝麻葛根羹

【材料】 核桃仁 100 克，黑芝麻 30 克，葛根粉 30 克，蜂蜜 20 克。

【制法】 将核桃仁、黑芝麻分别拣去杂质，核桃仁晒干或烘干，黑芝麻微火炒香，共研为粉。锅上火，加适量清水，大火煮沸，调入核桃仁粉、黑芝麻粉、葛根粉，改用小火煮，边煮边调，待羹糊将成时停火，兑入蜂蜜，拌匀即成。

【用法】 早晚分服。

【功效】 滋补肝肾，降脂。适用于肝肾阴虚型脂肪肝患者。

◎ 黑豆山楂杞子汤

【材料】 黑豆 50 克，山楂 30 克，枸杞子 30 克，红糖 10 克。

【制法】 将山楂、枸杞子去杂，洗净；山楂切碎，去核。将山楂、枸杞子与洗净的黑豆同入砂锅，加足量水，浸泡 1 小时；待黑豆泡透，用大火煮沸，改用小火煨煮 1 小时，待黑豆酥烂时，加红糖拌匀即成。

【用法】 早、晚分别食豆，饮汤。

【功效】 养心益肾，补虚健脾，化瘀降脂。适用于肝肾阴虚型脂肪肝患者。

◎ 牡蛎冬瓜汤

【材料】 牡蛎 30 克，冬瓜 250 克，虾皮 15 克，香菇 15 克，精盐、味精、植物油、麻油各适量。

【制法】 将牡蛎洗净后切片，备用；虾皮、香菇分别用温开水浸泡，香菇切成两半，与虾皮同放入盆中，待用；将冬瓜去瓤、籽，切去外皮，洗净后剖切成块，待用。炒锅上火，放油烧至六成热，加入冬瓜块煸炒片刻，再加入虾皮、香菇、牡蛎片及适量清水，大火煮沸，改用小火煮 30 分钟，加适量精盐、味精，拌匀，再煮至沸，淋入麻油即成。

【用法】 佐餐食用。

【功效】 化湿消肿，软坚散结，消脂减肥。适用于痰湿内阻型脂肪肝患者。

◎ 鸡丝冬瓜汤

【材料】 鸡脯肉250克，冬瓜片200克，党参3克，味精、精盐、黄酒、麻油各适量。

【制法】 将鸡肉洗净切成丝，冬瓜洗净切成片。先将鸡丝与党参放砂锅中加水适量以小火炖至八成熟，加入冬瓜片，加精盐、黄酒、味精适量调味，至冬瓜熟透淋入麻油即可。

【用法】 佐餐食用。

【功效】 消肿利湿，健脾减肥。适用于痰湿内阻型脂肪肝患者。

◎ 茼蒿蛋花汤

【材料】 鲜茼蒿250克，鸡蛋2个，生姜丝、葱花、味精、精盐、麻油各适量。

【制法】 鲜茼蒿洗净，切段，与姜丝、葱花入锅，加水适量煮汤，将熟时把鸡蛋打散入汤，煮沸调味即可。

【用法】 佐餐食用。

【功效】 养心益脾，和胃化痰。适用于痰湿内阻型脂肪肝患者。

◎ 海带冬瓜汤

【材料】 海带30克，冬瓜250克，虾皮15克，香菇15克，精盐、味精、麻油各适量。

【制法】 将海带用冷水浸泡2小时（其间可换水数次），洗净后切成菱形片，备用；虾皮、香菇分别用温开水浸泡，香菇切成两半，与虾皮同放入碗中，待用；将冬瓜去籽，削去外皮，洗净后剖切成冬瓜块，待用。炒锅上火，加油烧至六成热，加入冬瓜块炒片刻，再加入虾皮、香菇、海带及适量清水，大火煮沸，改用小火煮10分钟，加精盐、味精，拌匀，再煮至沸，淋入麻油即成。

【用法】 佐餐食用。

【功效】 化痰去湿，软坚散结，祛脂减肥。适用于痰湿内阻型脂肪肝及高脂血症患者。

◎ 海带决明子汤

【材料】 海带 20 克，决明子 15 克。

【制法】 将海带用水浸 24 小时后洗净，切丝；决明子洗净捣碎。将海带、决明子一同放入砂锅，加适量清水炖至海带熟烂即可。

【用法】 吃海带饮汤，每日 1 剂。

【功效】 消痰降脂，软坚散结，平肝潜阳。适用于痰湿内阻型脂肪肝及肝阳上亢型高血压患者。

◎ 海带首乌羹

【材料】 海带 500 克，制何首乌粉 250 克，淀粉 750 克。

【制法】 将海带放入米泔水中，浸泡 6 ~ 8 小时，捞出，洗去白色斑块及沙质，切成丝，晒干或烘干，研成细粉，与制何首乌粉及生淀粉混合均匀，再用凉开水在碗内调匀，置沸水锅内，隔水不断搅拌成羹即成。

【用法】 每次 25 克，每日两次，温服。

【功效】 养血滋阴，消痰散瘀，降血脂。适用于痰瘀交阻型脂肪患者。

◎ 瘦肉海藻汤

【材料】 猪瘦肉 150 克，海藻 30 克，夏枯草 30 克，精盐、味精各适量。

【制法】 将猪瘦肉洗净切丝，把海藻、夏枯草洗净之后用纱布包好，同入砂锅内煮汤，加入精盐、味精即成。

【用法】 饮汤食肉，每日或隔日 1 次。

【功效】　降脂化浊，软坚散结，清肝。适用于痰瘀交阻型脂肪肝患者。

◎ 山楂甲鱼汤

【材料】　山楂30克，甲鱼1只（250克），精盐、味精各适量。

【制法】　将甲鱼宰杀，去内脏，洗净，切块；山楂洗净。将甲鱼、山楂一并放入锅中，煮至甲鱼酥烂，捡去山楂，加入精盐、味精调味即成。

【用法】　佐餐食肉饮汤。

【功效】　行气活血，消瘀散结。适用于气血瘀阻型脂肪肝及高脂血症、冠心病等患者。

◎ 木耳大枣羹

【材料】　黑木耳50克，大枣20枚，红糖20克。

【制法】　将黑木耳拣去杂质，用温水泡发，洗净，放入砂锅，加洗净的大枣及清水，大火煮沸，改用小火煮1小时，待黑木耳、大枣酥烂成糊状时，将枣核夹出，加红糖拌和均匀，再煮至沸即成。

【用法】　早晚餐食用。

【功效】　益气补血，散瘀降脂。适用于气血瘀阻型脂肪肝患者。

◎ 苹果山楂首乌羹

【材料】　苹果1个，生山楂50克，制何首乌30克，淀粉适量。

【制法】　将苹果外表皮反复洗净，连皮切碎，放入榨汁机中搅打1分钟，使苹果成浆汁，备用；再将生山楂、制何首乌拣去杂质，洗净，切片，晒干或烘干，研成细末，放入砂锅，加入清水拌匀，大火煮沸，改用小火煮成稀糊状，调入苹果浆汁煮5分钟，用湿淀粉勾芡成羹即成。

【用法】　早晚餐食用。

【功效】　滋阴养血，行气散瘀，降血脂。适用于气血瘀阻兼肝肾阴虚型脂肪肝患者。

◎ 绿豆蒲黄奶羹

【材料】 蒲黄 10 克，绿豆粉 100 克，牛奶 200 克，湿淀粉适量。

【制法】 将绿豆粉用清水调成稀糊状，放入锅中，以火煮，边煮边搅，使成绿豆羹糊状，兑入牛奶，并加蒲黄，改用小火煮成稀糊状，用湿淀粉勾芡成羹即成。

【用法】 早晚餐食用。

【功效】 散瘀降脂，补虚通脉。适用于气血瘀阻型脂肪肝患者。

◎ 番茄山楂陈皮羹

【材料】 熟番茄 200 克，山楂 30 克，陈皮 10 克，湿淀粉适量。

【制法】 将山楂、陈皮分别洗净，山楂切成片(去籽)，陈皮切碎，同放入碗中，备用。将成熟番茄放入温水中浸泡片刻，反复洗净，连皮切碎，剁成番茄糊，待用。砂锅中加清水适量，调入山楂、陈皮，中火煮 20 分钟，加番茄糊，拌匀，改用小火煮 10 分钟，以湿淀粉勾兑成羹即成。

【用法】 早晚餐分食。

【功效】 行气散瘀，降脂减肥，通脉保肝。适用于气血瘀阻型脂肪肝患者。

◎ 紫桃萝卜汤

【材料】 紫菜 15 克，桃仁 15 克，白萝卜 250 克，陈皮 30 克。

【制法】 将桃仁研粉；紫菜撕碎；萝卜洗净，切丝；陈皮切小块。先将紫菜、萝卜丝、陈皮一同加水煎煮 30 分钟，去渣取汁 300 毫升，冲入桃仁粉，调味即可。

【用法】 佐餐服用。每日 1 ~ 2 次。

【功效】 行气活血，散瘀软坚。适用于气血瘀阻型脂肪肝患者。

◎ 丝瓜油豆腐汤

【材料】 丝瓜 400 克，油豆腐 100 克，植物油、精盐、味精各适量。

【制法】 将新鲜油豆腐切成段。丝瓜切去蒂，轻轻刮去外皮，洗净，切成滚刀块。油锅上火，放入丝瓜和油豆腐迅速翻炒，加适量清水，待沸后用精盐、味精调味即成。

【用法】 佐餐食用。

【功效】 清热解暑，通络散瘀。适用于各型脂肪肝及高脂血症患者。

◎ 香蕉三丁羹

【材料】 香蕉250克，橘子50克，梨50克，苹果50克，湿淀粉适量。

【制法】 将香蕉洗净，去皮，切成小块；橘子剥去外皮（籽），分成瓣，切丁；梨、苹果洗净，去皮、核，切成小丁。将切好的香蕉和水果三丁放入锅内加水，置火上煮沸，用湿淀粉勾芡，停火，晾凉即成。

【用法】 佐餐食用。

【功效】 软化血管，祛脂降压。适用于各型脂肪肝及高脂血症、高血压、冠心病等患者。

◎ 赤小豆鲤鱼汤

【材料】 赤小豆100克，鲤鱼250克，陈皮、大蒜、陈皮、姜片、精盐、植物油各适量。

【制法】 赤小豆洗净，用清水稍加浸泡；大蒜去衣；陈皮洗净泡软，刮去内瓤；洗净宰好的鲤鱼，沥干水分；热锅倒两汤匙植物油，放鲤鱼和姜片，中小火两面煎至微黄；煮沸清水，放入所有材料，大火煮20分钟，转小火煲一个半小时，放精盐调味即成。

【用法】 佐餐食用。

【功效】 利水祛湿，消涨除肿，减肥。适用于各型脂肪肝患者。

◎ 黄瓜木耳汤

【材料】 黄瓜1根，木耳3克，香油3毫升，植物油20毫升，精盐3克，味精2克，酱油少许。

【制法】 将黄瓜去皮，剖开，切厚片；木耳用温水泡发后洗净。

将炒锅置火上，放入植物油烧热，爆炒木耳，加入适量水和少许酱油烧沸，倒入黄瓜略煮一下，加入精盐、味精、香油，盛入汤碗内即可。

【用法】 佐餐食用。

【功效】 清热解毒，生津止渴，利尿消肿。适用于各型脂肪肝患者。

四、果蔬汁调养方

◎ 苦瓜马齿苋饮

【材料】 新鲜苦瓜 250 克，鲜马齿苋 200 克，白糖 30 克。

【制法】 将新鲜苦瓜、马齿苋分别去杂，洗净，晾干。苦瓜剖开后切成片，马齿苋切碎，共捣烂如泥糊状，放入碗中，加白糖，充分拌和均匀，两小时后将液汁沥出即成。

【用法】 每日早晚分饮。

【功效】 降脂减肥，清肝化湿。适用于肝经湿热型脂肪肝患者。

◎ 萝卜汁饮

【材料】 白萝卜 1000 克。

【制法】 将白萝卜放入清水中，浸泡片刻后反复洗净其外表皮，用温开水冲洗后连皮切成小丁块状，放入榨汁机中，压榨取汁即成。

【用法】 随意饮用。

【功效】 理气解郁，消食化脂。适用于肝郁气滞型脂肪肝患者。

◎ 萝卜苹果汁

【材料】 苹果 100 克，白萝卜 100 克，胡萝卜 100 克。

【制法】 将白萝卜、胡萝卜放入清水中洗净，用温开水冲洗后连皮切成小丁块状；苹果洗净，去皮、核后切成小块状；然后一起放入榨汁机中，压榨取汁即成。

【用法】 随意饮用，当日饮完。

【功效】 理气解郁，养肝健胃，消食化脂。适用于肝郁气滞型脂肪肝患者。

◎ 大蒜生萝卜汁

【材料】 生大蒜头 60 克，生萝卜 120 克，白糖适量。

【制法】 先将生大蒜头剥去外皮，再将大蒜瓣洗净、切碎，剁成大蒜糜汁，备用。将生萝卜洗净，连皮切碎，放入榨汁机中榨汁，用洁净纱布过滤后，将萝卜汁与大蒜汁充分拌匀，加少许糖调味即成。

【用法】 经常饮用。

【功效】 杀菌消炎，化湿降脂。适用于痰湿内阻型脂肪肝患者。

◎ 山楂桃仁露

【材料】 新鲜山楂果 1000 克，桃仁 60 克，蜂蜜 250 克。

【制法】 将新鲜山楂果洗净，晾干，用刀背拍碎；桃仁捣烂。将山楂、桃仁一并放入锅中，水煎两次，去渣取汁，再将煎好的果汁盛入盆内，加入蜂蜜，加盖，隔水蒸 1 小时，离火冷却，装瓶备用。

【用法】 每次 1 勺，每日两次，早晚饭后用开水冲服。

【功效】 活血降脂，健胃消积。适用于气血瘀阻型脂肪肝患者。

◎ 橘子山楂汤

【材料】 糖水橘子 300 克，糖水山楂 300 克，白糖、白醋、糖桂花各适量。

【制法】 锅上火，将糖水橘子、糖水山楂连同原汁倒入锅内，再加入清水、白糖煮沸，然后调入白醋、糖桂花，起锅装碗即成。

【用法】 经常饮用。

【功效】 开胃健脾，生津止渴，活血散瘀。适用于气血瘀阻型脂肪肝及慢性肝炎等患者。

◎ 黄瓜萝卜汁

【材料】 黄瓜 500 克，胡萝卜 500 克。

【制法】 将黄瓜、胡萝卜放入清水中洗净，用温开水冲洗后切成小块，放入榨汁机中，榨汁去渣。

【用法】 代茶频饮，每日1剂，30日为1个疗程。

【功效】 清热利湿，健胃祛脂。适用于各型脂肪肝、高脂血症等患者。

◎ 苹果萝卜芹菜汁

【材料】 胡萝卜1个，苹果1个，芹菜50克，柠檬1/4个。

【制法】 将胡萝卜洗净，苹果洗净后去皮、除核，均切成片，与洗净的芹菜一同放入榨汁机中绞碎，再放入柠檬汁搅匀即成。

【用法】 随意食用。

【功效】 补血安神，清肝降脂。适用于各型脂肪肝患者。

◎ 西红柿酸奶饮

【材料】 西红柿200克，酸奶200毫升。

【制法】 将西红柿洗净后用温水浸泡片刻，连皮切碎，在榨汁机中绞1分钟后倒出，加酸奶拌匀即成。

【用法】 随意饮用。

【功效】 平肝去脂。适用于各型脂肪肝患者。

五、药粥调养方

◎ 人参麦麸粥

【材料】 人参3克，麦麸30克，粟米60克，陈皮6克。

【制法】 将人参切成碎末；麦麸、陈皮拣去杂质，晒干或烘干，研成极细末。再将粟米淘洗干净，放入砂锅，加适量水，大火煮沸，改用小火煮30分钟，调入人参、麦麸、陈皮细末，拌和均匀，继续用小火煮至粟米酥烂、粥稠即成。

【用法】 早晚餐食用。

【功效】 健脾理气，和血降脂。适用于脾气虚弱型脂肪肝患者。

◎ 生晒参黄精扁豆粥

【材料】 生晒参 3 克，黄精 10 克，白扁豆 20 克，大米 100 克。

【制法】 将生晒参、黄精、白扁豆洗净，同入锅中，加水煎煮 30 分钟，再投入淘净的大米，大火煮沸后，改用小火煨煮成稠粥即成。

【用法】 早晚餐食用。

【功效】 益气健脾，祛脂化湿。适用于脾气虚弱型脂肪肝患者。

◎ 枳实山楂粥

【材料】 枳实 20 克，山楂 20 克，粳米 100 克，白糖适量。

【制法】 将枳实、山楂洗净布包，粳米淘洗干净，一同放入锅内，加入适量清水，先用大火煮沸，再转小火煮熟成粥，去药包，调入白糖，稍煮即成。

【用法】 每日早晚分食。

【功效】 健脾胃，消食积，散瘀血。适用于脾气虚弱型脂肪肝患者。

◎ 绞股蓝百合粥

【材料】 绞股蓝 30 克，百合 15 克，粳米 100 克，白糖适量。

【制法】 将绞股蓝洗净煎取药汁，再加入洗净的百合、粳米，一同煮粥，先用大火煮沸，再转小火煮熟至成粥，调入白糖，稍煮即成。

【用法】 每日早晚分食。

【功效】 益气养阴，降脂抗老。适用于脾气虚弱型脂肪肝患者。

◎ 茯苓三仙粥

【材料】 茯苓 30 克，焦山楂 30 克，焦麦芽 30 克，焦谷芽 30 克，大米 100 克。

【制法】 将茯苓、焦山楂、焦麦芽、焦谷芽与洗净的大米同入锅中，加水煮成稠粥即成。

【用法】 早晚餐食用。

【功效】 消食开胃，祛瘀减肥。适用于脾气虚弱型脂肪肝患者。

◎ 黄芪绞股蓝粥

【材料】 黄芪 30 克，绞股蓝 30 克，粟米 100 克。

【制法】 将黄芪、绞股蓝拣去杂质，洗净，切碎，放入纱布袋中，扎口备用。粟米淘净干净，与药袋一并放入砂锅，加适量水，用大火煮沸，小火煨煮 30 分钟，取出药袋，滤尽药汁，再用小火煮至粟米酥烂即成。

【用法】 早晚分服。

【功效】 益气补脾，化痰降脂。适用于脾气虚弱型脂肪肝患者。

◎ 薏米赤小豆燕麦粥

【材料】 燕麦片 100 克，薏苡仁 50 克，赤小豆 50 克。

【制法】 将薏苡仁、赤小豆去杂，洗净，放锅内，加水适量，煮至赤小豆熟烂开花，下入燕麦片搅匀即成。

【用法】 早晚餐食用。

【功效】 健脾利水，降糖减肥。适用于脾气虚弱型脂肪肝患者，对伴有糖尿病、高脂血症、高血压者尤为适宜。

◎ 马齿苋蒲黄粥

【材料】 鲜马齿苋 150 克，蒲黄粉 10 克，粟米 100 克。

【制法】 将鲜马齿苋拣去杂质，洗净，切碎后盛入碗中，备用。将粟米淘洗干净，放入砂锅，加适量水，大火煮沸后，改用小火煮 30 分钟，加切碎的鲜马齿苋，拌和均匀，继续煮至粟米酥烂，待粥将成时调入蒲黄粉，再煮沸即成。

【用法】 早晚餐食用。

【功效】 清热解毒，散瘀降脂。适用于肝经湿热型脂肪肝患者。

◎ 决明山楂粥

【材料】 炒决明子 15 克，山楂 50 克，白菊花 10 克，大米 100 克，白糖适量。

【制法】 将决明子和白菊花一起加水煎煮两次，药液与淘洗干净的大米、去核的山楂一同煮成粥，调入白糖即成。

【用法】　日服 1 剂，分数次食用。

【功效】　清热，降脂，明目。适用于肝经湿热型脂肪肝患者。

◎ 连皮冬瓜粥

【材料】　连皮冬瓜 250 克，粳米 100 克。

【制法】　连皮冬瓜洗净，切块。粳米洗净放入锅内，大火煮沸后转小火熬至米半熟时，放入冬瓜块，继续煮至粥成瓜烂即可患者。

【用法】　早晚餐分食。

【功效】　清热利湿。适用于肝经湿热型脂肪肝患者。

◎ 茵陈荷叶粥

【材料】　茵陈 15 克，荷叶 1 张，大米 100 克，白糖适量。

【制法】　将茵陈、荷叶洗净，一起加水煎煮两次，药液与淘洗干净的大米煮成粥，调入白糖即成。

【用法】　日服 1 剂，分数次食用。

【功效】　清热利湿，清肝降脂。适用于肝经湿热型脂肪肝及高脂血症患者。

◎ 绿豆大枣粟米粥

【材料】　绿豆 60 克，陈皮 5 克，粟米 100 克，大枣 15 枚。

【制法】　大枣洗净后放入砂锅，加适量清水，浸泡 15 分钟。将陈皮洗净、晒干或烘干，研成细末，备用。将绿豆、粟米拣去杂质，淘洗干净后放入浸泡大枣的砂锅中，再加适量清水，大火煮沸，改用小火煮 1 小时，待绿豆、粟米酥烂，调入陈皮细末，拌和均匀即成。

【用法】　早晚餐食用。

【功效】　清化湿热，降低血脂。适用于肝经湿热型脂肪肝患者。

◎ 绿豆海带粥

【材料】　绿豆 100 克，海带 60 克，大米 120 克，陈皮 3 克，白糖适量。

【制法】 将海带浸透，洗净，切丝。绿豆、大米、陈皮分别浸软，洗净。把全部用料放入沸水锅内，大火煮沸后转小火熬成粥，加白糖，再煮沸即可。

【用法】 早晚餐分食。

【功效】 清热解暑，祛脂减肥。适用于肝经湿热型脂肪肝患者。

◎ 菊花决明粥

【材料】 炒决明子 12 克，白菊花 6 克，大米 100 克，冰糖适量。

【制法】 将决明子和白菊花洗净后置锅内，加适量清水煎煮 30 分钟，去渣取汁，再入大米煮粥，加少许冰糖调味即成。

【用法】 早晚餐食用。

【功效】 清肝降火，平肝潜阳，降脂。适用于肝经湿热型脂肪肝及高血压患者。

◎ 合欢花山楂粥

【材料】 合欢花 15 克，山楂 30 克，粳米 60 克。

【制法】 将山楂、粳米洗净。先煎合欢花、山楂 30 分钟，去渣取汁，再加入粳米，煮成稀粥即成。

【用法】 每日服食 1 次，20 日为 1 个疗程。

【功效】 解郁安神，消积化瘀。适用于肝郁气滞型脂肪肝患者。

◎ 金橘粥

【材料】 金橘饼 100 克，大米 100 克，白糖适量。

【制法】 将金橘饼切碎。大米淘洗干净。砂锅上火，放入清水、大米，旺火煮沸后，改用小火煮至成粥，再加入橘饼末、白糖，略煮即成。

【用法】 早晚餐食用。

【功效】 健胃消食，下气宽中，润肺化痰，降脂护肝。适用于肝郁气滞型脂肪肝患者。

◎ 香橼粥

【材料】 香橼1个，山楂20克，大枣5枚，燕麦片60克。

【制法】 将香橼、山楂洗净，大枣洗净，去核。先用水煎香橼、山楂30分钟，去渣取汁，再加入大枣、燕麦片，煮成稀粥即成。

【用法】 每日服食1次。

【功效】 疏肝理气。适用于肝郁气滞型脂肪肝患者。

◎ 冬虫草粟米粥

【材料】 冬虫夏草3克，粟米100克，蜂蜜10克。

【制法】 将冬夏虫草洗干净，晒干或烘干，研成极细末，备用。将粟米淘洗干净，放入砂锅，加适量水，大火煮沸后，改用小火煨煮至粟米酥烂，粥黏稠时，调入虫草细末，拌和均匀，再以小火煨煮至沸，离火，兑入蜂蜜，调匀即成。

【用法】 早晚两次分服。

【功效】 补虚益精，化痰降脂。适用于肝肾阴虚型脂肪肝患者。

◎ 何首乌粥

【材料】 制何首乌粉25克，红枣2枚，大米50克，白糖适量。

【制法】 将淘洗干净的大米、红枣一同入砂锅，加适量水，用旺火煮沸后转用小火熬煮粥，待粥半熟时加入何首乌粉，边煮边搅匀，至粥黏稠时，加入白糖调味即成。

【用法】 日服1剂，分数次食用。大便稀薄和痰湿盛者不宜服用。

【功效】 补肝肾，益精血，通便，解毒。适用于肝肾阴虚型脂肪肝患者。

◎ 枸杞子粥

【材料】 枸杞子20克，糯米50克，白糖适量。

【制法】 将枸杞子、白糖与淘洗干净的糯米一同放入砂锅，加500毫升水，用大火煮沸后转用小火熬煮，待汤稠时再焖5分钟即成。

【用法】 每日早晚温服，可长期服用。有外感邪热和脾虚湿盛时不宜服用。

【功效】 养阴补血，益精明目。适用于肝肾阴虚型脂肪肝及糖尿病、高脂血症患者。

◎ 枸杞粟米粥

【材料】 枸杞子 30 克，粟米 100 克。

【制法】 将粟米和枸杞子淘洗干净，放入砂锅，加适量水，用大火煮沸后改用小火煮 40 分钟，待粟米酥烂、粥成即可。

【用法】 早晚餐食用。

【功效】 滋补肝肾。适用于肝肾阴虚型脂肪肝患者。

◎ 首乌芹菜肉粥

【材料】 制何首乌 30 克，芹菜 150 克，猪瘦肉末 50 克，粟米 100 克，黄酒、精盐、味精各适量。

【制法】 将制何首乌洗净、切片，晒干或烘干，研成细末，备用；芹菜洗净，取其叶柄及茎，细切成粗末状，待用。将粟米淘洗干净，放入砂锅加适量水，大火煮沸，加猪肉末后加入黄酒，改用小火煮 30 分钟，调入芹菜粗末及制何首乌末，拌和均匀，继续用小火煮 20 分钟，粥成时加精盐、味精，拌匀即成。

【用法】 早晚餐食用。

【功效】 滋养肝肾，清热利湿，平肝降脂。适用于肝肾阴虚兼有肝经湿热型脂肪肝患者。

◎ 绿豆银耳粥

【材料】 绿豆 100 克，银耳 30 克，大米 150 克，白糖、山楂糕各适量。

【制法】 将绿豆用清水泡 4 小时；银耳用清水泡 15 小时，择去硬蒂，掰成小瓣；山楂糕切成小丁。将大米淘洗干净，放入锅内，加入适量清水，倒入绿豆、银耳，用大火煮沸后，转小火煮至豆、米开花，粥黏稠即成。

【用法】 每日早、晚分食。食用时，将粥盛入碗内，加入白糖、山楂糕丁。

【功效】 清热消暑，滋阴润肺，益肾护肝。适用于肝肾阴虚型脂肪肝患者。

◎ 黑豆枸杞粟米粥

【材料】 黑大豆 50 克，粟米 100 克，枸杞子 30 克，红糖 20 克。

【制法】 将黑大豆、粟米、枸杞子洗净，同入砂锅，加足量水，浸泡 1 小时，待黑大豆泡透，用大火煮沸，改用小火煮 1 小时，待黑大豆酥烂，加红糖拌匀即成。

【用法】 早晚餐食用。

【功效】 滋补肝肾。适用于肝肾阴虚型脂肪肝患者。

◎ 螺旋藻白果粟米粥

【材料】 螺旋藻粉 10 克，白果仁 10 克，粟米 100 克。

【制法】 将白果仁、粟米淘洗干净，放入砂锅，加适量水，大火煮沸后改用小火煮 30 分钟，待白果、粟米酥烂、粥稠时，调入螺旋藻粉，拌匀即成。

【用法】 早晚餐食用。

【功效】 滋阴养胃，益肾护肝。适用于肝肾阴虚型脂肪肝患者。

◎ 玉米粉粥

【材料】 粳米 100 克，玉米粉 30 克。

【制法】 将粳米洗净，加水煮粥，待粥将成时，加入玉米粉调成糊状，稍煮片刻即可。

【用法】 每日早晚温热服。

【功效】 调中养胃，降脂健身。适用于痰湿内阻型脂肪肝患者。

◎ 薏米粥

【材料】 薏苡仁 50 克，赤小豆 50 克，粳米 50 克，泽泻 15 克，白糖适量。

【制法】 将薏苡仁、赤小豆、粳米洗净。先煎泽泻，去渣留汁，然后入薏苡仁、赤小豆、粳米，加水煮成粥，加入白糖调味即成。

【用法】 每日早晚温热服。

【功效】 健脾利湿，消肿减肥。适用于痰湿内阻型脂肪肝患者。

◎ 泽泻山楂粥

【材料】 泽泻 10 克，山楂 20 克，粟米 100 克，红糖 10 克。

【制法】 将泽泻、山楂分别拣去杂质，洗净后同放入砂锅，加水煎煮 40 分钟，过滤，取汁。将粟米淘洗干净，入砂锅后加水煮至粟米酥烂、粥黏稠时，兑入泽泻山楂煎汁，加入红糖，用小火煮沸即成。

【用法】 佐餐食用，早晚分服。

【功效】 消食导滞，化瘀消脂，利湿祛痰。适用于痰瘀交阻型脂肪肝患者。

◎ 三七山楂粥

【材料】 三七 3 克，山楂（连核）30 克，粟米 100 克。

【制法】 将三七洗净，晒干或烘干，研成极细末。将山楂洗净，切成薄片。将粟米淘洗干净，放入砂锅，加适量水，先用大火煮沸，再加入山楂片，改用小火共煨至粟米酥烂、粥黏稠时调入三七细末，拌和均匀即成。

【用法】 早晚餐食用。

【功效】 活血，滋肾养肝，化痰降脂。适用于气血瘀阻型脂肪肝患者。

◎ 大黄大枣粟米粥

【材料】 大黄 15 克，粟米 100 克，大枣 10 枚。

【制法】 将大黄洗净，切成片，晒干或烘干，研成极细末，备用。大枣洗净后用温水浸泡片刻，待用。将粟米淘洗干净，放入砂锅，加适量水，先用大火煮沸，倒入浸泡的大枣，继续用小火煨煮至粟米酥烂、粥稠时，调入大黄细末，拌匀，煮至沸即成。

【用法】 早晚餐食用。

【功效】 除积祛瘀，活血降脂。适用于气血瘀阻型脂肪肝患者。

◎ 山楂合欢粥

【材料】 合欢花30克，山楂（连核）15克，粟米100克，白糖适量。

【制法】 将山楂、合欢花洗净，一同加水煎煮30分钟，去渣取汁，加入淘净的粟米煮粥，至粟米酥烂、粥黏稠时，加白糖调味即成。

【用法】 早晚餐食用。

【功效】 活血化瘀，解郁安神。适用于气血瘀阻型脂肪肝患者。

◎ 红花粥

【材料】 红花5克，红枣10枚，红糖20克，粟米100克。

【制法】 将红花拣去杂质、洗净，放入纱布袋中，扎紧袋口，备用。将红枣洗净，用温开水浸泡片刻，放入碗中待用。将粟米淘洗干净，放入砂锅，加适量水，大火煮沸后放入红花药袋及红枣，改用小火煮30分钟，取出药袋，继续用小火煮至粟米酥烂、粥黏稠，调入红糖，拌匀即成。

【用法】 早晚餐食用。

【功效】 活血补血，益气健脾，祛瘀降脂。适用于气血瘀阻型脂肪肝患者。

◎ 桃仁山楂贝母粥

【材料】 桃仁9克，山楂9克，浙贝母9克，荷叶12张，大米60克。

【制法】 前4味煎汤，去渣后入大米煮粥。

【用法】 早晚餐食用。

【功效】 活血化瘀，散结降脂，缓中。适用于气血瘀阻型脂肪肝患者。

◎ 桃仁粥

【材料】 桃仁 20 克，粟米 100 克，白糖适量。

【制法】 将桃仁洗净、打碎，加水煎煮 30 分钟，去渣取汁，再加入淘净的粟米煮粥，至粟米酥烂、粥黏稠时，加白糖调味即成。

【用法】 早晚餐食用。

【功效】 行气活血，通络止痛。适用于气血瘀阻型脂肪肝患者。

◎ 银杏叶粥

【材料】 银杏叶（干品）20 克，粟米 100 克。

【制法】 将银杏叶洗净，放入纱布袋，与淘洗干净的粟米一同放入砂锅，加适量清水，大火煮沸后改用小火煮 30 分钟，取出药袋，继续用小火煮至粟米酥烂、粥黏稠时即成。

【用法】 早晚餐食用。

【功效】 化瘀降脂，益肾养心。适用于气血瘀阻型脂肪肝患者。

◎ 薏苡仁黑豆粥

【材料】 黑豆 100 克，薏苡仁 60 克，白糖适量。

【制法】 将黑豆、薏苡仁分别淘洗干净，一并放入砂锅内，加清水适量，先以大火煮沸，再改用小火煮 1 小时左右，以黑豆熟烂为度，白糖调味即成。

【用法】 上、下午分食。

【功效】 补肾强筋，利水消肿。适用于各型脂肪肝及冠心病、高血压患者。

六、药茶调养方

◎ 人参杞子饮

【材料】 人参片 6 克，枸杞子 30 克，茵陈 30 克，大枣 3 枚。

【制法】 将上药置砂锅内加适量清水同煎，煎取药汁 300 毫升。

【用法】 代茶频饮，每日 1 剂，分两次服，连服 3 ~ 6 个月。

【功效】 益气健脾，养肝降脂。适用于脾气虚弱型脂肪肝患者。

◎ 参叶茶

【材料】 人参叶（干品）2 克，绿茶 3 克。

【制法】 将人参叶、绿茶晒干或烘干，共研成细末，一分为二装入棉纸袋中，封口挂线，备用。每次取 1 袋，放入杯中，用沸水冲泡，加盖闷 15 分钟即可饮用，一般每袋可连续冲泡 3 ~ 5 次。

【用法】 代茶频饮，可连续冲泡 3 ~ 5 次，当日饮完。

【功效】 益气健脾，化痰降脂。适用于脾气虚弱型脂肪肝患者。

◎ 参苓术泻饮

【材料】 党参 10 克，茯苓 15 克，白术 15 克，泽泻 15 克。

【制法】 上药加水适量煎煮，连煎两次，取汁去渣，将两次药汁合并。

【用法】 代茶频饮。每日 1 剂，分两次温热服。

【功效】 益气健脾，祛湿降脂。适用于脾气虚弱型脂肪肝患者。

◎ 绞股蓝决明槐花饮

【材料】 绞股蓝 30 克，决明子 30 克，槐花 10 克，蜂蜜适量。

【制法】 将绞股蓝、决明子、槐花分别去杂质，绞股蓝切碎、决明子敲碎，与槐花同入砂锅，加水煎煮 30 分钟，过滤取汁，兑入少许蜂蜜，拌匀即成。

【用法】 上下午分服。

【功效】 益气补脾，清肝降浊，化痰降脂。适用于脾气虚弱型脂肪肝患者。

◎ 黄芪苓楂饮

【材料】 黄芪 30 克，茯苓 15 克，山楂 15 克。

【制法】 将上药置砂锅内加适量清水同煎，煎取药汁 300 毫升。

【用法】 代茶频饮，每日 1 剂，分两次服，连服 3 ~ 6 个月。

【功效】 益气健脾，活血降脂。适用于脾气虚弱型脂肪肝患者。

◎ 黄芪虎杖饮

【材料】 黄芪 30 克，虎杖 15 克。

【制法】 将上药置砂锅内加适量清水同煎，煎取药汁 300 毫升。

【用法】 代茶频饮，每日 1 剂，分两次服，连服 3 ~ 6 个月。

【功效】 益气活血，保肝降脂。适用于脾气虚弱型脂肪肝患者。

◎ 黄芪郁金灵芝饮

【材料】 黄芪 30 克，灵芝 15 克，茯苓 15 克，郁金 10 克，茶叶 6 克。

【制法】 将上述 4 味药用水煎取汁，再用煮沸药汁浸泡茶叶。

【用法】 代茶频饮。

【功效】 益气保肝降脂。适用于脾气虚弱型脂肪肝患者。

◎ 大黄茶

【材料】 制大黄 2 克，蜂蜜 10 克。

【制法】 将制大黄洗净，晒干或烘干，研成极细末，备用。每次取 1 克大黄细末，倒入大杯中，用沸水冲泡，加盖闷 15 分钟，兑入 5 克蜂蜜，拌和均匀即成。

【用法】 代茶频饮，当日喝完。

【功效】 清热泻火，止血活血，祛瘀降脂。适用于肝经湿热型及气血瘀阻型脂肪肝患者。

◎ 马齿苋绿豆饮

【材料】 新鲜马齿苋 250 克，绿豆 150 克，红枣 15 枚。

【制法】 将马齿苋洗净，切成 3 厘米长的小段，备用。绿豆、红枣分别拣杂质，淘洗干净，放入砂锅，加足量水，浸泡 30 分钟后，用大火煮沸，改用小火煮 1 小时，加入马齿苋段，继续用小火煮至绿豆酥烂即成。

【用法】 代茶频饮，早晚分服。

【功效】 清热化湿，补虚通脉，散瘀降脂。适用于肝经湿热型脂肪肝患者。

◎ 决明槐花饮

【材料】 决明子 30 克，槐花 10 克，蜂蜜适量。

【制法】 将决明子、槐花分别去杂质，决明子研碎，与槐花同入砂锅，加水煎煮 30 分钟，过滤取汁，兑入少许蜂蜜，拌匀即成。

【用法】 上下午分服。

【功效】 清肝利湿降脂。适用于肝经湿热型脂肪肝患者。

◎ 垂盆草夏枯草茶

【材料】 夏枯草 30 克，垂盆草 30 克，冰糖适量。

【制法】 将前两味药水煎取汁约 1 碗。另将冰糖熬化，再入药汁，稍煮片刻即成。

【用法】 代茶频饮。每日 1 剂，分两次服。

【功效】 清肝泻火，降脂降压。适用于肝经湿热型脂肪肝、高血压患者。

◎ 泽泻虎杖茶

【材料】 泽泻 10 克，虎杖 10 克，大枣 10 枚，蜂蜜 20 克。

【制法】 将大枣用温水浸泡 30 分钟，去核后连浸泡水同放入大碗中备用。将泽泻、虎杖洗净后入锅，煎煮两次，每次 30 分钟，合并两次滤汁，放入砂锅，加入大枣及其浸泡液，用小火煨煮 15 分钟，煎液至 300 毫升，对入蜂蜜，拌匀即成。

【用法】 代茶频饮，当日饮完。

【功效】 除湿清热，化痰降脂。适用于肝经湿热型、痰湿内阻型脂肪肝患者。

◎ 茵陈苦丁茶

【材料】 茵陈 15 克，苦丁茶 10 克。

【制法】 将茵陈和苦丁茶共研细末，用纱布 2 层分装，每袋 15 克。

【用法】 每次 15 克，沸水冲泡或水煎，代茶饮用，每日 2 次。

【功效】 清肝泻火，理气化痰，祛除痰浊。适用于肝经湿热型脂肪肝患者。

◎ 茵陈蒿茶

【材料】 茵陈 30 克，栀子 10 克。

【制法】 将茵陈、栀子切碎，放入砂锅，加水煎煮 20 分钟，去渣取汁。

【用法】 代茶频饮。

【功效】 清肝利湿，解毒降脂。适用于肝经湿热型脂肪肝患者。

◎ 夏枯草丝瓜络茶

【材料】 夏枯草 30 克，丝瓜络 5 ~ 10 克，冰糖适量。

【制法】 将夏枯草和丝瓜络用水煎取汁约 1 碗；另将冰糖熬化，再入药汁，稍煮片刻即成。

【用法】 代茶频饮。每日 1 剂，分两次服。

【功效】 清热利湿，散瘀通络，散结降脂。适用于肝经湿热型脂肪肝患者。

◎ 荷叶茶

【材料】 荷叶 30 克。

【制法】 将荷叶切碎，放入砂锅，加水煎煮 20 分钟，去渣取汁。

【用法】 代茶频饮。

【功效】 清热解暑，散瘀降脂。适用于肝经湿热型脂肪肝患者。

◎ 绿豆菊花饮

【材料】 绿豆 60 克，白菊花 10 克。

【制法】 将绿豆拣去杂质，淘洗干净备用。将白菊花放入纱布袋，扎口，与淘洗干净的绿豆同入砂锅，加足量水，浸泡片刻后用大火煮沸，改用小火煮 1 小时，待绿豆酥烂，取出菊花纱布袋即成。

【用法】 代茶频饮，早晚 2 次。

【功效】 清热解毒，化湿降脂。适用于肝经湿热型脂肪肝患者。

◎ 菊楂决明饮

【材料】 菊花 3 克，生山楂片 25 克，决明子 25 克。

【制法】 将菊花、生山楂片、决明子放入有盖杯中，用沸水冲泡，加盖闷 15 分钟即可饮服。

【用法】 代茶频饮。每日 1 剂。

【功效】 散风清热，健脾开胃，消食化滞。适用于肝经湿热型脂肪肝伴有食积的患者。

◎ 丁香茉莉茶

【材料】 丁香 2 克，茉莉花 2 克，绿茶 2 克。

【制法】 以上 3 味共研细末，过筛，制成袋泡茶，用沸水浸泡即成。

【用法】 代茶频饮，可连续冲泡 3 次。

【功效】 理气化浊，降低血脂。适用于肝郁气滞型脂肪肝患者。

◎ 玫瑰茉莉花茶

【材料】 玫瑰花 6 克，茉莉花 6 克，绿茶 10 克。

【制法】 将玫瑰花、茉莉花、绿茶放入杯内，用沸水冲泡，加盖闷 15 分钟即可饮用。

【用法】 代茶频饮。每日 1 剂。30 日为 1 个疗程。

【功效】 舒肝解郁，理气活血。适用于肝郁气滞型脂肪肝患者。

◎ 郁金清肝茶

【材料】 郁金(醋制)12克，炙甘草5克，绿茶2～3克，蜂蜜25克。

【制法】 将郁金、炙甘草加水1000毫升，煮沸10分钟，取汁冲泡绿茶，调入蜂蜜即成。

【用法】 代茶频饮。每日1剂。

【功效】 行气化瘀、清心解郁、活血止痛。适用于肝郁气滞型脂肪肝伴有肝区疼痛的患者。

◎ 金橘茶

【材料】 金橘饼1个。

【制法】 金橘饼切薄片。取1个带盖大碗，然后放入橘饼，以沸水冲泡，加盖闷数分钟即成。

【用法】 代茶频饮。

【功效】 理气解郁，消食健脾。适用于肝郁气滞型脂肪肝患者。

◎ 金橘萝卜茶

【材料】 金橘5个，萝卜1/2个，蜂蜜20克。

【制法】 将金橘洗净后去子，捣烂；萝卜洗净，切丝榨汁。将金橘泥、萝卜汁混匀，兑入蜂蜜调匀。

【用法】 食用时用沸水冲开即可，代茶频饮。

【功效】 疏肝理气，和胃降脂。适用于肝郁气滞型脂肪肝患者。

◎ 青皮红花茶

【材料】 青皮10克，红花10克。

【制法】 将青皮、红花分别拣去杂质，洗净，青皮晾干后切成丝，与红花同入砂锅，加水浸泡30分钟，煎煮30分钟，用洁净纱布过滤，去渣，取汁即成。

【用法】 代茶频饮。

【功效】 疏肝解郁，行气活血。适用于肝郁气滞兼血瘀型脂肪肝患者。

◎ 青陈双皮饮

【材料】 青皮 15 克，陈皮 20 克，白糖 10 克。

【制法】 将青皮、陈皮洗净，切成小块，放入容器内，然后用沸水泡上，待入味，加白糖拌匀即成。

【用法】 上、下午分服。

【功效】 疏肝解郁，消暑顺气。适用于肝郁气滞型脂肪肝患者。

◎ 萝卜洋葱饮

【材料】 白萝卜 500 克，洋葱 100 克。

【制法】 将白萝卜、洋葱放入清水中洗净，用温开水冲洗后切成小块，放入榨汁机中，榨汁去渣。

【用法】 代茶频饮，每日 1 剂，30 日为 1 个疗程。

【功效】 理气解郁，消食化脂。适用于肝郁气滞型脂肪肝患者。

◎ 橘皮茶

【材料】 橘皮 10 ～ 12 克，茶叶 3 克，白糖 10 克。

【制法】 取杯放入茶叶，用沸水泡开，然后过滤。另取杯，将橘皮撕成小块放入杯中，用沸水冲泡，然后将杯子盖严，使味入水。橘皮液过滤，加白糖，与茶水混合即成。

【用法】 代茶频饮。每日 1 剂。

【功效】 理气调中，燥湿化痰。适用于肝郁气滞型脂肪肝伴有肝区不适的患者。

◎ 橘味海带茶

【材料】 橘子 1 个，海带 10 克，麻油 3 克。

【制法】 将海带洗净，再划上几刀，放入 10 毫升凉开水。橘子去皮放入榨汁机中搅碎榨汁，然后加入麻油和海带及浸泡的水，再搅匀即成。

【用法】 代茶频饮。

【功效】 理气解郁，化痰降脂。适用于肝郁气滞型脂肪肝患者。

◎ 二子降脂茶

【材料】 枸杞子 30 克，女贞子 30 克。

【制法】 将枸杞子、女贞子洗净，晒干或烘干，装入纱布袋，扎口后放入大杯中用沸水冲泡，加盖闷 15 分钟即可饮用。

【用法】 代茶频饮，可连续冲泡 3 ～ 5 次，当日饮完。

【功效】 滋补肝肾，散瘀降脂。适用于肝肾阴虚型脂肪肝患者。

◎ 二叶茶

【材料】 花生叶 10 克，银杏叶 10 克。

【制法】 将花生叶、银杏叶除去杂质，晒干或烘干，共研成粗末，一分为四，分装在棉纸袋中，封口挂线，备用。每次取 1 袋放入杯中，用沸水冲泡，加盖闷 15 分钟即可饮用。

【用法】 代茶频饮，每袋可连续冲泡 3 ～ 5 次，当日饮完。

【功效】 益肾滋阴，解毒降脂。适用于肝肾阴虚型脂肪肝患者。

◎ 人参枸杞茶

【材料】 生晒参 3 克，枸杞子 30 克。

【制法】 将生晒参晒干或烘干，研成极细末，备用。将生晒参末和枸杞子放入杯中，用沸水冲泡，加盖闷 15 分钟即可饮用。

【用法】 代茶频饮，可连续冲泡 3 ～ 5 次，当日饮完。

【功效】 降脂降压。适用于肝肾阴虚型脂肪肝患者。

◎ 女贞蒲黄沙苑子饮

【材料】 女贞子 15 克，蒲黄 15 克，沙苑子 15 克。

【制法】 将女贞子、蒲黄、沙苑子同放入砂锅，加水煎两次，每次30 分钟，合并两次煎汁。

【用法】 早、晚分服。

【功效】 补益肝肾，清化湿热，活血降脂。适用于肝肾阴虚兼湿热型脂肪肝患者。

◎ 双子首乌茶

【材料】 菟丝子 15 克，女贞子 12 克，生何首乌 12 克，泽泻 15 克，生地黄 12 克，黑芝麻 12 克，淫羊藿 10 克。

【制法】 将上药研为细末，用两层纱布袋装好，每袋 10 克。

【用法】 每次 1 袋，沸水冲泡，代茶饮。每日 3 次。

【功效】 益肾降浊。适用于肝肾阴虚型脂肪肝患者。

◎ 虫草银杏叶茶

【材料】 冬虫夏草粉 3 克，银杏叶 15 克。

【制法】 将银杏叶洗净，晒干或烘干，研成粗粉，与虫草粉充分混合均匀，一分为二，装入棉纸袋中，封口挂线，备用。每次取 1 袋放入杯中，用沸水冲泡，加盖闷 15 分钟即成。

【用法】 频频饮服，一般每袋可连续冲泡 3 ～ 5 次。

【功效】 益肾滋阴，化痰定喘，降脂养心。适用于肝肾阴虚型脂肪肝患者。

◎ 何首乌饮

【材料】 制何首乌 6 克。

【制法】 将制何首乌切薄片，放入杯中，冲入沸水冲泡 15 分钟即成。

【用法】 代茶频饮，以味淡为度，连用 3 个月为 1 个疗程。

【功效】 滋补肝肾，降脂化浊，软化血管。适用于肝肾阴虚型脂肪肝患者。

◎ 麦麸玉竹茶

【材料】 麦麸 50 克，玉竹 10 克。

【制法】 将玉竹去杂，洗净后切片，晒干或烘干，研为细末，与麦麸充分混匀，一分为二，放入棉纸袋中，挂线封口，备用。

【用法】 代茶饮，每次取 1 袋，用沸水冲泡后频频饮用，每袋可连续冲泡 3 ~ 5 次。

【功效】 补虚健脾，生津止渴，降糖降脂。适用于肝肾阴虚型脂肪肝患者，对伴有糖尿病、高脂血症、高血压患者尤为适宜。

◎ 绞股蓝枸杞槐花饮

【材料】 绞股蓝 10 克，枸杞子 10 克，槐花 10 克。

【制法】 将绞股蓝、枸杞子、槐花洗净，同放入砂锅，加水煎两次，每次 30 分钟，合并两次煎汁，拌匀即成。

【用法】 上、下午分服。

【功效】 补益肝肾，降低血脂。适用于肝肾阴虚型脂肪肝患者。

◎ 黄精首乌杞子饮

【材料】 黄精 30 克，何首乌 30 克，枸杞子 15 克。

【制法】 将黄精、何首乌、枸杞子同放入砂锅，加水煎两次，每次 30 分钟，合并两次煎汁。

【用法】 早、晚分服。

【功效】 补益肝肾。适用于肝肾阴虚型脂肪肝患者。

◎ 陈皮决明子茶

【材料】 陈皮 10 克，决明子 20 克。

【制法】 将陈皮拣去杂质，洗净后晾干或烘干，切碎，备用。将决明子洗净，敲碎，与切碎的陈皮同放入砂锅，加水浓煎两次，一次 20 分钟，过滤，合并两次滤汁，再用小火煮至 300 毫升即成。

【用法】 代茶频饮。

【功效】 燥湿化痰，清肝降脂。适用于痰湿内阻型脂肪肝患者。

◎ 陈葫芦茶

【材料】 陈葫芦 15 克，绿茶 3 克。

【制法】 将陈葫芦制成粗末，与绿茶一同入杯内，用沸水冲泡即成。

【用法】 代茶频饮，宜常服。

【功效】 祛湿泄浊，化痰降脂。适用于痰湿内阻型脂肪肝患者。

◎ 泽泻乌龙茶

【材料】 泽泻 15 克，乌龙茶 3 克。

【制法】 将泽泻加水煮沸 20 分钟，取药汁冲泡乌龙茶即成。

【用法】 代茶频饮，每日 1 剂，一般可冲泡 3 ~ 5 次。

【功效】 利湿消脂减肥。适用于痰湿内阻型脂肪肝患者。

◎ 金橘萝卜饮

【材料】 金橘 5 个，萝卜 1/2 个，蜂蜜 20 克。

【制法】 将金橘洗净后去子捣烂；萝卜洗净，切丝，榨汁。将金橘泥、萝卜汁混匀，兑入蜂蜜调匀，以沸水冲开即成。

【用法】 经常饮用。

【功效】 顺气和胃，降脂护肝。适用于气滞痰湿内阻型脂肪肝患者。

◎ 茯苓茶

【材料】 茯苓 5 克，陈皮 3 克，花茶 2 克。

【制法】 将茯苓、陈皮制成粗末，与花茶一同入杯内，用沸水冲泡即成。

【用法】 代茶频饮，宜常服。

【功效】 利湿祛痰，顺气消脂。适用于痰湿内阻型脂肪肝患者。

◎ 荷叶茶

【材料】 荷叶 1 张，乌龙茶 3 克。

【制法】 将荷叶洗净，切成丝，与茶叶一同入杯内，用沸水冲泡 15 分钟即成。

【用法】 代茶频饮，宜常服。

【功效】 祛湿解暑，化痰降脂。适用于痰湿内阻型脂肪肝患者。

◎ 荷叶橘皮饮

【材料】 鲜荷叶 20 克，橘皮 15 克。

【制法】 将鲜荷叶、橘皮分别拣去杂质，洗净，鲜荷叶撕碎后与橘皮入砂锅，加适量水，大火煮沸，改用小火煨煮 20 分钟。

【用法】 上下午分服。

【功效】 行气化痰，利湿降脂。适用于痰湿内阻型脂肪肝患者。

◎ 螺旋藻橘皮饮

【材料】 螺旋藻 5 克，鲜橘皮 10 克。

【制法】 将螺旋藻拣去杂质，晒干，备用。将鲜橘皮外皮用清水反复洗净，切成细丝，与螺旋藻同入杯中，用沸水冲泡，加盖闷 15 分钟，一般可连续冲泡 3 ~ 5 次。

【用法】 代茶频饮。

【功效】 降低血脂，健脾燥湿。适用于痰湿内阻型脂肪肝患者。

◎ 丹参黄精蜜饮

【材料】 丹参 15 克，黄精 15 克，蜂蜜 15 克，陈皮 5 克。

【制法】 将陈皮拣杂、洗净，切碎，备用。将丹参、黄精去杂洗净，分别切成片，放入砂锅，加适量水，先用大火煮沸，调入陈皮碎末，改用小火煨煮 30 分钟，用洁净纱布过滤，去渣留汁，倒回锅中，用小火煮沸即成，趁温热调入蜂蜜，拌匀即成。

【用法】 代茶频饮。

【功效】 滋阴补虚，益气健脾，化瘀降脂。适用于痰瘀交阻型脂肪肝患者。

◎ 决明降脂茶

【材料】 生决明子 15 克，薏苡仁 15 克，玉米须 15 克，荷叶 12 克，泽泻 10 克，茯苓 10 克，丹参 10 克，菊花 6 克。

【制法】 将上药共置砂锅内，加适量清水，用中火煎煮，取汁 400

毫升。

　　【用法】　代茶频饮，每日 1 剂，分两次饮服，连服 1 ～ 12 个月。

　　【功效】　祛湿降脂，活血化痰。适用于痰瘀交阻型脂肪肝患者。

◎ 当归郁金楂橘饮

　　【材料】　当归 10 克，郁金 10 克，山楂 25 克，橘饼 25 克。

　　【制法】　将上述 4 味同加水煎煮取汁。

　　【用法】　分 2 ～ 3 次饮服。

　　【功效】　活血化瘀，行气化痰，保肝降脂。适用于痰瘀交阻型脂肪肝患者。

◎ 绞股蓝山楂茶

　　【材料】　绞股蓝 15 克，生山楂 30 克。

　　【制法】　将绞股蓝、生山楂分别洗净，切碎后同入砂锅，加水煎煮 30 分钟，过滤取汁即成。

　　【用法】　代茶频饮，可连续冲泡 3 ～ 5 次，当日饮完。

　　【功效】　化痰导滞，活血降脂。适用于痰瘀交阻型脂肪肝患者。

◎ 香菇蒲黄茶

　　【材料】　香菇 30 克，蒲黄粉 10 克，绿茶 15 克。

　　【制法】　将香菇洗净后与绿茶同放入砂锅，加适量水浸泡 30 分钟，视浸泡程度或再加适量清水大火煮沸，改用小火煮 15 分钟，调入蒲黄粉，拌匀，取出香菇（另用），用洁净纱布过滤，去渣，取汁即成。

　　【用法】　代茶频饮。

　　【功效】　益气补虚，散瘀降脂。适用于痰瘀交阻型脂肪肝患者。

◎ 海带山楂茶

　　【材料】　海带 500 克，山楂 500 克。

　　【功效】　将海带放入米泔水中，浸泡 6 ～ 8 小时，捞出，洗去白色斑块及沙质，切成丝，晒干或烘干，研成细粉备用。将山楂拣去杂，洗净，切碎，除去山楂内核，连皮晒干或烘干，研成细末，与海带细粉充分混合均匀，按每份 15 克装入棉纸袋中，封口挂线，装入大口瓶中，加盖，储存（防潮）待用。

【用法】 每次取 1 袋，放入杯中，冲入沸水，加盖闷 15 分钟即成。代茶饮，一般每袋可连续冲泡 3 ~ 5 次，每日可用 2 ~ 3 袋。

【功效】 化痰泄浊，行气散瘀，降脂降压。适用于痰瘀交阻型脂肪肝患者。

◎ 海带蒲黄红枣饮

【材料】 海带 30 克，蒲黄 15 克，红枣 15 枚。

【制法】 将海带放入水中浸泡 6 ~ 8 小时，取出，洗净，切成小片状备用。将红枣洗净，放入砂锅，加适量水，煎煮 30 分钟，加海带、蒲黄，拌和均匀，改用小火煮 10 分钟即成。

【用法】 代茶频饮。

【功效】 化痰降脂，活血化瘀。适用于痰瘀交阻型脂肪肝患者。

◎ 荷叶山楂茶

【材料】 干荷叶 60 克，山楂 30 克，薏苡仁 10 克，陈皮 5 克。

【制法】 将洗净的干荷叶、山楂、薏苡仁、陈皮研成碎末，再放入杯中，用沸水冲泡，加盖闷 20 分钟后即成。

【用法】 代茶频饮，可连续冲泡 3 ~ 5 次，当日饮完。

【功效】 活血化痰，理气行水，降脂化浊。适用于痰瘀交阻型脂肪肝患者。

◎ 荷叶山楂蒲黄饮

【材料】 鲜荷叶 20 克，山楂 15 克，蒲黄粉 10 克。

【制法】 将鲜荷叶、山楂分别洗净，荷叶撕碎，山楂切片，同入砂锅，加适量水，大火煮沸，改用小火煮 15 分钟，调入蒲黄粉，拌和均匀，继续用小火煮至沸即成。

【用法】 代茶频饮。

【功效】 清热利湿，散瘀降脂。适用于痰瘀交阻型脂肪肝患者。

◎ 荷叶橘蒲饮

【材料】 鲜荷叶 20 克，橘皮 15 克，蒲黄 10 克。

【制法】 将鲜荷叶、橘皮分别拣去杂质，洗净，鲜荷叶撕碎后与橘皮入砂锅，加适量水，大火煮沸，改用小火煨煮 15 分钟，调入蒲黄粉，拌和均匀，继续用小火煮至沸即成。

【用法】 上下午分服。

【功效】 化痰利湿，散瘀降脂。适用于痰瘀交阻型脂肪肝患者。

◎ 番泻叶泽泻茶

【材料】 番泻叶 3 克，泽泻 3 克，山楂 3 克，决明子 3 克。

【制法】 将以上 4 味药洗净，煎汤。

【用法】 代茶频饮，每日 1 剂。

【功效】 降脂散瘀。适用于痰瘀交阻型脂肪肝患者。

◎ 槐角首乌乌龙茶

【材料】 乌龙茶 3 克，槐角 18 克，冬瓜皮 18 克，何首乌 30 克，山楂肉 15 克。

【制法】 将槐角、何首乌、冬瓜皮、山楂肉等放入锅中，加清水煎汤，冲泡乌龙茶。

【用法】 代茶频饮。

【功效】 降脂，化痰，散瘀。适用于痰瘀交阻型脂肪肝患者。

◎ 三七茶

【材料】 三七 3 克，绿茶 3 克。

【制法】 将三七洗净，晒干或烘干，切成饮片或研末，与绿茶同放入杯中，用沸水冲泡，加盖闷 15 分钟即成。

【用法】 代茶频饮，可连续冲泡 3 ~ 5 次，当日饮完。当茶饮至最后，三七饮片还可放入口中嚼服。

【功效】 活血化瘀，抗脂肪肝。适用于气血瘀阻型脂肪肝患者。

◎ 山楂玫瑰茶

【材料】 山楂 10 克，玫瑰花 6 克，绿茶 3 克。

【制法】 将山楂拍碎，同玫瑰花、绿茶一并放入紫砂杯中，以沸水冲泡 15 分钟即成。

【用法】 代茶频饮。

【功效】 行气化瘀，消脂降压。适用于气血瘀阻型脂肪肝患者。

◎ 山楂决明姜茶

【材料】 生山楂片 15 克，决明子 15 克，姜黄末 10 克，菊花 3 克。

【制法】 将以上 4 味放入茶杯中，用沸水浸泡，闷 30 分钟。

【用法】 代茶频饮。

【功效】 散瘀降脂，宽胸理气，降压。适用于气血瘀阻型脂肪肝患者。

◎ 山楂茶

【材料】 鲜山楂 30 克，普洱茶 5 克。

【制法】 将山楂拣去杂质，洗净，切成片，并将其核敲碎，与普洱茶同放入杯中，用沸水冲泡，加盖闷 15 分钟即成。

【用法】 代茶频饮，一般可冲泡 3 ~ 5 次。

【功效】 消食健胃，行气散瘀，解毒降脂。适用于气血瘀阻型脂肪肝患者。

◎ 山楂莲子茶

【材料】 莲子 100 克，山楂 50 克，白糖适量。

【制法】 莲子泡发；山楂洗净，切片。莲子、山楂入锅内，加入适量清水，大火煮沸，改小火煮 50 分钟，加入白糖搅匀。

【用法】 代茶频饮。

【功效】 消食降脂，活血散瘀，平肝潜阳。适用于气血瘀阻型脂肪肝及高血压患者。

◎ 山楂黄芪荷叶茶

【材料】 焦山楂 15 克，生黄芪 15 克，荷叶 8 克，生大黄 5 克，姜 2 片，甘草 3 克。

【制法】 将以上 6 味洗净后放入锅中，连煎两次，取汁去渣，将两次药汁合并。

【用法】 代茶频饮。

【功效】 益气活血，消脂散瘀，通腑除积。适用于气虚血瘀型脂肪肝患者。

◎ 丹参山楂杞子茶

【材料】 丹参 15 克，山楂片 15 克，枸杞子 5 克。

【制法】 将丹参切片，与山楂片及枸杞子共放大茶杯内，沸水浸泡 30 分钟即成。

【用法】 代茶频饮，可连续冲泡 3 次。

【功效】 消脂祛瘀，养血扶正。适用于气血瘀阻型脂肪肝患者。

◎ 丹参茶

【材料】 丹参 15 克。

【制法】 将丹参放入杯内，用沸水冲泡，加盖闷 15 分钟即可饮用。

【用法】 代茶频饮。每日 2 剂。

【功效】 行气活血，软坚散结。适用于气血瘀阻型脂肪肝患者。

◎ 红花陈皮茶

【材料】 红花（干品）3 克，鲜山楂 30 克，陈皮 10 克。

【制法】　将红花洗净后晒干或烘干备用；将山楂除去果柄，洗净，切成片；将陈皮洗净，切碎。将山楂片、红花、陈皮一同放入大杯中，用沸水冲泡，加盖闷 15 分钟即可。

【用法】　代茶频饮，可连续冲泡 3 ～ 5 次，当日饮完。

【功效】　消食导滞，祛瘀降脂。适用于气血瘀阻型脂肪肝患者。

◎ 虎杖茶

【材料】　虎杖粗末 5 克，蜂蜜 10 克。

【制法】　将虎杖洗净，晒干或烘干，研成极细末，备用。每次取 5 克倒入大杯中，用沸水冲泡，加盖闷 15 分钟，兑入 10 克蜂蜜，拌和均匀，即可饮用。

【用法】　代茶频饮，可连续冲泡 3 ～ 5 次，当日饮完。

【功效】　祛瘀降脂。适用于气血瘀阻型脂肪肝患者。

◎ 姜黄陈皮茶

【材料】　姜黄 10 克，陈皮 10 克，绿茶 5 克。

【制法】　将姜黄、陈皮洗净，晒干或烘干，姜黄切成饮片，陈皮切碎，与绿茶共研为粗末，一分为二，装入棉纸袋中，封口挂线，备用。每次取 1 袋，放入杯中，用沸水冲泡，加盖闷 15 分钟即可。

【用法】　代茶频饮，一般每袋可连续泡 3 ～ 5 次。

【功效】　活血行气，散瘀降脂。适用于气血瘀阻型脂肪肝患者。

◎ 绞股蓝银杏叶茶

【材料】　绞股蓝 10 克，银杏叶 12 克。

【制法】　将绞股蓝、银杏叶分别洗净，晒干或烘干，共研为细末，一分为二，装入棉纸袋中，封口挂线，备用。

【用法】　每次 1 袋，每日 2 次，冲泡代茶饮用，每袋可冲泡 3 ～ 5 次。

【功效】　益气健脾，降脂活血。适用于气虚血瘀型脂肪肝患者。

◎ 银杏叶红花茶

【材料】 银杏叶 12 克，红花 3 克。

【制法】 将银杏叶、红花洗净后切碎，晒干或烘干备用。将银杏叶、红花一同放入大杯中，用沸水冲泡，加盖闷 15 分钟即可。

【用法】 代茶频饮，可连续冲泡 3 ~ 5 次，当日饮完。

【功效】 活血祛瘀，降脂通脉。适用于气血瘀阻型脂肪肝患者。

◎ 荷叶山楂乌龙茶

【材料】 六安茶 3 克，荷叶 3 克，山楂 3 克，乌龙茶 3 克。

【制法】 将以上 4 味药共研粗粉，开水冲沏。

【用法】 代茶频饮。

【功效】 清热散瘀，降脂降压。适用于各型脂肪肝患者。

◎ 蚕豆壳茶

【材料】 蚕豆壳 15 克，红茶 3 克。

【制法】 将蚕豆壳、红茶放入茶杯中，用沸水冲泡即成。

【用法】 代茶频饮。

【功效】 清热利湿，减肥祛脂。适用于各型脂肪肝、高脂血症患者。

◎ 山药决明荷叶茶

【材料】 山药 60 克，决明子 15 克，荷叶 30 克（鲜荷叶半张）。

【制法】 将山药洗净，轻轻刮去外皮，切成条状，再切成小丁块，捣烂成泥糊状，备用。将荷叶洗净，切碎，放入纱布袋中，扎口，与决明子同入砂锅，加水，用中火煎煮 15 分钟，调入山药糊（或山药丁），继续以小火煮 10 分钟，取出药袋，收取滤汁即成。

【用法】 每日早、晚分饮。

【功效】 补益肝肾，滋润血脉，降压降脂。适用于各型脂肪肝患者，对伴有高血压、高脂血症者尤为适宜。

脂肪肝患者运动调养的重要性
运动对脂肪肝调养的作用
脂肪肝患者运动调养须知
脂肪肝患者安全有效的运动方法

肝脏
胆囊
胃

第一节　脂肪肝患者运动调养的重要性

流行病学研究资料表明，人若长期缺乏一定量的运动，又不注意饮食营养，将使组织器官功能下降30%，极易引发各种疾病，如肥胖、脂肪肝等。运动是结合不同疾病特点，选择不同体育锻炼手段或通过增加运动量来进行疾病调养的方法，是脂肪肝患者综合调养的重要组成部分。

预防脂肪肝要提倡运动，运动可以消耗掉体内多余的脂肪，甚至已经患了脂肪肝的人，随着饮食控制、坚持体育锻炼，如适当进行一些慢步跑、快步走、骑自行车、上下楼梯、游泳等运动后，能消耗体内热能，控制体重增长。而体重减轻之后，肝脏中的脂肪也会随之消退，肝功能恢复正常，而无须药物治疗。若每日跑步，每小时至少6千米才能达到减肥效果。仰卧起坐或健身器械锻炼都是很有益的。根据不同的原发病可适量进行锻炼，加速脂肪的代谢。对肥胖、糖尿病、高脂血症引起的脂肪肝患者在医生指导下完成适量的运动，即心率达到一定标准（20～30岁，130次/分钟；40～50岁，120次/分钟；60～70岁，110次/分钟），每次持续10～30分钟，每周3次以上。

目前，我国半数肥胖者不同程度地存在着肝脏脂肪变性，且低龄化趋势日益显现。专家分析，这是由不良生活方式引起的现代疾病。嗜酒，高脂肪、高蛋白、高热量饮食，临睡前加餐等均是发病因素。加之平时又缺少锻炼，使体内营养过剩，最后导致脂肪肝。令人担忧的是，有相当一部分脂肪肝患者不是忽视治疗，就是过分依赖于药物。专家提醒，少吃多动、注意锻炼才是防治脂肪肝的良药。

第二节　运动对脂肪肝调养的作用

运动是目前脂肪肝调养的重要组成部分。脂肪肝患者通过合理运动，可降低超标的体重，防止肥胖，消除过多脂肪对肝脏的危害，又能促进气体交换，加快血液循环，保障肝脏能得到更多的氧气与氧疗。目前认为，有计划的、长时期的合理运动，对脂肪肝的调养有如下作用：

◎ 加速脂肪分解和减少脂肪堆积

有效的运动可增加体内脂蛋白酶的活性，从而可加速脂肪的分解，促进脂肪、胆固醇、游离脂肪酸的利用，以补偿葡萄糖供能的不足。这样一来，一方面使过剩的脂肪组织被消耗掉，起到减肥的作用；另一方面又使血脂减少，起到降血脂的作用。所谓有效的运动，主要是指较长时间、小强度的持续运动。此时，肌肉可以有选择性地将脂肪作为能量的主要来源，从而促进脂肪分解，致使脂肪蓄积减少，尤其是腹腔内、肝脏内的脂肪消退更为明显，这对脂肪肝调养极为有利。而短时间的剧烈运动，主要由糖类燃烧来提供能量，对脂肪肝调养不利。

◎ 改善糖代谢并增加周围组织对胰岛素的敏感性

运动可以使运动的肌肉等靶器官对胰岛素的敏感性增加，并加速肝糖原、肌糖原的分解及末梢组织对糖的利用，从而使血糖下降，防止多余的血糖转变为脂肪而贮存；运动可改善胰岛素抵抗，从而降低血糖并减少糖尿病患者对胰岛素的需要量。

◎ 运动可增加机体的抵抗力

运动可使人体心率、呼吸加快，锻炼心肌、呼吸肌的功能，从而提高身体的适应性和抗病能力，在减肥及运动调养脂肪肝的同时增强体质，增强自信心。

◎ **调节神经与内分泌功能**

正常人之所以能保持相对恒定的体重，主要是在神经系统和内分泌系统的调节下，合成与分解代谢相对平衡的结果。肥胖使脂肪肝患者的这种调节功能发生障碍，代谢发生了紊乱，合成代谢大于分解代谢，所摄入的多余能量，就以脂肪的形式储存起来。加强运动，可以改善神经与内分泌系统，恢复它对新陈代谢的正常调节，促进脂肪代谢，减少脂肪沉积。

◎ **运动的健神功能**

运动可以使五脏强健，气血旺盛，从而精神振奋，提高工作效率。另外运动可以使人进入一个良好的心理环境，从而使情绪稳定，心理平衡。运动还可以消除大脑疲劳，使紧张的情绪得到松弛，从而使大脑思维更加敏捷，对于脑力劳动者来说，运动锻炼更为重要。

第三节　脂肪肝患者运动调养须知

一、运动调养的适宜人群

虽然运动对营养过剩性脂肪肝患者可产生良好效果，但并非所有脂肪肝患者都适宜参加体育运动。因恶性营养不良、蛋白质－热能营养不足、胃肠外营养、甲状腺功能亢进和肺结核等慢性消耗性疾病，以及药物和毒物所致脂肪肝的患者，过多运动会成为代谢的干扰因素，不利于疾病的康复。妊娠急性脂肪肝等急性脂肪肝患者则应绝对卧床休息。

◎ 适合运动人群

一般来讲，无严重合并症的脂肪肝患者，均可参与运动锻炼，但需要在医生指导下进行合理强度的运动。而运动最有效病例，是伴有胰岛素抵抗和体重超重的脂肪肝患者，如伴有肥胖症、2 型糖尿病、高血压病、高脂血症等脂肪肝患者。在肥胖症、2 型糖尿病、高脂血症等所致的营养过剩性脂肪肝以及伴随有体重增加的肝炎后脂肪肝的调养方法中，体育锻炼的重要性仅次于饮食控制。酒精性脂肪肝患者亦可通过行为修正和运动促进戒酒和病情康复。

◎ 需谨慎运动人群

脂肪肝患者，合并下列疾病时，应尽量减少运动，并在医疗监护下进行运动。这些疾病有：①频发室性早搏；②心房纤维性颤动；③有明显的心脏扩大或肥大但尚未有心力衰竭者；④糖尿病血糖控制不佳时；⑤甲亢；⑥肝肾功能损害；⑦应用洋地黄或 β - 受体阻滞剂等药物；⑧严重肥胖或继发性肥胖等。肥胖度在 70% 以上的肥胖者可以先给以药物减肥治疗，待体重减轻至肥胖度 50% 以下时再开始运动。这类患者运动需谨慎小心，病情严重时决不能运动，病情好转时方可适度运动。

◎ 不适合运动人群

脂肪肝患者，合并下列疾病时，应禁止运动。这些伴发疾病有：①心肌梗死急性期；②不稳定性心绞痛；③充血性心力衰竭；④严重心律失常；⑤重度高血压；⑥严重糖尿病；⑦呼吸衰竭；⑧严重肾功能不全；⑨严重脑血管疾病；⑩肝功能明显损害或已发展到肝硬化失代偿期及合并严重感染等。对于这类患者不能冒风险去参加运动。

二、运动调养的个体化要求

一般认为，运动处方应包括运动项目、运动量、运动时间和运动频度。脂肪肝患者的运动处方，除应采用低强度、长时间的有氧运动外，还应掌握能达到去脂减肥目的及有实施的可行性两个原则。其运动处方的个体化要求如下：

◎ **选择合适的运动项目**

运动在调养脂肪肝的过程中应该因人而异，量力而行，循序渐进，持之以恒。因为任何运动项目都有其利弊，而且利弊是相对的。对于他是长处，对于你可能是短处。一项好的运动项目最好是：强度易制定，有利于全身肌肉运动，不受条件、时间、地点限制，符合自己爱好，可操作性强，便于长期坚持，能达到目的。运动需要长期坚持才能达到调养目的，所以一定要根据自己的病情及爱好选择运动方式，只有这样才能持久地坚持运动。

脂肪肝患者，可根据自己的爱好、原有的运动基础、身体素质、肥胖程度、不同年龄等，选择不同类型的有氧运动项目，如步行、慢跑、上下楼梯、爬坡、踢毽子、跳绳、跳舞、做广播操、打乒乓球、打羽毛球、骑自行车、游泳等。

对于由于酗酒、营养不良等引起的脂肪肝患者，或患有肝癌、肝硬化等肝脏疾病患者，身体较为虚弱，此类患者不宜选择运动强度过大的运动，可选择散步、广播体操等运动方式，而且运动的强度要小、运动的时间要短，以保证患者充分休息。

由过度肥胖、高脂血症、糖尿病引起的脂肪肝患者比较适合运动调养，尤其是对于过度肥胖型脂肪肝患者来讲，运动更为有效。脂肪肝患者可以通过适当的运动，促进体内脂肪的燃烧，降低血脂含量及血糖浓度，有效调节内分泌，最终达到减少肝脏内堆积的脂肪的效果，有利于脂肪肝的转归。这类脂肪肝患者可以适当选择一些运动强度较大的运动，例如跳绳、爬楼梯等，每次运动的时间可以延长一些。

脂肪肝患者不宜进行剧烈的运动，特别是腹部运动，如仰卧起坐等，以避免因腹压变动较大而牵扯肝脏包膜，引起肝区不适。

◎ **掌握合适的运动量**

减肥降脂运动能否取得满意的效果，往往取决于运动持续时间和运动量大小是否掌握得当。运动量过小，不能消耗多余的热能，减肥的效果就不理想；运动量过大，超过身体的承受能力，又会造成过度疲劳和运动性损伤以及血压升高等不良反应，影响健康。

合乎目标的运动强度要比日常活动稍强，以最大吸氧量60%的强度运动时，减肥降脂效果最为显著。低于最大吸氧量40%的运动，则起不到减肥的作用。由于最大吸氧量与最高心率密切相关，因此，强度目标常用心率或脉搏来衡量。脂肪肝患者运动时心率或脉搏至少应维持在每分钟100次以上，心率和脉搏跳动次数最多不超过每分钟200与年龄之差的程度为目标。运动时心率最好达到每分钟（170-年龄）次。

由于心率并不总与运动强度相关，并且，有些患者正确测定心率困难，对于脂肪肝患者来说往往不以心率作为衡量运动强度的标准，而是根据运动后劳累程度选择适当的运动量。脂肪肝患者应以运动时脉搏加快，持续30分钟以上，运动后疲劳感于10～20分钟内消失的运动量为宜。也有人认为，运动量大小以达到呼吸加快，微微出汗后再坚持锻炼一段时间为宜。

锻炼后如果有轻度疲劳感，但是精神状态良好、体力充沛、睡眠好、食欲佳，说明运动量是合适的。若是锻炼后感到十分疲乏，四肢酸软沉重，头晕，周身乏力，不思饮食，失眠，第二日早晨还很疲劳，以及对运动有厌倦的感觉，说明运动量过大，需要及时调整。锻炼过程中如果出现呼吸困难、面色苍白、恶心、呕吐等情况，应立即停止运动，必要时还应采取相应的处理措施。

无论选择轻度运动量还是中度运动量的锻炼，都应遵循三部曲：①运动前热身，即5～10分钟准备活动。②运动过程，前5～10分钟做轻度运动，然后根据实际情况逐渐加大强度。③运动后恢复，在运动将结束前，再做10分钟左右的恢复运动，特别是较强运动量之后不要马上停下来。

◎ 掌握合适的运动时间

合适的运动时间，应包括运动持续时间和运动实施时间。一般认为，脂肪肝患者的运动应是较长时间的有氧运动，运动时间越长，脂肪氧化供能的比例越大，则去脂减肥的效果越好。作为有氧运动，至少应持续20分钟以上，因为只有运动20分钟后，人体才开始由脂肪来供能；而重复有氧运动如散步、慢跑等，最长运动持续时间宜限制在60分钟以内。所以，合适的运动持续时间为20～60分钟。研究观察表明，同样的运动项目和运动强度，下午或晚上运动锻炼，要比上午锻炼多消耗20%的能量。所以，运动锻炼实施的时间，以选择在下午或晚上为好。另外，从抑制饭后血糖升高角度来考虑，饭后60～120分钟内运动最有效；一般认为，散步的最佳时间为晚饭后45分钟以内，此时能量消耗最大、减肥效果最好。

◎ 掌握合适的运动频度

运动频度通常是指每周运动的次数。运动的效果是在每次运动对人体产生的良性作用的逐渐积累中显示出来的，是一个由量变到质变的过程，所以要求经常锻炼。脂肪肝的运动锻炼中，运动频度取决于运动强度和每次运动持续的时间。根据需要和功能状态可每周进行3～7次。每日运动可产生较好的效果。

三、运动调养的注意事项

脂肪肝患者在运动锻炼时，必须遵守循序渐进、持之以恒、注意安全等原则，并做到全身运动与局部运动相结合，这样才能达到减肥的效果。

◎ 运动前注意事项

（1）运动前要做体检　脂肪肝患者在运动锻炼前，应去医院检查，看是否有脂肪肝合并其他并发症，特别要注意的是心血管系统的并发症。脂肪肝患者的体质、发病程度、并发症不同，所选择的运动项目和运动强度应不同。应遵照医嘱来确定运动量，最好有一张医疗卡，标明自己的姓名、住址、联系电话、联系人、患病情况等，将之佩戴在身上，发生意外时可及时被发现和处理。

（2）**选择合适的运动鞋** 运动鞋除透气性好外，还应有一定的伸展空间，避免脚与鞋帮摩擦引起脚部皮肤损伤。鞋底要有一定厚度，有较高的弹性，以减少运动对下肢关节的撞击力。

（3）**运动前宜做准备活动** 有些肝脏病患者在进行运动时没有做准备活动的习惯，认为准备活动没有什么意义，这种做法是不可取的。在运动前做准备活动，就等于给了身体一个缓冲阶段，更有利于身体适应后来的运动，如果运动前没有做准备活动或者准备活动过少，则身体很容易疲劳，肌肉也比较容易拉伤，易造成肌肉酸疼等。

（4）**避免低血糖的发生** 为了避免低血糖的发生，最好在餐后1～3小时以后运动；糖尿病患者运动前适当调整胰岛素或降糖药用量。伴有糖尿病的患者，一般不建议在早晨空腹时或餐后立即开始运动。空腹运动易诱发低血糖，1型糖尿病患者早晨空腹胰岛素水平较低，运动时常不伴葡萄糖利用的增加，相反肝糖原输出显著增加，血糖升高，可使病情加重，甚至诱发酮症或酮症酸中毒。

此外，在胰岛素作用最强的时刻，例如上午11点不宜进行体育锻炼。如果参加体育锻炼，必须掌握临时加餐的方法，另外在注射胰岛素后、吃饭以前也要避免体育活动。

◎ **运动中注意事项**

运动过程中切忌随意加大运动量。锻炼过程中如果出现呼吸困难、面色苍白、恶心、呕吐等情况，应立即停止运动，必要时还应采取相应的处理。

◎ **运动后注意事项**

脂肪肝患者运动结束后应注意以下几点。

（1）每次运动后应做好放松活动，以加速代谢产物的清除，加快体力恢复。

（2）进行运动后自我监测，每次运动后，患者应注意自我感觉，根据情况对运动方案进行相应调整。运动量适宜的标志：运动结束后，心率应在休息后5～10分钟内恢复到运动前水平，并且运动后自感轻松愉快，食欲和睡眠良好，虽有疲乏、肌肉酸痛等症状，但经短时间休息后即可消失。运动量过大的标志：如果运动结束后10～20分钟心率仍未恢复，并且出现疲劳、心悸、睡眠不佳、食欲缺乏等情况，说明运动量过大，这时应减少运动量或暂停运动，做进一步检查，待身体情况好转后，再恢复运动。运动量不足的标志：运动后身体无发热感、无汗，脉搏无明显变化或在2分钟内迅速恢复，表明运动量过小，难以产生运动效果，应在以后的运动中逐渐增加运动量。

（3）运动后如果出汗较多，不宜马上洗冷水浴或热水浴。因为运动后，皮肤血管处于显著扩张状态，血压较低，如用冷水冲浴，可引起皮肤血管收缩，导致血压升高，增加心血管负荷。如用热水冲浴，会对机体产生刺激作用，导致皮肤血管进一步扩张，血压更趋降低，严重时可引起脑缺血。正确的方法是在运动后心率恢复正常、汗已擦干，再进行温水淋浴。

♥ 爱心小贴士

脂肪肝患者运动前后饮食宜忌有哪些？

运动前不宜太饱或太饿。如在饥饿时运动，体内血糖过低，肝糖原要分解，无疑会增加肝脏负担。正确的方法是在运动前半小时进食产热量418～836千焦（100～200千卡）的食品，如1杯麦片或果汁，也可吃几块奶糖或巧克力。

运动中每20分钟饮半杯至1杯水。体力充沛、运动时间超过1小时者，可选用运动员保健饮料。含有咖啡因、果糖或带二氧化碳的汽水和饮品，不是运动时理想的选择。

运动后不宜马上吃冷饮，最好喝温热饮料。因为人在运动时产生热量增加，胃肠道表面温度也急剧上升。据测定，运动1小时所产生的热量能把6000毫升水烧开，如果运动后喝大量冷饮，强冷刺激会使胃肠道血管收缩，减少腺体分泌，导致食欲锐减、消化不良，对肝脏康复是有害无益的。而且骤冷刺激，可使胃肠痉挛，甚至诱发腹痛、腹泻，牙齿、咽喉因冷刺激而产生功能紊乱，可继发炎症。

第四节　　脂肪肝患者安全有效的运动方法

一、步行

目前认为，步行是脂肪肝患者最好的运动锻炼项目，因为步行自始至终都是有氧运动，不仅简单易行，且符合人体生理解剖特点。有研究表明，在相同的速度和距离上，步行的去脂减肥作用比跑步好。常步行的人，血液循环较好，血液可以流到聚集在肝脏的众多微血管末端，肝的代谢功能就好，有利于消除在肝脏中积聚的脂肪，故步行有防治脂肪肝的作用。

◎ **步行的好处**

（1）能增强心脏的功能，使心跳缓慢而有力。

（2）能减少血凝块的形成及发生心肌梗死的可能性。

（3）能降低血糖，减少血糖转化成甘油三酯的概率。

（4）能增强肌肉的力量，促进血液循环，使人体更好地进行新陈代谢。

（5）能增强对紧张的忍耐力，使心情愉快，而不易发生心悸。

（6）能减少激素的产生，过多的肾上腺素会引起血管疾患。

（7）能减少人体脂肪，降低高血压病患者得心脏病的概率。

（8）能增强血管的弹力，减少血管壁破裂的危险性。

（9）能减少甘油三酯和胆固醇在动脉上聚积的可能性。

◎ **步行的方法**

（1）**普通散步法**　这种步行方法，适合中老年脂肪肝患者。散步法走路时，要注意闲散和缓，四肢自然而协调；每日散步的时间为

30 ～ 60分钟，可分一次或两次完成，但每次散步的时间不应少于20分钟。

（2）**快步行走法**　适合于青少年脂肪肝患者。走路时，要注意步履稳健、精神从容，每日快步行走的时间为30 ～ 60分钟，但要求开始时30分钟内完成2400米，以后根据患者的各自情况，逐步加快行走速度，以最高心率不超过每分钟120次为限。

（3）**定量步行法**　适用于合并高血压或肥胖症的脂肪肝患者。定量步行法是一个运动处方，每位患者均应在医生指导下进行锻炼。一般每隔3日步行1次，每次增加50步，每次持续时间为30 ～ 60分钟。定量步行法的运动强度参考数据如下：①脉搏：30岁左右者每分钟要达到130次，40岁左右者为每分钟120次，60岁以上者每分钟110次。②每次消耗热能1256 ～ 2093千焦（300 ～ 500千卡）。

（4）**摆臂步行法**　适用于合并呼吸系统慢性病的脂肪肝患者。摆臂步行法锻炼时，可在上述步行动作的基础上，再增加两臂的前后摆动动作，以增加肩部和胸廓的活动。

（5）**摩腹散步法**　一边散步，一边按摩腹部，这同时对有消化不良和胃肠疾病的人很有益处。

❤ 爱心小贴士

脂肪肝患者步行有哪些注意事项？

（1）步行运动锻炼，要求两上肢自然下垂，并随着步伐轻快摆动；收腰挺胸，要有朝气且轻松自如，保持体态平衡；通过上下肢运动，以带动腰、腹、项等部位。

（2）从医学角度看，中老年脂肪肝患者步行可采用每分钟60～80步的慢速，年轻的脂肪肝患者宜采用每分钟80～100步的中速；步行锻炼每次持续时间可为20～60分钟。

（3）目前研究观察发现，每日步行锻炼的最佳时间为黄昏或睡觉前。这是因为，人在傍晚时，体力、肢体反应敏感度、动作的协调性和准确性以及适应能力，都处于最佳状态。

（4）步行的场地一般以平地为宜，尽可能选择空气清新、环境幽静的场所，如公园、操场、庭院等。

（5）步行时最好穿运动鞋或旅游鞋，衣服要宽松合体。

（6）脚有炎症、感染或水肿时应积极治疗，不宜散步。

（7）行走的速度、距离和时间可根据自身的情况而定，不要机械效仿，原则是既要达到运动锻炼的目的，又不要走得气喘吁吁。关键是要循序渐进，持之以恒。

二、慢跑

跑步有短跑、长跑、竞技跑、快跑、慢跑之分，脂肪肝患者适合于慢跑。慢跑是一项有氧运动，比步行的运动强度稍大，是一般患者都能做到的。一般来说，慢跑适合于轻中度脂肪肝及肥胖性中度脂肪肝患者，并且有较好的去脂减肥效果。

◎ 慢跑的好处

长年坚持慢跑，能促进肝脏的血液循环，可改善肝细胞的营养，对肝功能的恢复有帮助。另外，长年慢跑者经络畅通，动脉硬化推迟；慢跑还是防治老年肌肉萎缩、保持关节灵活的良方；慢跑可以使胃肠道蠕动加强，从而增进食欲，改善消化和吸收功能，防止中老年人及脑力劳动者的胃肠功能紊乱，保持大便通畅。慢跑可以增加脂肪的代谢，减轻体重。此外，慢跑还能给中老年人带来愉快的情绪，给生活增添情趣。最新研究发现，慢跑可使体内的自由基清除系统保持在较高的功能状态，降低体内自由基水平，从而减少自由基损伤，延缓衰老。

慢跑时能量的消耗可根据运动中脉搏数计算，计算公式：能量消耗（千卡／分钟）＝（0.2×脉搏−11.3）÷2。

例如，脂肪肝患者慢跑中的脉搏为120次／分钟，代入公式，可得患者1分钟所消耗的能量：（0.2×120−11.3）÷2＝6.35千卡。如果慢跑

30 分钟则消耗 190.5 千卡（797.05 千焦）。慢跑运动简便易行且不受年龄限制，中老年人都可以参加。慢跑速度可以掌握在每分钟 100 ~ 120 米，每次慢跑 10 分钟；肝功能较好的患者可科学地安排跑步进程和严格按时训练。训练分 3 个阶段进行，每阶段 12 周。

◎ **慢跑的要点**

（1）每次慢跑锻炼前，应做 3 ~ 5 分钟准备活动，如活动一下脚、踝关节及膝关节，伸展一下上下肢体或做片刻徒手操，之后由步行逐渐过渡到慢跑。

（2）慢跑时，全身肌肉要放松，要注意调整好呼吸，慢跑应匀速地进行。正确的慢跑姿势要求为：两手微握拳，上臂和前臂肘关节屈曲成 90° 左右，上身略向前倾，两臂自然下垂摆动，腿不宜抬得过高，身体重心要稳，呼吸深长而均匀，要与步伐有节奏地配合，要用前脚掌先着地而不能用足跟着地跑。

（3）慢跑应先从慢速开始，起初距离可短一些，循序渐进，可根据病情灵活调节慢跑的持续时间、速度及运动量。一般讲，运动量以心率每分钟不超过 120 次，全身感觉微热而不感到疲劳为度；慢跑速度宜控制在每分钟 100 ~ 150 米范围内，持续时间应在 20 分钟以上。

（4）每次慢跑锻炼后，应做整理活动，可逐步放慢跑步速度直到走步，再做一些徒步操等。

❤ **爱心小贴士**

脂肪肝患者慢跑有哪些注意事项？

（1）慢跑锻炼，宜选择在空气新鲜、道路平坦的场地上进行。

（2）跑步时间宜选在每日上午 9 ~ 10 时和下午 4 ~ 5 时。若在饱餐之后跑步会使胃肠功能减弱，增加肝脏负担，影响消化和吸收，甚至会出现腹痛、呕吐。上午 9 ~ 10 时和下午 4 ~ 5 时处于不饥不饱状态，各器官运转正常，有利于进行锻炼。

（3）持之以恒，循序渐进，注意控制运动量，不要急于求成而盲目加快速度，延长距离，以免适得其反；也不要随意间断，偶尔跑一两次不但达不到运动的目的，而且容易发生意外。

（4）跑步前做3分钟准备活动，如肢体伸展及徒手操，跑步结束后不宜蹲下休息，因为蹲下休息不利于下肢血液回流，会加深机体疲劳。

（5）慢跑中，如出现呼吸困难、心悸、胸痛、腹痛等不适时，应立即减速跑或停止慢跑，必要时，可去医院请医生诊治。

（6）每次慢跑整理运动后，应及时用干毛巾擦干汗，并穿好衣服，以防着凉。

三、爬楼梯

爬楼梯，是一种向上攀登的步行方法，比一般步行运动所做的功和强度要大得多，是一种简单易行的健身和防治疾病的锻炼方法。爬楼梯是有氧运动，有利于锻炼人体的肌肉和全身的耐力。

◎ 爬楼梯的好处

经常爬楼梯，不仅能提高下肢关节的功能和肌肉的收缩和放松能力，还可加速全身血液循环，改善心肺功能，促进组织器官的新陈代谢，增强人体免疫力及抗病能力；通过爬楼梯锻炼，还能降低体内胆固醇含量，增强对人体有益的高密度蛋白，起到去脂减肥、降压、调节大脑皮质功能的作用，这对脂肪肝防治有利。所以，爬楼梯适合肥胖性脂肪肝患者。

◎ 爬楼梯的要点

（1）爬楼梯时，一般以中等强度的慢速为宜，以不感到非常吃力和紧张为好。在爬楼梯的过程中，可爬停相间，每爬1～2层，可在楼梯转弯的平台上略停片刻，然后再爬。在爬楼梯时，还要做到身心结合，眼到足到，不可分心，以防发生意外事故。

（2）爬楼梯的方法、次数及强度，可根据患者的身体状况等决定，一般要做到循序渐进，由慢到快，不可急于求成。特别对于中老年脂肪肝患者，可以采用扶着扶梯爬楼，所起的效果是一样的。

爱心小贴士

脂肪肝患者爬楼梯有哪些注意事项？

（1）爬楼梯锻炼，每日可行1～2次，每次锻炼的持续时间宜控制在10～15分钟范围内，以感觉周身发热、微出汗即可。

（2）爬楼梯锻炼的最佳时间，应选择在每日早饭前，或上午9～10时，或下午4～5时，而不宜放在饭后或临睡前。

（3）在每次爬楼梯前，先要活动一下踝、膝关节，以避免扭伤。

（4）宜穿防滑的软底鞋，不可穿皮鞋或高跟鞋，以防打滑跌伤。

四、跳绳

跳绳运动在我国由来已久，唐朝开始就有记载。在南宋以来，浙江每逢佳节都有跳绳比赛，称为"跳白索"。它原属于庭院游戏类，后发展成民间竞技运动，并被现代人认同为健身强体的跳绳运动。跳绳由于运动较剧烈，消耗体能较多，故具有较好的去脂减肥作用，也对脂肪肝的防治有益。

◎ 跳绳的好处

跳绳能促进血液循环，锻炼心肺功能，增强肌肉的力量和肌肉的耐力，促进骨骼健康生长，对身体各部位的配合、协调性、速度、节奏、平衡性都有促进作用。

◎ 跳绳的要点

（1）跳绳时要用前脚掌起跳和落地，不要用脚跟着地，以免脑部受到震动。跳绳时，身体要保持正直，不要弯曲，呼吸保持自然。

（2）跳绳的速度与手摇绳的速度成正比，摇得快，跳得会快；摇得慢，跳得也会慢。各人根据自己的体质选择适宜的跳速，保持每次跳绳活动在 30 分钟左右，锻炼的效果最佳。

（3）制定合适的跳绳运动计划，并循序渐进，先掌握一般的跳绳法，即双手握绳的两端，向前甩绳，双脚同时跳起，让绳从脚下经过，可双脚跳，也可左右脚轮换单跳，每次连跳 20 次。每次连跳后，可休息 1 分钟，再继续下一次连跳。

（4）每次跳绳运动锻炼，可控制在 20 ～ 30 分钟，使心跳保持在每分钟 100 ～ 110 次。

♥ 爱心小贴士

脂肪肝患者跳绳有哪些注意事项？

（1）患有冠心病、高血压、动脉硬化、慢性支气管炎、退行性骨关节病、中度以上骨质疏松的人，均不宜进行跳绳运动。

（2）跳绳时应穿质地软、重量轻的运动鞋。跳绳时放松身体肌肉和关节，脚尖和脚跟用力协调，避免脚踝受伤。

（3）跳绳时选择软硬适中的地面，草坪、地板和泥土地场地较好。

（4）绳应选择软硬、粗细适中为宜。

五、跳舞

跳舞是一种主动的全身性的有氧运动，具有极好的保健强身效果。通过舞蹈，可以增强肌肉的活动、促进心脏功能、增加热能的消耗。而且，跳舞时容易保持精神愉快，不会感觉累，所以容易坚持。

◎ 跳舞的要点

舞蹈的跳法很多，其运动量的差别也很大，其中节奏快、动作幅度大的跳法有较好的去脂减肥作用，以迪斯科舞去脂减肥作用最为明显。跳迪斯科舞消耗的能量较大，每小时的运动量相当于跑 8 ～ 9 千米的运动量，或相当于骑 20 ～ 25 千米自行车的运动量。跳迪斯科舞的方式灵活，动作自如，故容易学习掌握，且因为有音乐伴奏，节奏感强而不易产生疲劳，极易引起跳舞者的兴趣及坚持锻炼。跳迪斯科舞时，因腰及髋部摆动幅度比较大、臀部与大腿肌肉受到较强的活动锻炼，故既有利于下肢肌肉发达，又有利于去脂减肥；跳迪斯科舞还有显著的调节神经功能、愉悦身心、陶冶情操的作用，这一点对脂肪肝患者也极为有利。所以，青少年脂肪肝患者，特别是肥胖性脂肪肝患者，适合跳迪斯科舞锻炼，每日 1 次，每次可跳 0.5 ～ 1 小时。对于中老年脂肪肝患者，可跳交谊舞、秧歌舞等，每日 1 次，每次可跳 0.5 ～ 1 小时。

❤ 爱心小贴士

脂肪肝患者跳舞有哪些注意事项？

（1）老年脂肪肝患者不宜跳节奏过快、旋转过多的舞步，应选择跳轻快、平衡、节奏较慢的舞步。在跳舞时，不宜接连不断一曲接一曲地跳，最好中间有间歇，不要过分疲劳。

（2）患有高血压、冠心病的脂肪肝患者，跳舞时应选择慢节奏舞步，以免动作剧烈，发生意外。

（3）将跳舞看成是一种健身治病的锻炼手段，而不应单纯把它看作是一种文化娱乐活动，并做到持之以恒。

（4）跳舞应在饭后半个小时进行，切忌饭后立即跳舞。

六、游泳

游泳是一项全身性有氧运动，具有明显的提高呼吸功能、改善新陈代谢等作用。据测定，游泳者每分钟可消耗 209 ～ 292.6 千焦的能量，故经常游泳有明显的去脂减肥作用。在陆地上运动时，因肥胖者体重大，使身体（特别是下肢和腰部）要承受很大的重力负荷，使运动能力降低，易疲劳，使减肥运动的兴趣大打折扣，并可损伤下肢关节和骨骼。而游泳项目在水中进行，肥胖者的体重有相当一部分被水的浮力承受，下肢和腰部会因此轻松许多，关节和骨骼损伤的危险性大大降低。肥胖性脂肪肝患者，可每日游泳 1 次，每次游泳持续 0.5 ~ 1 小时。

◎ 游泳的好处

（1）游泳对人的身体健康非常有益，游泳要求人体各运动器官同时协调配合，使人体从皮肤到内脏，从上肢到下肢都得到均衡发展。

（2）游泳是在水的压力下进行的不随意呼吸，游泳时人体内二氧化碳相对增加，刺激了呼吸加强，这样不仅锻炼了呼吸肌，也提高了肺活量。

（3）游泳能提高心脏的泵血功能和氧的运输能力，能使人的舒张压下降，这是由于游泳运动使自主神经系统的血管反射调节能力提高，从而降低了人体外周血管阻力的结果。

（4）游泳能提高有氧代谢能力。

（5）游泳时的一系列复杂动作，是在大脑的支配下完成的，游泳锻炼可提高大脑的功能，促进大脑对外界环境的反应能力和智力发育。

（6）游泳是提高人体抗御疾病能力、提高免疫功能最有效的手段之一，可提高人体对外界环境的适应能力。

（7）人体在水中散热比陆上散热要多，并且水温越低，人体的散热也越多，能量消耗就越大。因此，游泳可以减肥。

◎ 游泳的要点

（1）游泳前要做好准备工作，如广播体操、跑步、游泳模仿动作和各种拉长肌肉和韧带的练习。

（2）对于初学者，应多花时间，逐渐适应水的环境。

（3）在水中进行有氧运动时，一般掌握在自我感觉"稍累"时，即老年人心率达 120 ~ 140 次 / 分钟、年轻人心率达 140 ~ 160 次 / 分钟的强度为宜。

脂肪肝患者游泳有哪些注意事项？

（1）注意在游泳前要做好准备活动，入冷水前应先用冷水擦身，游泳中若出现抽筋，应立即停止游泳，尽快出水，以防止发生意外。

（2）并发心肺疾病、高血压病、精神病以及皮肤病的脂肪肝患者，以及酒后、妇女经期均不适宜游泳锻炼。

（3）饭后和饥饿时不宜游泳。饭后下水，由于在水中胸式呼吸的结果，使胸腔扩大，横膈肌紧张，腹肌收缩，腹腔便因此而缩小。胃肠受到腹壁的挤压和水的挤压，很容易使胃中食物反射性上溢。轻者，会在游泳中打嗝，重者出现呕吐、胃痉挛、腹痛等。因此，宜饭后1小时再游泳。饥饿时也不能游泳，因为空腹游泳容易造成低血糖。

（4）剧烈运动后不宜马上游泳。

（5）游泳结束后应做整理活动。游泳后应立马擦干身上的水，以防受凉，并做一做放松操或四肢运动，这样有利于消除疲劳，恢复体力。

七、骑自行车

骑自行车是一种眼、手、身、腿并用的全身性有氧运动，具有提高心肺功能、消化功能，促进血液循环和新陈代谢等作用。有人报道，运用慢中速运动量锻炼，每小时骑 10 ~ 15 千米的速度，每日 30 ~ 60 分钟，可起到明显的去脂减肥作用，故对脂肪肝的防治有益。一般讲，中老年脂肪肝患者，适合骑平路锻炼；青壮年脂肪肝患者，适合骑一定的坡度锻炼。

◎ 骑自行车的方法

骑自行车运动方法很多，可根据各人的身体情况进行选择。

（1）**自由骑车法**　不限时间、速度地骑车。这种骑法，不会增加心脏的负担，可以缓解疲劳。

（2）**有氧骑车法**　以中速骑车，注意加深呼吸。此法要求强度不是很大，但是要有一定的时间和强度，能锻炼心肺。

（3）**力量强度骑车法**　骑车速度要快，每次要骑够一定的距离，可以消耗体内多摄取的能量。

（4）**间歇型骑车法**　在骑车时，先慢骑几分钟，再快骑几分钟，交替循环地骑车，这种骑法能锻炼心肺。

（5）**脚心骑车法**　用脚心部位接触自行车的脚踏板骑车。脚心部位有涌泉穴，用脚心使力，可以起到按压涌泉穴、增强健康的目的。

◎ 骑自行车要点

（1）**注意正确的骑车姿势**　首先要调整好自行车鞍座的高度和把手等。调整鞍座的高度可避免大腿根部内侧及会阴部的擦伤或皮下组织瘤样增生。调整把手有助于找到避免疼痛的良好姿势。踩踏脚板时，脚的位置一定要恰当，用力要均匀，如果脚的位置不当，力量分布不均匀，就会使踝关节和膝关节发生疼痛。此外，还应经常更换手握把手的位置，注意一定的节奏，可采取快骑和慢骑交替进行。

（2）**注意运动量**　一般在骑车几分钟后，应停一下，测一下脉率，以便掌握运动量。如果脉率过快，说明运动量过大，应减慢车速；如果脉率慢，则应增加车速。开始进行骑固定自行车锻炼时，一般进行10～20分钟，然后逐渐增加锻炼时间。最初几天，可能会感到下肢肌肉酸痛，但坚持数天后便可消失。以后可逐渐地将锻炼时间延长到30分钟或更长些。此外，也可利用加阻的方法增大运动量。对于功率自行车和固定自行车，加阻是十分容易的，利用旧自行车进行锻炼的，则可以利用刹车来调节一定的阻力，以提高运动强度。

（3）**注意不在市区马路上锻炼**　骑车锻炼时不要选择市区马路作为锻炼地点，因为汽车尾气及尘土对运动中的人危害极大。骑自行车时，由于运动量加大，心肺功能增强，如果无法避开废气和尘土，那么被动吸入的有害气体将会随着心肺功能的加强而快速传遍全身，进而毒害到全身脏器。短期内使人感到心里不舒服、干咳；时间长了人会头疼、浑身无力。长年累月在马路上骑车锻炼，被动吸入的废气还可能引发肺部疾病。

（4）**装备要齐全**　头盔能有效降低摔下车时发生脑震荡的几率。除此以外，骑车时常用的护具还有护膝、护踝、护肘和护腕，可以防止行车中发生扭伤、挫伤等伤害。如果把骑车当作运动来做，那么这些保护器具一定要配全。

❤ **爱心小贴士**

脂肪肝患者骑自行车有哪些注意事项？

（1）刚开始锻炼时，最好以其中一种为主，同时辅以其他方式，而且骑车的速度不宜过快，时间一般为20～40分钟。如果感觉疲劳，可以慢骑1～2分钟以恢复体力。经过一个阶段后，再逐渐增加运动的强度和持续时间。

（2）骑自行车锻炼时，穿软底鞋为宜。

（3）自行车坐垫不能太高，否则会压迫会阴部，血液循环会不畅。

八、球类运动

球类运动，内容十分丰富，包括篮球、排球、足球、羽毛球、乒乓球、网球、门球、保龄球等。球类运动为全身有氧运动，具有较好的去脂减肥等作用，脂肪肝患者可根据自己的情况选择其中的一种。

◎ **球类运动的好处**

（1）**健脑**　球类不仅运动量较大，深呼吸向大脑供氧较多，而且球类还是用脑的运动，故对大脑极为有利。球类运动比单调的运动如跑步、步行、器械锻炼等运动量大、坚持时间长、呼吸深，对大脑供氧极为有利。

（2）**养心**　竞技性的球类比赛运动不仅体力消耗大，出汗多，而且有输有赢，易使人全神贯注、心无旁骛，这对养心有极大的好处。

（3）有利于长期坚持运动　步行、跑步、爬山、游泳、太极等运动形式单调，难有兴趣，不易坚持，球类运动，打个好球能高兴半日，且输的想赢，赢的想再赢，乐此不疲。

◎ 不同球类运动的选择

一般来讲，青少年脂肪肝患者可选择运动量较大的篮球、排球、羽毛球、网球锻炼，而中老年患者宜选择乒乓球、门球等锻炼。

♥ 爱心小贴士

脂肪肝患者球类运动有哪些注意事项？

（1）春季打球一定要充分做好热身活动，运动量和运动强度最好稍小一些。着装时要注意保暖，切不可一上场就穿得太少。

（2）夏季打球为防止运动损伤，也要做好热身活动。尽可能避免长时间阳光暴晒身体。要适当、多次地喝水。要及时多次更换汗湿的T恤。不要过长时间地打球，以40～70分钟为宜，一旦感觉到疲劳或不适，就要及时停止练习，避免中暑。不要在打球过程中往头上浇水纳凉，也不要在打球后急于跳入泳池或用凉水冲身。

（3）秋季早晨凉爽适合打球，但不要过量。下午打球时，应注意衣着的冷暖。打球后要及时更换汗湿的内衣。

（4）冬季打球时，无论是在室内还是在室外，都要做好充分的热身活动。

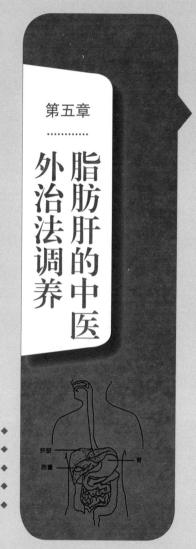

第五章

············

脂肪肝的中医
外治法调养

按摩
拔罐
刮痧
艾灸
敷贴

肝脏
胆囊
胃

脂肪肝常伴有肝脂质代谢障碍，运用一些西药降脂，往往会出现肝损害或增加代谢负担等不良反应。根据中医经络学说，综合应用按摩、拔罐、刮痧、艾灸、敷贴等纯中医外治调养法，可起到通经络、行气血、调阴阳、施补泻的作用，并促使脂肪分布平衡、肝供血改善、肝细胞活力与再生能力增强，最终全面恢复和调节脂质代谢功能。

第一节　按　摩

按摩是中医外治法之一，在我国已经有两千多年的悠久历史。中医学认为，按摩人体经络、穴位，所产生的应激效应，可传递到体内靶器官或其他内脏，可起到活血化瘀、通经活络、去脂减肥、平衡阴阳、稳定内环境等作用，从而达到祛病健身的目的。

通过按摩可起到舒肝行气、健脾益肾、调和气血、活血止痛的功效。按摩多采用按、揉、拿、擦等基本手法，但在实际应用时常需多种手法相互配合。脂肪肝调养的按摩方法很多，各有所长，各具特色，可根据病情，有针对性地选用，并可配合医疗体操、理疗等多种措施，进行综合调养。

◎ 手部按摩法

双手掌肥厚，色发红，五指并拢时生命线和脑线之夹角掌面处脂肪鼓起者，常提示脂肪肝的信号。在这种情况下不妨动动手指头，按摩一下手部穴位，可较好地改善临床症状。

【穴位选择】　少府、腕骨、外关、支沟、中泉、二白。

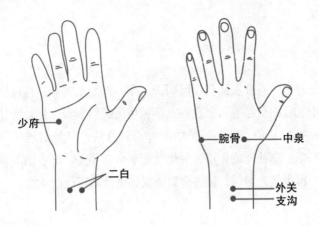

【操作方法】

（1）点按少府、二白各 300 次。

（2）其他各穴按揉或推按 50 ～ 100 次。

每日按摩 1 次，3 个月为 1 个疗程。

◎ 耳部按摩法

中医认为，耳朵是全身的功能中枢，是非常重要的器官。耳朵内侧集中分布着与内脏相关的诸多穴位。如果巧妙地刺激，能优化脏器功能，改善不适症状。脂肪肝患者在肝反射区可扪及片状隆起或结节状凸出，但质地较软，似海绵状。

【穴位选择】 肝反射区（在耳甲艇的后下部）。

【操作方法】

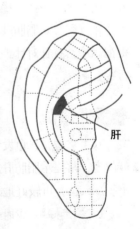

（1）取双侧肝区，施以耳穴贴压法，采用王不留行籽粘贴肝区耳穴，并用拇指、食指对压肝穴，每日自行按压 4 ～ 6 次，每次每穴按压 5 ～ 10 分钟。

（2）每隔 2 ～ 3 日更换药籽 1 次，10 日为 1 个疗程，疗程间休息 3 ～ 5 日。一般患者应用 3 ～ 4 个疗程。

◎ 头部按摩法

用手掌按摩头部，能消除疲劳、促进新陈代谢等，对减肥具有一定的效果，能预防脂肪肝、祛除体内瘀血。

【穴位选择】 鸣天鼓。

【操作方法】

（1）将双手掌用力相搓，使掌心发热，然后用两手掌分别按于两耳，掌心对准耳道，手指并拢贴于两鬓。

（2）两掌轻轻用力，对两耳做缓慢的按压，再缓缓地放开。反复操作10次。

◎ 足部按摩法

对脂肪肝患者经常按摩足部能达到降火养肝的功效。足部的太冲穴是肝经的原穴，原穴的含义有发源，也有原动力的意思，也就是说肝所表现的个性和功能，都可以从太冲穴找到表现。足部的行间穴是人体足厥阴肝经上的主要穴位之一，为足厥阴肝经的荥穴，在五行中属火，具有泄肝火、疏气滞的作用。

【穴位选择】 肝反射区（在右脚脚掌第四跖骨与第五跖骨间，在肺反射区的下方）、太冲、行间。

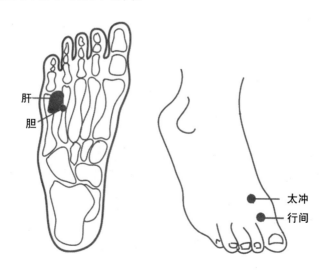

肝
胆

太冲
行间

【操作方法】

（1）以一手持脚，另一手半握拳，食指弯曲，以食指第一指尖关节顶点施力，向脚趾方向按摩3～4次。

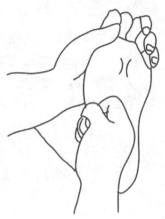

（2）用拇指指尖对太冲穴慢慢地进行垂直按压。一次持续5秒钟左右，进行到疼痛缓解为止。揉太冲穴，从太冲穴揉到行间，将痛点从太冲转到行间，效果会更好些。

（3）对行间穴进行按摩可以用掐按的方法，也可以用火柴棒或者圆珠笔对其进行刺激，有助于降肝火，每次掐按3分钟即可，两只脚上的行间穴都应进行掐按。

◎ 腿部按摩法

曲泉穴是肝经上的要穴，也是沟通肝肾的重要穴位，经常按摩腿部曲泉穴最适合肝肾阴虚型脂肪肝患者。

【穴位选择】 曲泉。

【操作方法】 用一手拇指指端或中指螺纹面着力，附着在曲泉穴上，持续用力按压1分钟左右。

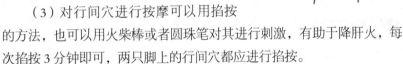

—— 曲泉

◎ 腹部按摩法

腹部是许多重要经脉循行和汇聚之所。腹部内藏六腑，五脏除心肺外也皆藏于腹中，腹部对五脏六腑都有保护作用。肝经与腹部联系密切，肝足厥阴之脉，"抵小腹，挟胃属肝络胆"。腹部按摩对脾胃的调整作用可以促进人体的消化、吸收、排泄功能。

1.腹部按摩减肥法

该法具有祛脂减肥、强身健体的作用，适用于消化系统、泌尿生殖系统等多种慢性疾病，也对脂肪肝防治有益。

【穴位选择】 中脘、关元、神阙、下脘、气海。

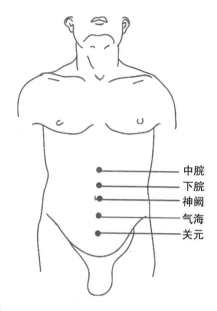

中脘
下脘
神阙
气海
关元

【操作方法】

（1）患者取仰卧位，平卧在床上，两腿屈曲，双手重叠置于腹部，沿右上腹(横行至)左上腹、左上腹(直行至)左下腹、左下腹(横行至)右下腹、右下腹(直行至)右上腹的顺序，顺时针方向按摩；按摩的手法从轻到重，以腹部有明显的温热感为度，一般每次按摩20～30分钟。

（2）在完成上述整体按摩后行穴位按摩，双手重叠，掌心向下，放在中脘、关元、神阙、下脘、气海等穴上，顺时针方向按揉各穴位2～3分钟，以各穴有明显的酸胀感为度。

（3）最后用双手手指和手掌从剑突（心口部位）推按揉腹部至耻骨联合处，从上往下，每次5～7分钟。

2.期门穴位刺激法

期门穴是肝经的募穴，为脏腑之气汇聚于胸腹部的穴位，经常用来治疗脏腑方面的疾病。《伤寒论》中就说期门穴是疏泄肝胆的首选穴位，对调理肝脏效果显著。经常刺激该穴位，会促进肝脏的血液运行，将新的氧气、营养成分不断运送到肝脏，从而促进肝脏细胞的新陈代谢，恢复肝功能。

【穴位选择】 期门。

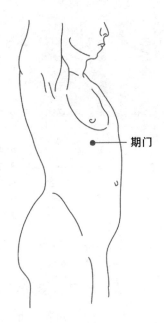

期门

【操作方法】 弯曲四指，放在肋骨边缘，用适当力度向上按压。每次按压 3～5 秒，反复按压 3～5 分钟。注意用力要适当，不要按得太重，以感觉舒服为宜。

3. 粗盐摩腹法

用粗盐按摩腹部能刺激淋巴和穴位，排出多余的脂肪和毒素；优化气和淋巴的运行，使人更容易排便、出汗、排尿、打嗝儿、排气，即优化新陈代谢。另外，对体寒证的女性有较好的效果，还能解决月经不调等女性烦恼。

【操作方法】

（1）腹式呼吸 8 次，或者做一套广播体操。

（2）沐浴。建议水温比自己的体温高 4℃，也可以是半身浴。

（3）用粗盐按摩腹部。保持身体湿热，盘腿而坐，挺直背部。取一小把粗盐放在湿润的手心，以腹部为中心实施按摩。在盐的刺激下，待肌肤变红发热后，可减少盐量。根据个人的习惯自行调节按摩的力度。

◎ 腰背部按摩法

1.按腰骶法

按腰骶法具有活血化瘀、补肾止痛的作用，用于肾虚兼有瘀血的脂肪肝进行调养。

【穴位选择】 上髎、次髎、中髎、下髎。

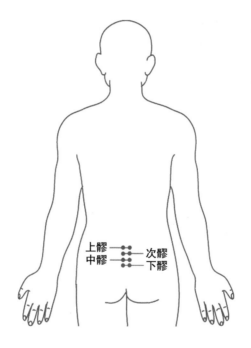

【操作方法】

（1）患者俯卧位，操作者用中等强度的力量在腰骶部反复按摩20～30分钟，至患者腰骶部有温热感为止。

（2）再用掌按法按压脊柱两侧肌肉丰厚处。按法操作时需先选定被压部位，双手固定后，利用身体的力量逐渐对被压部位加压，局部所加压力以患者中等忍受程度为限度，此时宜保持恒定压力按压恒定部位

90秒钟左右，再缓缓减压至无压力后松开手掌。在使用该法时应嘱患者自然呼吸，不能憋气。

（3）最后用点按法按压上髎、次髎、中髎、下髎穴各2分钟。

2.捏脊法

捏脊能调理脏腑、疏通经络，使气血调和达到治病的目的。

【穴位选择】 腰俞至大椎穴。

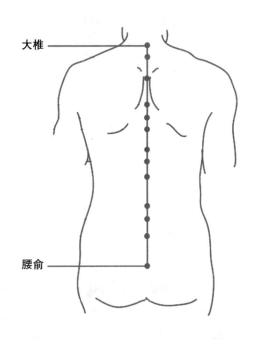

大椎

腰俞

【操作方法】 用双手拇指和其余四指从腰俞穴开始，把皮肤提起来，沿着椎体及椎体两侧从下往上随捏、随拿、随推、随放，一直到大椎穴为止，这算是捏完一遍。捏完一次以后，两手拇指还要揉按肾俞穴。

3.背部穴位刺激法

肝俞穴是肝脏在背部的反应点，胃俞、脾俞、肾俞穴与肝脏的关系也很密切，刺激背部的这4个穴位有利于脂肪肝的防治。

【穴位选择】 肝俞、胃俞、脾俞、肾俞。

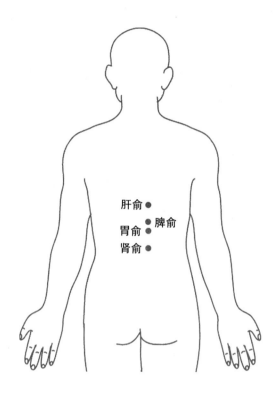

肝俞 ●
●脾俞
胃俞 ●
肾俞 ●

【操作方法】

（1）两手搓热后用手掌上下来回按摩肾俞穴 50 ~ 60 次，两侧同时或交替进行。

（2）用拇指指腹按压脾俞穴 1 ~ 3 分钟，以有酸胀感为度。

（3）双手拇指同时用力按压或按顺时针方向揉压左右两侧胃俞穴位。

（4）用拇指指腹按压肝俞穴 5 秒钟后放松，重复 5 次。

刺激穴位时的力度大小和次数没有特殊规定，按压的人请将身体重量放在拇指上，慢慢按。力量的施加程度以"被按的人感觉舒服"为宜。

第二节　拔　罐

拔罐属中医外治法中的一种。拔罐是以特制的罐、筒等为工具，采用燃烧或抽吸等方法，排除罐内空气形成负压，使之吸附在人体表面穴位或治疗部位上，对局部皮肤形成吸拔刺激，造成体表局部充血或瘀血，并以此治疗疾病的一种物理方法。拔罐具有器具简单、操作简便、易学易懂、无痛无毒、疗效迅速、适用广泛等特点，深受临床医生和百姓的喜爱，尤其适合家庭医疗保健和自我保健者自学自用。经常拔罐能达到降肝火，调整情绪，清利头目的功效。

◎ 火罐法

1. 腹部走罐法

适用于肝经湿热型、气血瘀阻型脂肪肝。

【部位选择】　腹部。

【操作方法】　患者仰卧位，操作者先将患者腹部进行常规消毒，再在腹部或火罐口内涂以适量介质，如润滑液等，用闪火法将罐体拔于皮肤上，循着腹肌上下推拉罐体，可急可缓，可轻可重，但要柔和。为追求强刺激效果，也可用不涂任何润滑液体的走罐法。在与皮肤接触过程中，以罐口把皮肤刮出红色并逐步形成紫黑色或鲜红色为度。操作时，更讲究手法，应密切观察皮肤状况，以免刮破。每次起罐后慢慢活动腰部 2 ~ 3 分钟。7 日 1 次，10 次为 1 个疗程。

2. 腹部闪罐法

适用于肝经湿热型、气血瘀阻型脂肪肝。

【部位选择】　腹部。

【操作方法】　患者仰卧位，操作者先将患者腹部常规消毒，将罐体拔住后立即起下，如此反复多次地拔住起下，起下拔住，直至皮肤潮红、充血，或瘀血为度。每次起罐后慢慢活动腰部 2 ～ 3 分钟。10 日 1次，10 次为 1 个疗程。

3. 腰腿部走罐法

适用于肝经湿热型、气血瘀阻型脂肪肝。

【部位选择】 腰骶部，双下肢后外侧。

【操作方法】 患者俯卧位，医者先将患者腰骶部和下肢后外侧进行常规消毒，再在腰骶部和下肢后外侧或火罐口内涂以适量介质，如润滑液等，用闪火法将罐体吸拔于皮肤上，循着腰肌上下推拉罐体，再在双下肢后外侧从上到下行走罐法，要求同上。隔日 1 次，10 次为 1 个疗程。

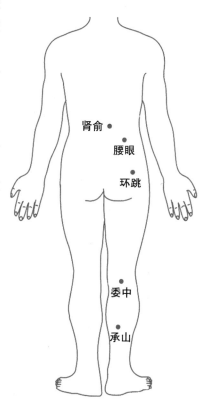

4. 留罐法 1

适用于肝肾阴虚型、气血瘀阻型、肝郁气滞型脂肪肝。

【部位选择】 腰眼、委中、环跳、肾俞、承山。

【操作方法】 患者俯卧位，操作者将拔罐部位消毒后，用闪火法把形成负压的罐体吸拔在上述穴位处，强度以单手上提罐体能带动肌肉且患者能忍受为度，留罐时间10 ～ 15 分钟。起罐后慢慢活动腰部2 ～ 3 分钟。每日 1 次，10 次为 1个疗程。

5. 留罐法 2

适用于脾气虚弱型、肝肾阴虚型脂肪肝。

【部位选择】 腰眼、委中、肾俞、八髎、足三里。

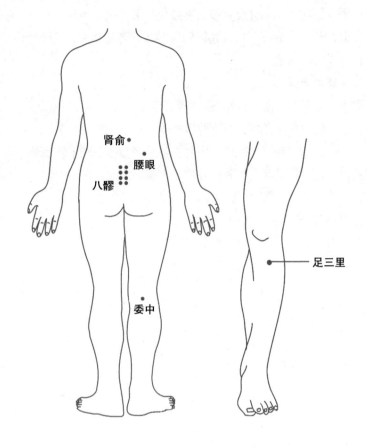

肾俞

腰眼

八髎

委中

足三里

【操作方法】　患者俯卧位，操作者将拔罐部位消毒后，用闪火法把形成负压的罐体吸拔在上述穴位处，强度以单手上提罐体能带动肌肉且患者能忍受为度，留罐时间 10 ~ 15 分钟。起罐后慢慢活动腰部 2 ~ 3 分钟。每日 1 次，10 次为 1 个疗程。

6. 留罐法 3

适用于肝经湿热型、肝肾阴虚型、气血瘀阻型脂肪肝。

【部位选择】　腰背部脊柱两侧。

【操作方法】　患者俯卧位，操作者将拔罐部位消毒后，用闪火法把形成负压的罐体从上到下吸拔在腰背部脊柱两侧，强度以单手上提罐体能带动肌肉且患者能忍受为度，留罐时间 10 ～ 15 分钟。起罐后慢慢活动腰部 2 ～ 3 分钟。每日 1 次，10 次为 1 个疗程。

◎ 药罐法

1. 药罐法 1

适用于肝经湿热型脂肪肝。

【部位选择】 腰背部及腰眼穴。

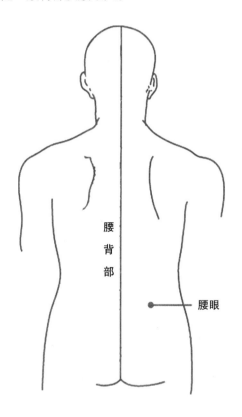

腰背部

腰眼

【操作方法】 取羌活、当归、独活、红花、麻黄、桂枝、艾叶、川乌各 50 克装入纱布袋内，扎紧袋口后放入砂锅中，然后加入适量的清水放置于火上，煎煮 20 分钟后，再将竹罐放入砂锅中一起煮 20 分钟。用镊子将罐口朝下夹出，迅速用毛巾紧扪罐口，立即将罐拔在应拔部位及穴位上，留罐时间 10 ～ 15 分钟，每日 1 次，15 次为 1 个疗程。

2. **药罐法 2**

适用于肝肾阴虚型、气血瘀阻型脂肪肝。

【部位选择】 腰眼、肾俞、八髎。

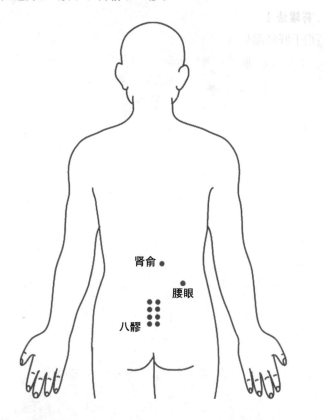

【操作方法】 取牛膝、肉桂、附子、生地黄、杜仲、红花、益母草、补骨脂各 50 克，装入纱布袋内，扎紧袋口后放入砂锅中，然后加入适量的清水放置于火上，煎煮 30 分钟后，再将竹罐放入砂锅中一起煮 20 分钟。用镊子将罐口朝下夹出，迅速用毛巾紧扪罐口，立即将罐拔在应拔穴位上，留罐时间 8 ～ 10 分钟，每日 1 次，10 次为 1 个疗程。

3. **药罐法 3**

适用于气血瘀阻型脂肪肝。

【部位选择】 腰眼、委中、环跳、承山。

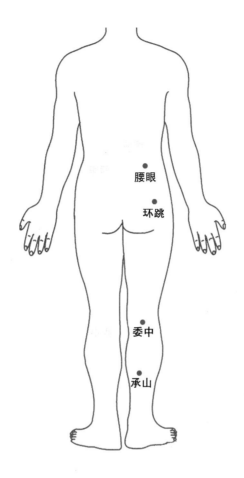

【操作方法】 取牛膝、杜仲、红花、丹参、白芍、川芎各 50 克，装入纱布袋内，扎紧袋口后放入砂锅中，然后加入适量的清水放置于火上，煎煮 15 分钟后，再将竹罐放入砂锅中一起煮 15 分钟。用镊子将罐口朝下夹出，迅速用毛巾紧扪罐口，立即将罐拔在应拔穴位上，留罐时间 10 分钟，每日 1 次，10 次为 1 个疗程。

4. 药罐法 4

适用于肝肾阴虚型脂肪肝。

【部位选择】 腰眼、委中、肾俞。

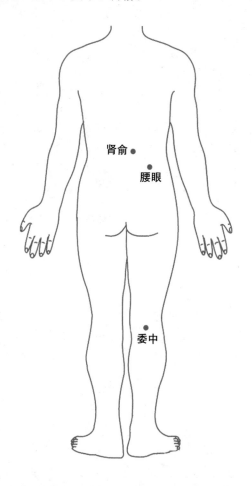

【操作方法】 取金匮肾气丸（水丸）100克和六味地黄丸（水、丸）50克，加入适量的清水放置于砂锅内，煎煮10分钟后，再将竹罐放入砂锅中一起煮5分钟。用镊子将罐口朝下夹出，迅速用毛巾紧扣罐口，立即将罐拔在应拔穴位上，留罐时间10分钟，每日1次，10次为1个疗程。

5.药罐法5

适用于气血瘀阻型脂肪肝。

【部位选择】 腰眼、委中。

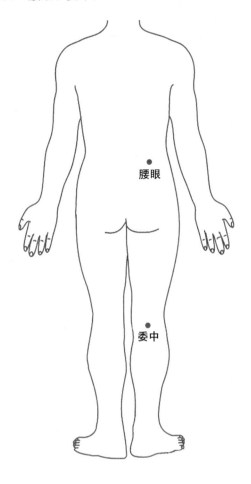

【操作方法】 取云南白药粉 10 克，大黄粉 50 克，三七粉 15 克，红花末 30 克，当归末 60 克，放置于砂锅内，加入适量的清水，煎煮 10 分钟后，再将竹罐放入砂锅中一起煮 5 分钟。用镊子将罐口朝下夹出，迅速用毛巾紧扪罐口，立即将罐拔在应拔穴位上，留罐时间 5 分钟，每日 1 次，10 次为 1 个疗程。

脂肪肝患者拔罐注意事项有哪些？

（1）拔罐前应对拔罐部位进行消毒。拔罐时要保持罐内较大负压力。点火棉球一定要送入罐底，通过罐口要快，避免罐口过热，烫伤皮肤。

（2）患者取舒适的体位。应根据不同的部位，选择不同口径的拔罐器具。如果前次拔罐后局部出现的瘀血尚未消退，则不宜在原处再拔。

（3）皮肤有溃疡、水肿及大血管的部位不宜拔罐；伴有自发性出血和损伤后出血不止的患者不宜使用拔罐法；精神高度紧张、体质明显虚弱者，皮肤过敏者，皮肤病患者及热证患者也不宜采用拔罐法。

（4）应用投火拔罐时应避免火伤皮肤；应用药罐法时应甩去罐中过热的药液，以免烫伤患者的皮肤；应用刺络拔罐法时，出血量不宜过多；应用针罐法时，应防止将针撞压入深处，造成意外损伤，尤其在胸背部更应慎用。

（5）应注意掌握好留罐时间，以免起疱；起罐时以指腹按压罐旁皮肤，待空气进入罐中，即可取下，切忌用力硬拔。

（6）如出现烫伤、小水疱可不必处理，可任其自然吸收；如水疱较大或皮肤有破损时，应先用消毒毫针刺破水疱，放出内液，或用注射器抽出内液，然后涂以甲紫，并以纱布包敷，保护创口。

第三节　刮　痧

刮痧也是中医外治法的一种，它是以中医皮部理论为基础，利用边缘光滑的工具如动物的角制品、石片、瓷器、竹木片、硬币，或用手、麻线、棉线等蘸取润滑剂在施术部位体表反复刮拭，使皮下出现充血或瘀血的红、紫、黑色痧斑，以达到疏通经络、活血化瘀之目的。这种方法操作简便安全、易学易用、经济有效、适用证广泛，能快速提高人体新陈代谢，全面激发机体抵抗力。因此，刮痧以其独特的优势在预防和调养人体疾病方面得到广泛应用。经常刮痧能达到舒筋活络、调整经气、解除疲劳、增加免疫力的功效。

◎ 刮痧方

【穴位选择】 至阳、膈俞、脾俞、大椎、膻中、期门、阳陵泉、外丘、曲泉、蠡沟、太冲、中脘。

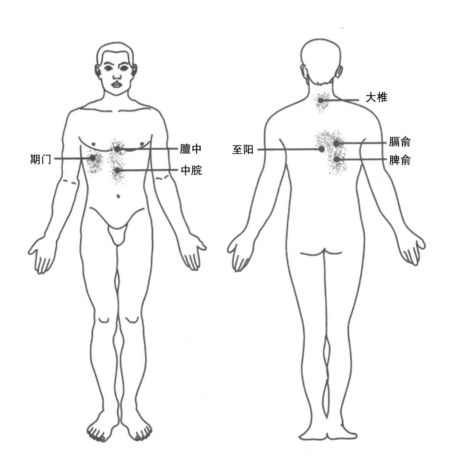

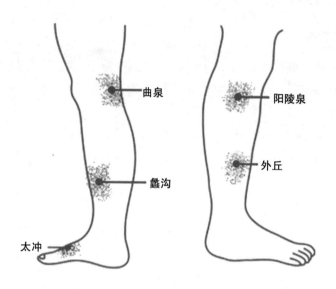

曲泉
阳陵泉
蠡沟
外丘
太冲

【操作方法】

（1）刮板下缘的 1/3 接触皮肤，泻法从背部至阳、膈俞刮至脾俞，以出痧为度。

（2）选择刮板的一角，刮板与皮肤呈 20°，倾斜按大椎做柔和的旋转动作 30 次。

（3）刮板下缘的 1/3 接触皮肤，刮拭膻中、期门各 30 次或以出痧为度。

（4）手法如上，长刮法刮拭下肢外侧，从阳陵泉刮至外丘；再刮拭下肢内侧，从膝部曲泉刮至蠡沟，以出痧为度。

（5）选择刮板的一角，垂直向下按压太冲、中脘，逐渐加力，停留数秒后迅速抬起，以局部有酸胀感为度。

♥ 爱心小贴士

脂肪肝患者刮痧注意事项有哪些？

（1）检查刮痧器具是否有损伤，并应对其进行清洁和消毒，操作者的双手也应保持清洁。

（2）患者选择舒适的刮痧体位，充分暴露刮痧部位的皮肤，并擦洗干净。

（3）刮痧时，应找准敏感点（或得气点），这种敏感点因人或病情而异。

（4）刮痧过程中应一边刮拭一边观察患者的反应变化，并不时与患者交谈，以免出现晕刮情况。如遇晕刮者，应立即停止刮痧，嘱其平卧，休息片刻，并饮热糖水，一般会很快好转。若不奏效，可采用刮百会、内关、涌泉等穴位以急救。

（5）刮痧时，出痧多少受多种因素影响，不可片面追求出痧。

（6）刮痧后应喝热水，最好为淡糖盐水或姜汤。

（7）刮痧后，不可马上洗澡，应在3小时后，皮肤毛孔闭合恢复原状后，方可入浴。

第四节　艾　灸

艾灸是将艾叶制成艾绒，并做成一定的形状，如捻成上尖下圆的艾炷，放在人体肌体的一定部位或一定穴位上，燃烧艾绒，借助艾火发出的特有气味和红外线的刺激，熏烤人体特定的经络腧穴，产生舒经通络、祛病疗疾的功效。艾灸中使用的中药材料艾叶具有温经散寒、除湿消瘀止痛的药效。现代科学研究发现，艾叶中含有多种药效成分及强烈的挥发物质，燃烧时火力温和，散发芳香气味。药力直接透过肌肤被人体吸收，可调和营卫，补益气血，平衡阴阳，协调脏腑，改善人体免疫功能，增强人体抗病能力，并且没有毒副作用。

◎ 艾灸方

【穴位选择】 肝俞、肾俞、章门、三阴交、太冲。

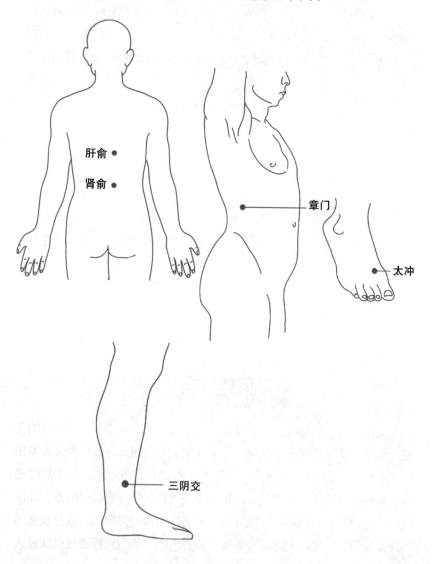

【操作方法】

（1）采用伏案式体位，对两侧肝俞穴用温和灸法，灸大约15分钟。

（2）用温和灸法灸肾俞约15分钟。灸此穴能滋肾柔肝。

（3）用温和灸法灸一侧章门穴，大约5分钟，再灸另一侧章门穴。

（4）用温和灸法灸三阴交5分钟，灸此穴能健脾滋阴、调补肝肾。

（5）用温和灸法灸太冲穴5分钟。

以上穴位每日1次，每15日为1个疗程。需要5～7个疗程。长期坚持才能有较好的效果。

❤ 爱心小贴士

脂肪肝患者艾灸注意事项有哪些？

（1）灸疗时，当以皮肤红润有温热或微有灼热感为度，避免因离皮肤太近、时间过长而引起烫伤。

（2）万一操作不当出现小水疱，只要注意不擦破，让其自然吸收即可。如果水疱较大，可用消毒的针刺破，放出水液，再涂上龙胆紫水，用纱布包扎，待其自然恢复或请医生处理。如有化脓灸者，在灸疮化脓期间，要注意适当休息，加强营养，保持局部清洁，并可用敷料保护灸疮，以防污染，待其自然愈合。如处理不当，灸疮脓液呈黄绿色或有渗血现象者，可用消炎药膏或玉红膏涂敷。

（3）艾灸时要选择易于操作和坚持的姿势，心情要放松，不要随意移动身体以免烫伤。

（4）晕灸的防治：晕灸者为极少数，但是若出现头晕、眼花、恶心、面色苍白、血压下降、心慌出汗，甚至晕倒等症状，不必惊慌，可让患者平卧，马上灸足三里5～10分钟，即可缓解。

（5）艾炷、艾条用完后一定要完全熄灭，确保不复燃。艾极易复燃，应熄灭后单独放置于密闭的玻璃瓶内，一定要注意防火安全。

（6）春交夏时，夏交秋时，最适宜灸。此时经脉开合，气血流转，适时以艾灸火热之力助阴阳互生，气血旺盛，治病防病都能够事半功倍。

第五节　敷　贴

敷贴是应用天然药物或其他材料在体表外敷或贴于穴位上，通过皮肤直接吸收或借助穴位、经络的作用来治疗疾病的一种外治方法。敷贴历史悠久，因其方法简便、安全有效、适应证广泛而著称。敷贴不仅可治疗所敷部位的疾病，而且可以通过经络"内属脏腑，外络肢节，沟通表里，贯通上下"的作用，选择针对疾病的经络穴位进行敷贴以达到治疗全身性疾病的作用。敷贴对调养脂肪肝效果独特，通过敷贴胁肋部、腹部及其相关的穴位，可获得舒筋通络、温经散寒、祛风除湿、活血化瘀、消肿止痛等功效，能很快缓解脂肪肝患者的局部不适症状。但是敷贴有其局限性，常需与其他调养方法配合应用。外敷天然药物有时会引起水肿、过敏、皮肤损伤等。因此，在使用时应注意加以预防。

一、热敷法

热敷法是将发热的物体敷于机体某一部位，通过皮肤作用于机体而进行治疗的方法。热敷法能调和经脉、流畅气血，具有消肿、驱散湿邪、减轻疼痛、消除疲劳等作用。有皮肤破损、湿疹等疾病，忌用热敷。

◎ 盐热敷法

选择颗粒大小均匀、没有杂质而干燥的青盐适量，倒入铁锅中，用文火慢慢加热，边加热边搅拌，待温度达 55℃ ～ 60℃时，盛入大小合适的布袋内，扎紧袋口，敷于腹部，每次热敷 20 ～ 30 分钟。每日 2 次。

适用于脂肪肝腹胀及大便不畅的患者。

◎ 沙热敷法

取油菜籽和黄豆大小沙粒各一半混匀备用。使用时取适量放在铁锅内炒热，趁热出锅，用布包裹后敷于腹部及肝区。热敷的温度要适当，以患者感到舒适、能耐受为度，每次热敷 20 ~ 30 分钟。

适用于脂肪肝肝区疼痛的患者。

◎ 魔芋热敷法

将魔芋放在热水中加热到人体肌肤的温度（感觉舒服的温度就可以），用毛巾包住，敷在腹部。然后用同样的方法敷背部的肾俞和肝俞。

加热的魔芋很快变凉，而且有一定的湿气。湿热刺激穴位时，有湿气的热度容易慢慢地渗透进入身体内部。另外肝脏已经出现炎症（肝炎）的患者、高血压者、容易发烧的人，都可以用此方法。

◎ 热水袋热敷法

选择大号不漏水的热水袋，将 70℃左右的热水装至热水袋容量的 2/3，排出袋内气体，旋紧袋口，装入棉布套内或用棉布包好后敷于腹部及肝区，每次热敷 20 ~ 30 分钟，每日 2 次。

适用于脂肪肝肝区疼痛的患者。

二、泥敷法

局部泥敷是将加热的治疗泥放在调泥台上搅拌，调到合适温度后，再敷于患部治疗。一般在局部治疗结束后，用 35℃ ~ 37℃的温水冲洗治疗部位，必要时可用毛刷刷净，冲洗的时间不应超过 6 分钟，冲洗时禁用肥皂等洗涤用品。治疗结束后要卧床休息 30 ~ 40 分钟。脂肪肝泥敷法是以各种治疗泥加热后敷在腹部及肝区，将热传至机体，达到治疗作用的方法。

脂肪肝的泥敷法，可采用局部泥敷。泥疗的温度一般在 37℃ ~ 43℃，通常从 37℃开始，根据患者适应情况逐渐增加温度，也可先进行矿泉浴，适应几分钟后再进行泥疗；泥疗的时间，开始阶段每次 10 ~ 20 分钟，并逐渐延长，每日或隔日 1 次。

泥敷法主要是通过温热作用、机械作用、化学作用及放射性辐射与电离作用，而起治疗作用的。治疗泥的热容量小，有一定的可塑性与黏滞性，导热性低，散热过程慢，保温性能好，能长时间保持恒定的温度，具有非常好的温热作用。治疗泥中的各种微小沙土颗粒及大量的胶体物质，与皮肤密切接触时，对机体有一定的压力和摩擦刺激，产生综合性的机械作用，具有类似按摩的功效，能减轻腹部及肝区疼痛不适等症状。另外，治疗泥还有一些化学作用和弱放射作用，通过神经反射、体液传导和直接作用，产生综合疗效。

三、药物敷贴法

药物敷贴法简称药敷，是把天然中药经一定的加工和炮制，敷于患部或穴位上，使外敷药通过局部皮肤毛孔吸收而起治疗疾病作用的一种方法。药物敷贴法可直接作用于病灶，或通过经络气血传至病灶，不经消化道吸收，有疗效显著、简便易行、副作用少等特点。

脂肪肝患者运用药物敷贴法，能舒筋通络、祛风除湿、温经散寒、消炎止痛，并可调畅气血，调整脏腑功能，改善和缓解脂肪肝症状。有利于机体的康复。以下列举了对脂肪肝行之有效的药物敷贴方及其用法，供患者选用。

◎ 太子参白术保肝膏

【组成】 太子参30克，白术15克，茯苓15克，楮实子12克，菟丝子12克，丹参18克，萆薢10克，甘草6克，地鳖虫3克，三棱9克，莪术9克，鳖甲30克。

【制作】 上药共研细末，以醋调匀成软膏状，备用。

【取穴】 肝区、肝俞。

【用法】 用时取上药膏30～45克，分别贴敷于肝区、肝俞（双）穴上，外以纱布盖上，胶布固定。隔日换药1次，10次为1个疗程。

【适应证】 适用于各型脂肪肝、肝硬化。

◎ 巴豆松香保肝膏

【组成】 松香500克，巴豆仁100粒，蓖麻仁100粒，五灵脂120

克，阿魏（醋煮化）30克，当归30克，两头尖15克，穿山甲15克，乳香（去油）15克，没药（去油）15克，人工麝香0.9克，芝麻油150克。

【制作】 上药除乳香、没药、麝香、松香、阿魏之外，余药均切片浸油内3日，用砂锅煎药至焦黑。去渣、入松香煎半小时，再入乳香、没药、人工麝香、阿魏，拌匀，然后将药膏放入水中抽洗，以金黄色为度，用布摊之即成，备用。

【取穴】 肝区。

【用法】 用时取膏1张贴肝区。每日热熨令药气深入。

【适应证】 适用于各型脂肪肝见肝、脾肿大者。

◎ 吴茱萸止痛膏

【组成】 吴茱萸5克，五灵脂20克，米醋适量。

【制作】 将吴茱萸、五灵脂分别研成细末，混匀备用。

【取穴】 肝区。

【用法】 取适量药末加米醋调成膏糊状，敷于肝区。外用胶布固定。每日1次，每次贴敷4～8小时。

【适应证】 适用于各型脂肪肝见肝区疼痛者。

◎ 旱莲草汁

【组成】 墨旱莲（红旱莲、牛心茶）全草。

【制作】 将墨旱莲切碎煎汁浓缩。

【取穴】 肝区。

【用法】 取浓缩的墨旱莲和渣外用热敷。每日2～3次。每次30分钟。

【适应证】 适用于气血瘀阻型脂肪肝者。

◎ 杜仲膏

【组成】 杜仲、甘草各等份，醋适量。

【制作】 将杜仲、甘草研末，以醋调和。

【取穴】 肾俞、命门。

【用法】 先用热毛巾将患部擦干净，再把药膏敷贴于肾俞、命门穴处，外用玻璃纸和胶布固定。每日换药一次。

【适应证】 适用于各型脂肪肝者。

◎ 泽兰外敷方

【组成】 鲜泽兰叶。

【制作】 将鲜泽兰叶捣烂。

【取穴】 肝区。

【用法】 敷于肝区。每日 1 ~ 2 次，每次 1 小时。

【适应证】 适用于气血瘀阻型、肝经湿热型脂肪肝。对妇女月经期、产后伴有盆腔炎，男子慢性前列腺炎伴有脂肪肝及腰肌劳损性脂肪肝尤为适用。

◎ 轻症脂肪肝膏

【组成】 生川芎 15 克，甘草 9 克，精盐少许。

【制作】 混合捣融成膏。

【取穴】 肾俞、腰眼穴。

【用法】 将药膏摊于肾俞、腰眼穴位上，覆以纱布胶布固定，每日一换。

【适应证】 适用于各型脂肪肝，虚寒患者最宜。

◎ 重症脂肪肝膏

【组成】 生姜汁 150 毫升，黄明胶 90 克，乳香末 6 克，没药 9 克，川椒末 12 克，白芍 30 克，麸皮 300 克，醋适量。

【制作】 将生姜汁、黄明胶、白芍入锅加热，再放乳香、没药，熬 5 分钟后取下放在沸汤上炖，以柳条不停搅动。成膏后加入川椒末搅匀，离汤取下锅，待温时，以牛皮纸摊贴，每张约 6 平方厘米。

【取穴】 肝区。

【用法】 取摊成的膏药贴肝区，以醋炒麸皮布包放膏药上熨之，5 ~ 7

日取下。

【适应证】 适用于各型脂肪肝，症见肝区冷痛重着，转侧不利，静卧不减，阴天则痛剧，舌苔白腻，脉沉而濡。

◎ 脂肪肝散方一

【组成】 附片 10 克，肉桂 10 克，干姜 10 克，细辛 10 克，皂角刺 10 克，川芎 10 克，苍术 10 克，独活 10 克，冰片 10 克，威灵仙 10 克，土鳖虫 10 克，全蝎 10 克，羌活 10 克，红花 30 克，川椒 30 克，香油适量。

【制作】 诸药混合粉碎为末，过筛。

【取穴】 腰眼、肾俞、脾俞。

【用法】 每穴取药 10 克，用香油调成糊剂，放于 8 平方厘米胶布中贴穴位，每日 1 次，6 日为 1 个疗程。

【适应证】 适用于肝经湿热型脂肪肝见肝区疼痛者。

◎ 脂肪肝散方二

【组成】 肉桂 5 克，川乌 10 克，乳香 10 克，半夏 10 克，蜀椒 10 克，樟脑 3 克。

【制作】 上药研末，装瓶备用。

【取穴】 肾俞、命门。

【用法】 加适量白酒，将药炒热，贴敷肾俞（双）、命门穴，外用玻璃纸和胶布固定。隔日换药 1 次。

【适应证】 适用于肝经湿热型脂肪肝见肝区疼痛者。

◎ 湿热型脂肪肝外敷方

【组成】 精盐 500 克，小茴香子 120 克。

【制作】 将精盐和小茴香子放锅内炒热。

【取穴】 肝区。

【用法】 将炒热的药物用布包敷肝区。每日 2 ~ 3 次，每次 15 分钟。药用过后，下次仍可使用。

【适应证】 适用于肝经湿热型脂肪肝患者。

◎ 暖肝散

【组成】 川芎30克，川椒30克，大茴香（炒）30克，肉桂30克，补骨脂30克，当归30克，川楝子30克，升麻30克，附片15克。

【制作】 将药粉碎为末，过筛。

【取穴】 肝区。

【用法】 每次取药粉20克，加姜葱汁调膏，敷于肝区，上盖净布，以艾炷放膏上点燃灸之。

【适应证】 适用于各型脂肪肝患者。

◎ 麝香胡椒保肝膏

【组成】 人工麝香0.9～1.5克，胡椒27粒（小儿1岁1粒），雄鲫鱼1条（取背肉2块）。

【制作】 将以上药味共捣烂如泥，备用。

【取穴】 神阙、肝俞、脾俞。

【用法】 用时取上药泥适量，分贴神阙（肚脐）、肝俞（双）、脾俞（双）等处，外以纱布盖上，胶布固定。每日换药1次。

【适应证】 适用于肝经湿热型脂肪肝所致的黄疸者。

♥ 爱心小贴士

脂肪肝患者敷贴法注意事项有哪些？

（1）皮肤过敏的脂肪肝患者切勿使用敷贴法。

（2）敷药时要注意药物的软硬、干湿度，并及时更换，以防影响疗效，刺激皮肤，引起局部疼痛或溃疡。

（3）局部敷药后，要注意观察皮肤有无过敏、皮疹及皮肤糜烂、溃疡现象，一经发现，立即停用。

（4）穴位敷贴后一般不宜参加重体力劳动和游泳等体育活动，饮食需避免生冷及辛辣刺激性食物。

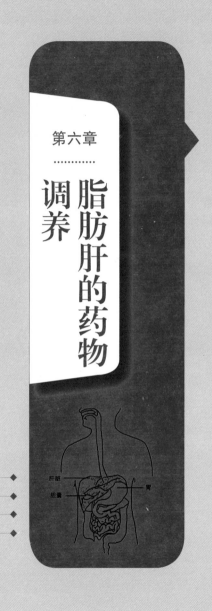

第六章

脂肪肝的药物调养

第一节　西药调养

一、保肝药

保肝药是指能改善肝功能、促进肝细胞再生、增强肝解毒能力的药物。遵医嘱选用 1 ～ 2 种保肝药物服用半年以上，或服用到肝功能生化指标恢复正常或影像学检查显示脂肪肝消退。原则上不用或不单纯服用仅仅能降低血清转氨酶的各种中西药，以免掩盖病情或放松基础治疗导致肝病恶化。保肝药物仅仅是一种辅助调养措施，主要用于伴有转氨酶升高的脂肪性肝炎患者，是一个短期的强化行为；而需要患者长期高度重视和调整的，是患者的饮食、运动和不良行为的纠正。这些非药物措施需要贯彻终身，否则脂肪肝就是治好了也会复发。因此，脂肪肝患者一定要了解主动参与治疗的重要性，力争找出并纠正自己的不良饮食和生活习惯，千万不要以为单纯依靠花钱买药就可求得健康。

◎ 保肝药适用范围

并非所有脂肪肝患者都需要用保肝药物，那么哪些脂肪肝患者需要用保肝药物呢，目前认为，下列 6 类脂肪肝患者需要用保肝药物。

（1）非酒精性脂肪性肝病转氨酶、γ - 谷胺酰转肽酶持续升高＞ 4 周的患者。大约 20% 的非酒精性脂肪性肝病患者出现转氨酶升高，但非酒精性脂肪性肝病患者的转氨酶升高并不一定都是由脂肪肝所致。饮酒可使非酒精性脂肪性肝病患者出现转氨酶升高等肝功能异常，服用某些药物也可能引起非酒精性脂肪性肝病患者的转氨酶升高，一些急性病毒感染也可引起转氨酶升高，但这些原因引起的转氨酶升高在病因去除后转氨酶很快恢复正常。如果转氨酶升高持续 4 周，并且转氨酶的水平相对稳定，符合非酒精性脂肪性肝病转氨酶升高的特点（即一般不超过

200 单位／升），考虑该患者的转氨酶升高是非酒精性脂肪性肝病所致。否则，非酒精性脂肪性肝病患者的短期一过性的转氨酶升高很可能不是脂肪肝本身所致。因此，对于转氨酶升高的非酒精性脂肪性肝病患者不要急于应用保肝药物，应定期复查肝功能，以除外其他因素或检查误差引起的转氨酶升高。对于转氨酶轻微升高的非酒精性脂肪性肝病患者不必应用保肝药物，我们认为转氨酶＞ 80 单位／升时才需用保肝药物。

（2）肝活检证实肝脏有炎症或纤维化的患者。由于肝活检是诊断脂肪肝的金标准，如果肝活检发现患者肝脏有炎症或纤维化的患者不论其肝功能是否正常，都应当应用保肝药物。

（3）容易发生脂肪性肝炎的患者。研究发现，年龄＞ 45 岁，内脏性肥胖（腰围男性≥ 90 厘米，女性≥ 80 厘米）、糖尿病、高血压、高甘油三酯血症等多项指标并存的患者容易发生脂肪性肝炎，这类患者应当服用保肝药物。

（4）酒精性脂肪肝已戒酒 3 月无效，或酒精性肝炎患者戒酒 1 个月仍有转氨酶异常的患者。

（5）原因不明的脂肪肝伴有慢性肝病相关表现的患者。

◎ 理想保肝药的特点

由于脂肪肝的主要病理特点是肝细胞内脂肪过度积聚，部分患者存在肝脏炎症，而且少数患者可能发展为肝纤维化和肝硬化。此外，非酒精性脂肪性肝病患者常伴有高脂血症、糖尿病和高血压等代谢异常性疾病。理想的保肝药物应满足以下条件。

（1）能减少肝细胞内脂肪合成，促进肝细胞内脂肪的排泄，使肝细胞内脂肪积聚减轻或消退。

（2）能保护肝细胞膜，促进损伤的肝细胞膜修复，提高肝细胞的抗氧化能力和解毒能力，使转氨酶等肝功能指标恢复正常。

（3）有抗炎作用，能减轻肝细胞坏死和凋亡。

（4）有抗肝纤维化作用，能防止肝硬化的形成。

（5）能兼顾治疗常见的伴随疾病，对高脂血症有降脂作用，但对正常血脂无影响；对高血压有降压作用，但对正常血压没有影响。

但目前，尚没有完全满足上述条件的理想保肝药物，尤其是目前的保肝药物不能有效地减轻和消除肝细胞内的脂肪积聚。因此，保肝药物的应用有一定的局限性。

◎ 保肝药在脂肪肝调养中的作用

保肝药物可延缓部分患者肝脏病变的进展。尽管大多数脂肪肝患者为单纯性脂肪肝，预后良好，但仍有少数患者为脂肪性肝炎，肝脏病变不断加重，逐渐向肝纤维化、肝硬化发展。应用保肝药物的主要目的就是保护肝细胞、减轻肝脏炎症、延缓或阻止病变向肝纤维化和肝硬化发展。

尽管对于酒精性肝病患者而言，戒酒至关重要，但实际上对长期饮酒尤其是酒精依赖的患者而言，坚持长期戒酒非常困难，而且戒酒并非对所有的酒精性肝病患者都有效。有报道，一些患者戒酒后脂肪性肝炎仍然持续存在，酒精性肝炎患者在 5 年内约有 25% 并发肝硬化。

对于肥胖性脂肪肝患者来说，减肥是关键有效措施，像酒精性肝病患者戒酒一样，实际上保持长期的减肥并非易事，因此，保肝药物在脂肪肝调养中仍有一定的作用和地位。但是脂肪肝患者也不能过高期望、依靠保肝药物。例如对于酒精性肝病患者，如果某种保肝药物能控制每日 2 两白酒引起的肝损伤，而患者每日饮半斤白酒，那么，即使患者应用这种保肝药物也不能控制肝脏的损伤。同样，如果某种药物对肥胖性脂肪肝的肝脏脂肪消退有一定作用，但如果患者不进行减肥，而体内过多的脂肪分解，不断向肝脏提高脂肪合成的原料，即使应用的药物有一定效果，但也不能控制脂肪肝的发展。随着脂肪肝患者的增多，社会上一些游医、药商为了获得更大的利益，进行一些虚假宣传，夸大一些药物的疗效，广大脂肪肝患者应对此提高警惕。

脂肪肝患者应如何使用保肝药？

◎ 硫普罗宁（凯西莱）

【药理作用】 具有解毒作用，保护肝组织、细胞，对乙醇性肝损伤有显著修复作用，改善肝功能。

【适应证】 用于脂肪肝、早期肝硬化、急慢性肝炎、酒精及药物性肝炎，还可用于重金属中毒，降低放疗、化疗引起的不良反应。

【制剂规格】 片剂，每片100毫克。

【用法用量】 口服。一次100～200毫克（1～2片），一日3次，疗程2～3个月，或遵医嘱。

【不良反应】 偶见皮疹、皮肤瘙痒、皮肤发红、荨麻疹、皮肤皱纹、天疱疮、皮肤眼睛黄染、胃肠道反应。

【禁忌】 对本品成分过敏的患者；重症肝炎并伴有高度黄疸、顽固性腹水、消化道出血等并发症的肝病患者；肾功能不全合并糖尿病者；孕妇及哺乳妇女；儿童；急性重症铅、汞中毒患者；既往使用本药时发生过粒细胞缺乏症、再生障碍性贫血、血小板减少或其他严重不良反应者均应禁用。

【注意事项】 用药前后及用药时应定期进行下列检查以监测本药的毒性作用：外周血细胞计数、血小板计数、血红蛋白量、血浆白蛋白量、肝功能、24小时尿蛋白。此外，治疗中每3个月或每6个月应检查一次尿常规。

◎ 门冬氨酸鸟氨酸（雅博司）

【药理作用】 直接参与肝细胞代谢，使肝细胞摄入的大部分血氨与鸟氨酸结合，并通过尿素循环进行代谢，生成尿素排出体外。门冬氨酸间接参与核酸合成并提供能量代谢的中间产物增强肝供能，恢复机体的能量平衡。能清除自由基，增强肝的排毒功能，促进肝细胞自身的修复和再生，减少肝细胞损伤。

【适应证】 用于各型肝炎、肝硬化、脂肪肝、肝炎综合征。

【制剂规格】 颗粒剂，每袋含门冬氨酸鸟氨酸3克。注射液，每支5克。

【用法用量】 颗粒剂，每次1袋，每日2～3次，溶于水或饮料中，餐前或餐后服用。注射液，常用量每日2～4支静脉滴注。

【不良反应】 大量静脉滴注有轻、中度消化道反应。

【禁忌】 对氨基酸类药物过敏者及严重肾衰竭的患者禁用。

【注意事项】 在大量使用本品时，注意监测血及尿中的尿素指标。

◎ 齐墩果酸

【药理作用】 明显降低血清 ALT，减轻肝细胞的变性、坏死以及肝组织的炎性反应和纤维化过程，促进肝细胞再生，加速坏死组织的修复。尚可纠正蛋白代谢障碍。

【适应证】 用于治疗慢性肝炎，可改善临床症状和肝功能。

【制剂规格】 片剂，每片 10 毫克。

【用法用量】 口服，每次 50 毫克，每日 4 次。

【不良反应】 少数患者用药后出现上腹部不适。个别人出现血小板轻度减少，停药后可恢复。

【禁忌】 对本品过敏者禁用。

【注意事项】 齐墩果酸作为保肝药时剂量不宜过大。如服用过量或出现严重不良反应，应立即就医。本品性状发生改变时禁止使用。如正在使用其他药品，使用本品前请咨询医师或药师。过敏体质者慎用。

◎ 双环醇（百赛诺）

【药理作用】 有显著的保肝作用和一定的抗乙肝病毒活性。可降低 ALT、AST，减轻肝组织的病理性损伤。可清除自由基，保护细胞膜。对慢性乙型肝炎和慢性丙型肝炎可改善临床症状，降低转氨酶，停药后未见反跳现象。

【适应证】 用于治疗慢性肝炎所致的转氨酶升高。

【制剂规格】 片剂，每片 25 毫克。

【用法用量】 口服，常用量每次 25 毫克，必要时可增至 50 毫克，每日 3 次。

【不良反应】 个别患者出现头晕、皮疹等。

【禁忌】 对本品和本品中其他成分过敏者禁用。

【注意事项】 用药期间应密切观察患者临床症状和肝功能变化。停药应逐渐减量。肝功能失代偿者应慎用。

◎ 甘草酸二铵（肝利欣）

【药理作用】 具有较强的抗炎、保护肝细胞及改善肝功能作用。还具有抗过敏、抑制钙内流及免疫调节作用。

【适应证】 用于伴有 ALT 升高的慢性肝炎。

【制剂规格】 胶囊，每粒 50 毫克。注射液，每支 50 毫克（10 毫升）。

【用法用量】 口服，每次 150 毫克，每日 3 次。注射液，30 毫升用 10% 葡萄糖注射液 250 毫升稀释后缓慢静脉滴注，每日 1 次。

【不良反应】 少数患者出现血压升高、头晕、头痛、腹胀、上腹部不适、皮疹和发热。

【禁忌】 严重低钾血症、高钠血症、高血压、心衰、肾衰竭患者禁用。

【注意事项】 应注意定期测血压、血钾、血钠，出现异常应减量或停药。

◎ 联苯双酯

【药理作用】 能降低血清谷丙转氨酶（ALT），增强肝解毒功能，减轻肝的病理损伤，促进肝细胞再生并保护肝细胞，从而改善肝功能。降酶作用随疗程延长而提高，但远期疗效欠佳，容易出现反跳，尤其是病程长、肝功能异常时间较长的患者。

【适应证】 用于慢性迁延型肝炎伴有丙氨酸氨基转移酶（ALT）升高异常者；也可用于化学药物引起的 ALT 升高。

【制剂规格】 片剂，每片 25 毫克。滴丸，每丸 1.5 毫克。

【用法用量】 片剂，一次 25 ~ 50 毫克（1 ~ 2 片），一日 3 次。滴丸，每次 7.5 ~ 15 毫克，一日 22.5 ~ 45 毫克。

【不良反应】 不良反应轻，个别病例服用后可出现轻度恶心，偶有皮疹发生。

【禁忌】 对本品过敏者禁用。肝硬化者禁用。孕妇及哺乳期妇女禁用。

【注意事项】 少数患者用药过程中 ALT 可回升，加大剂量可使之降低，停药后部分患者 ALT 反跳，但继续服药仍有效。个别患者于服药过程中可出现黄疸及病情恶化，应停药。

◎ 马洛替酯

【药理作用】 作用于肝细胞，促进 RNA 合成，激活核糖体而提高蛋白质合成能力，从而改善肝功能和脂质代谢，并抑制肝纤维化进展。

【适应证】 用于代偿期肝硬化时肝功能异常。

【制剂规格】 片剂，每片 100 毫克。

【用法用量】 口服，每次 200 毫克，每日 3 次。

【不良反应】 可见皮疹、恶心、呕吐、腹泻、食欲缺乏、口渴、头痛及血象改变。偶见 ALT、AST 升高。

【禁忌】 小儿、孕妇、哺乳期妇女及对本品过敏者禁用。

【注意事项】 血清氨基转移酶或胆红素明显增高的肝病患者慎用。

◎ 促肝细胞生长素

【药理作用】 能刺激正常肝细胞 DNA 合成，促进肝细胞再生。本药对四氯化碳诱导的动物肝细胞损伤有较好的保护作用，能降低 ALT，促进病变细胞的恢复。

【适应证】 用于亚急性重型肝炎的辅助治疗。

【制剂规格】 颗粒剂，每袋 50 毫克。注射剂，每支 20 毫克。

【用法用量】 口服，每次 100～150 毫克，每日 3 次。肌肉注射，每次 40 毫克，每日 2 次。必要时可静脉滴注。

【不良反应】 少数患者可能出现低热，应注意观察，出现高热者应停药。少见皮疹，停药后即可消失。

【禁忌】 对本品过敏者禁用。

【注意事项】 长期用药应定期检查肝功能和甲胎蛋白。谨防过敏反应，过敏体质者慎用。使用前如变为棕黄色不可用。应置于 4℃冰箱内保存。

◎ 熊去氧胆酸

【药理作用】　可增加胆汁酸分泌，使胆汁酸在胆汁中的含量增加，长期服用能显著降低胆汁中胆固醇及胆固醇酯含量，有利于结石中胆固醇逐渐溶解。可拮抗疏水性胆酸的细胞毒性作用，并有免疫调节作用。还具有清除自由基和抗氧化作用。

【适应证】　用于不宜手术治疗的胆固醇型结石，对中毒性肝损伤、胆囊炎、胆道炎和胆汁性消化不良也有一定治疗效果。

【制剂规格】　片剂，每片 50 毫克。

【用法用量】　利胆，每次 50 毫克，每日 150 毫克，于早、晚进餐时分次口服。

【不良反应】　主要不良反应为腹泻。

【禁忌】　胆道完全阻塞和严重肝功能减退者禁用。

【注意事项】　孕妇及哺乳期妇女应慎用。胆石症患者使用本药后，血脂无特殊变化，长期使用本药可增加外周血小板的数量。

二、血脂调节药

并非所有脂肪肝患者的血脂都高。酒精性脂肪肝患者中只有少部分人可能出现血脂增高。非酒精性脂肪肝原因比较复杂，包括肥胖、糖尿病、高血脂、药物及遗传因素等，还有 40% 左右原因不明。也就是说，即使在非酒精性脂肪肝患者中，也只有一部分人的血脂升高。显而易见，血脂不高的脂肪肝患者服用降血脂药，对脂肪肝患者没有任何意义。

但不可否认的是，合理使用降脂药物对脂肪肝也是有益的。辛伐他汀可显著改善酒精性脂肪肝的肝功能及血脂异常。鱼油对某些药物和高脂饮食所致脂肪肝有一定防治作用。降血脂治疗可能有助于防治微血栓形成及脂肪性肝炎和纤维化的发生。另外，适当的降血脂药物对于原发性高脂血症患者，确有兼顾降低血脂和防治脂肪肝的功效。

但是长期盲目服用降血脂西药，这样做不但不能治好脂肪肝，反而会使其加重。这是由于许多降脂药可能驱使血脂更集中于肝脏进行代谢，在肝处于正常情况下，降脂药物的作用是明显的。对于脂肪肝患者，降脂药的作用由于肝细胞的损害而减弱，反而促进脂质在肝内的蓄积并损害肝功能。

◎ 血脂调节药的分类

血脂调节药主要有三大类：①影响脂质合成、代谢和廓清的药物，又可分为3类：苯氧乙酸类（贝特类），如非诺贝特、吉非贝齐；羟甲基戊二酸单酰辅酶A（HMG-COA）还原酶抑制剂，即他汀类，如辛伐他汀、洛伐他汀；烟酸类，如烟酸、烟酸肌醇酯、阿西莫司等。②影响胆固醇及胆酸吸收的药物（胆汁酸结合树脂），如考来烯胺（消胆胺）、考来替泊。③多烯不饱和脂肪酸类，如亚油酸、二十碳五烯酸。除此以外，抗氧化剂普罗布考、维生素E等也具有一定的降脂作用。

（1）贝特类　主要用于以甘油三酯增高为主的高脂血症，可降低甘油三酯和极低密度脂蛋白水平，升高高密度脂蛋白，降低总胆固醇及低密度脂蛋白的作用较弱。用于Ⅱ、Ⅲ、Ⅳ型的脂质代谢异常。主要不良反应是引起轻度胃肠道症状，偶可引起转氨酶升高等。

（2）他汀类　主要用于以胆固醇升高为主的高脂血症，可降低TC和低密度脂蛋白浓度及极低密度脂蛋白的合成和释放，使高密度脂蛋白轻微升高，对甘油三酯也有一定降低作用。他汀类是Ⅱ、Ⅲ型高脂血症的首选药，长期使用能抑制动脉粥样硬化的进展，甚至能促进病变消退。主要不良反应：胃肠道反应、头痛、皮疹、骨骼肌溶解等。

（3）烟酸　是B族维生素，大剂量烟酸产生广谱的调节血脂作用，明显降低血浆甘油三酯及极低密度脂蛋白水平，也能降低血浆低密度脂蛋白水平，但后者作用出现缓慢而弱，可使高密度脂蛋白水平稍有升高。烟酸适用于Ⅱ、Ⅲ、Ⅳ、Ⅴ各种类型的高脂血症。

（4）胆汁酸结合树脂　可降低血浆总胆固醇和低密度脂蛋白水平，适用于以总胆固醇和低密度脂蛋白升高为主的高胆固醇血症（Ⅱ型高脂血症）。

（5）**多烯脂肪酸**　是含有 2 个或 2 个以上不饱和键结构的脂肪酸，分 Ω-6 和 Ω-3 两大类。Ω-3 型主要来自海洋生物中的油脂，Ω-6 型主要来源于植物油。Ω-3 型降低甘油三酯和极低密度脂蛋白作用较强，也可降低总胆固醇及低密度脂蛋白，而高密度脂蛋白有所升高，如多烯康胶丸。Ω-6 型有降低血浆总胆固醇和低密度脂蛋白，升高高密度脂蛋白的作用，如亚油酸。

（6）**普罗布考、维生素 E 等抗氧化剂**　可降低血清总胆固醇、低密度脂蛋白含量，抑制低密度脂蛋白氧化，减少氧化型低密度脂蛋白所引起的动脉粥样硬化。用于高胆固醇血症及预防动脉粥样硬化。

◎ 血脂调节药的使用注意

患了脂肪肝并非都得服用降血脂药物，而降血脂药物应用不当有时非但不能减轻脂肪肝，反可加重肝脏损伤。其原因可能为脂肪肝的出现代表肝脏对脂质代谢紊乱的处理已达极限，这时候再用降血脂药物，脂肪化的肝脏对降血脂药物的耐受性下降，应用不当易发生药物性肝病。

（1）脂肪肝如果不伴有高脂血症，那么就不要用降血脂药物；患有脂肪肝又有高脂血症，需根据高脂血症的原因、程度以及发生动脉硬化性心脑血管病变的概率，酌情决定是否要用降血脂药物。

（2）如果是酒精中毒引起的，那么戒酒对降低血脂和减轻脂肪肝都有好处。

（3）是药物引起的，能停药则尽量停药，假如不能戒酒或停药而血脂增高又不是太明显就不要管它，因为你"管"它就可能会增加肝脏负担。

（4）对于肥胖、糖尿病引起的高脂血症，如果血脂不是很高，可通过节食、运动等方法控制体重和血糖来调整血脂和防治脂肪肝。如果服用 3 ~ 6 月后，血脂还是较高则可使用降血脂药物，但常需适当减量或同时联用保肝药物。

（5）有高脂血症家族史并且血脂增高明显者则要用降血脂药物，因为这个时候降血脂药物可起到"标本兼治"的作用。

脂肪肝患者应如何使用血脂调节药?

◎ 非诺贝特（立平脂）

【药理作用】 降低血浆甘油三酯和抑制其合成，抑制胆固醇的合成，同时尚可降低低密度脂蛋白和血尿酸。

【适应证】 用于糖尿病伴高脂血症患者。

【制剂规格】 胶囊（片）剂，每粒（片）100毫克、200毫克、300毫克。

【用法用量】 口服，每次100毫克，一日2～3次。

【不良反应】 上腹不适、饱胀烧灼感、食欲下降、轻度腹泻等。

【禁忌】 孕妇及哺乳期妇女禁用，肝肾功能不全的患者慎用。

【注意事项】 有潜在的抗凝血作用，对使用抗凝血剂的患者，抗凝剂的剂量应减少1/3。

◎ 苯扎贝特（必降脂）

【药理作用】 其能降低甘油三酯、胆固醇、低密度和极低密度脂蛋白，同时可升高高密度脂蛋白。

【适应证】 用于ⅡA、ⅡB及Ⅳ型高脂血症患者。

【制剂规格】 糖衣片，200毫克。缓释片，400毫克。

【用法用量】 口服，每次200毫克，每日3次。有胃肠道反应者，从每日200毫克开始，逐渐增加剂量。肾功能减退患者，隔日口服1次，每次200毫克。

【不良反应】 少数患者出现恶心、呕吐、食欲不振等。

【禁忌】 严重肝肾功能不全者及孕妇禁用。

【注意事项】 偶见转氨酶轻度升高，肝功能不全者慎用。

◎ 吉非贝齐（博利脂，诺衡）

【药理作用】 主要降低极低密度脂蛋白胆固醇和甘油三酯的含量。

【适应证】 用于ⅡA、ⅡB、Ⅲ、Ⅳ及Ⅴ型高脂血症。

【制剂规格】 片剂，每片600毫克；胶囊剂，每粒300毫克。

【用法用量】 口服，每日 1.2 克，分两次于早、晚餐前 30 分钟服用。可根据情况增减剂量。

【不良反应】 不良反应轻，主要为胃肠道反应和乏力。少数患者出现短暂性转氨酶升高，停药后可恢复。

【禁忌】 肝肾功能不全者禁用。

【注意事项】 患者应定时作凝血酶原测定。孕妇应慎用。

◎ 洛伐他汀（美降脂，美维诺林）

【药理作用】 可使内源性胆固醇合成减少，可触发肝代偿性增加 LDL 受体的合成，增加肝对 LDL 的摄取，从而降低血浆 TC、LDL 及 VLDL 的水平，也降低 TG 水平，增加 HDL。

【适应证】 用于原发性高胆固醇血症（ⅡA、ⅡB 型）及以胆固醇升高为主的混合型高脂血症。

【制剂规格】 片剂，每片 10 毫克、20 毫克、40 毫克。

【用法用量】 口服，开始 20 毫克，每日 1 次，在晚餐时服用。必要时调整剂量，最大剂量每日 80 毫克，1 次或分 2 次服用。

【不良反应】 可见头痛、倦怠、胃肠道反应（腹胀、便秘、腹泻、腹痛、恶心、消化不良）、皮疹等不良反应，较轻、较少、短暂。偶有白细胞、血小板减少以及肝功能异常等。

【禁忌】 孕妇及哺乳期妇女禁用，对本药过敏者及肝功能持续异常者禁用。

【注意事项】 用药期间应定期检查血胆固醇和血肌酸磷酸激酶。应用本品时如有低血压、严重急性感染、创伤、代谢紊乱等情况，须注意可能出现的继发于肌溶解后的肾功能衰竭。肾功能不全时，本品剂量应减少。本品宜与饮食共进，以利吸收。

◎ 辛伐他汀（舒降脂）

【药理作用】 抑制内源性胆固醇的合成。

【适应证】 用于高胆固醇血症、冠心病。

【制剂规格】 片剂，每片 10 毫克、20 毫克。

【用法用量】 口服，10 毫克，每日 1 次，晚餐时服用，必要时可于 4 周内增至 40 毫克，每日 1 次。

【不良反应】 可见腹痛、便秘、胃肠胀气，极少见疲乏无力、头痛。罕见的有过敏反应综合征。

【禁忌】 对本品过敏者禁用。活动性肝炎或无法解释的持续血清转氨酶升高者禁用。孕妇和哺乳期妇女禁用。

【注意事项】 患者接受辛伐他汀治疗以前应接受标准胆固醇饮食并在治疗过程中继续使用。对酒精饮用量过大和／或有既往肝脏病史的患者，应谨慎使用本品。

◎ 普伐他汀（帕瓦停）

【药理作用】 降低胆固醇作用明显，对 TG 无明显降低作用。

【适应证】 用于饮食限制仍不能控制的原发性高胆固醇血症或合并有高甘油三酯血症患者（ⅡA 和 ⅡB 型）。

【制剂规格】 片剂，每片 5 毫克、10 毫克。

【用法用量】 口服，10 毫克，分两次服用。可据情况增加至每日 20 毫克。

【不良反应】 可见轻度转氨酶升高、皮疹、肌痛、头痛、胸痛、恶心、呕吐、腹泻、疲乏等。

【禁　　忌】 对本品过敏者，活动性肝炎或肝功能试验持续升高者，以及妊娠及哺乳期的妇女禁用。

【注意事项】 对纯合子家庭性高胆固醇血症疗效差。治疗期间，应定期检查肝功能。有肝脏疾病史或饮酒史的患者应慎用本品。

◎ 阿昔莫司

【药理作用】 能抑制脂肪组织释放游离脂肪酸，降低极低密度和低密度脂蛋白，促进高密度脂蛋白增高。

【适应证】 用于各种原发性和继发性高脂血症。

【制剂规格】 胶囊，每粒 250 毫克。

【用法用量】 口服，每次 250 毫克，每日 2 ~ 3 次。

【不良反应】 少而轻微，偶见皮肤毛细血管扩张、瘙痒、上腹部烧灼感、头痛、乏力，大多数患者不需停药，一经停药即可消除。

【禁忌】 对本品过敏者、有消化性溃疡者、严重肾功能不全者禁用。

【注意事项】 哺乳期妇女和孕妇慎用，肾功能不全者慎用或减量使用。

◎ 月见草油

【药理作用】 含亚麻酸、亚油酸等不饱和脂肪酸，可降低血浆胆固醇、TG，抑制血小板聚集。

【适应证】 用于高脂血症。

【制剂规格】 胶囊，每粒 300 毫克、350 毫克、500 毫克。

【用法用量】 常用量每次 1.5 ~ 2 克，每日 3 次，口服。

【不良反应】 服药后可见恶心、便秘等反应，继续用药后可减轻。

【禁忌】 对本品过敏者禁用。出血性疾病患者禁用。孕妇禁用。

【注意事项】 未成年人群不适合服用月见草油。患有子宫肌瘤的女性遵从医生嘱咐使用。女性经期之间不适宜服用。经期量多的女性减少服用。

◎ 普罗布考（丙丁酚）

【药理作用】 可降低血浆 LDL 和 HDL，对 TG 和 VLDL 基本无影响。具有强大的抗氧化作用，促进实验动物和人体动脉粥样硬化病变的减轻和消退。

【适应证】 用于 ⅡA 型高脂血症，与其他降脂药合用可用于 ⅡB 和 Ⅲ、Ⅳ 型高脂血症。

【制剂规格】 片剂，每片 500 毫克。

【用法用量】 口服，每次 500 毫克，每日 2 次，分别于早、晚餐时服用。

【不良反应】 不良反应轻微，主要有腹泻、腹痛、恶心、呕吐等，尚有转氨酶、胆红素一过性升高。

【禁忌】 急性心肌梗死、心肌缺血、严重室性心律失常者及孕妇禁用。

【注意事项】 服用本品对诊断有干扰，可使血氨基转移酶、胆红素、肌酸磷酸激酶、尿酸、尿素氮短暂升高。服用本品期间应定期检查心电图 Q-T 间期。服用三环类抗抑郁药、Ⅰ类及Ⅲ类抗心律失常药和吩噻嗪类药物的患者服用本品发生心律失常的危险性大。

◎ 多烯康

【药理作用】 降低血清甘油三酯和总胆固醇，升高高密度脂蛋白，舒张血管，抑制血小板聚集和延缓血栓形成。

【适应证】 用于高脂血症、冠心病、脑栓塞的治疗，对高血压、血管性偏头痛也有效。

【制剂规格】 胶丸，每丸 300 毫克（EPA 和 DHA 甲酯或乙酯 210 毫克）、450 毫克（EPA 和 DHA 甲酯或乙酯 315 毫克）。

【用法用量】 口服，每次 0.9 ~ 1.8 克，每日 3 次。

【不良反应】 不良反应较少。大剂量服用可引起消化道不适。

【禁忌】 有出血性疾病者禁用。

【注意事项】 性状改变，颜色显褐色不可应用。

三、抗氧化剂及生物膜保护剂

◎ 抗氧化剂

根据"二次"打击学说，氧应激和脂质过氧化反应作为二次打击在脂肪性肝炎形成过程中起着重要作用，阻断氧应激和脂质过氧化反应可能对脂肪性肝炎有治疗作用，因此抗氧化剂可能成为治疗脂肪性肝炎的有效方法。

◎ 生物膜保护剂

生物膜保护剂可减少肝细胞的脂变，保护和修复受损的肝细胞膜及其伴发的炎症和纤维化，但对不能戒酒者应慎用。

♥ 爱心小贴士

脂肪肝患者应如何使用抗氧化剂及生物膜保护剂？

◎ 牛磺酸

【药理作用】 具有维持组织渗透压、稳定细胞膜、调节细胞内平衡、抗脂质过氧化和保护胰岛B细胞等作用。

【适应证】 用于急慢性肝炎、脂肪肝、胆囊炎，也可用于支气管炎、扁桃体炎、眼炎等感染性疾病。

【制剂规格】 片剂、胶囊剂，每片（粒）0.5克；冲剂，每袋含牛磺酸0.5克。

【用法用量】 成人每次服0.5克，一日3次；儿童每次0.5克，一日2次。

【不良反应】 如服用过量或发生严重不良反应时应立即就医。

【禁忌】 当本品性状发生改变时禁用。

【注意事项】 儿童必须在成人监护下使用。请将此药品放在儿童不能接触到的地方。

◎ 水飞蓟宾（水飞蓟素，益肝灵）

【药理作用】 是从水飞蓟果实中提取的一组黄酮类化合物。抗自由基和脂质过氧化，降低转氨酶，提高蛋白质合成，促进损伤后肝细胞再生，对肝细胞膜有明显保护及稳定作用。

【适应证】 用于慢性迁延性肝炎、慢性活动性肝炎、早期肝硬化、中毒性肝损伤等。

【制剂规格】 水飞蓟宾片，每片35毫克、38.5毫克；水飞蓟宾胶囊，每粒35毫克、140毫克；水飞蓟宾葡甲胺片，50毫克。

【用法用量】 口服，每次70~140毫克，每日3次，饭后服用。维持治疗可减半。

【不良反应】 不良反应较少，偶尔出现头晕、恶心、呃逆、轻度腹泻等。

【禁忌】 尚不明确。

【注意事项】 对本品过敏者慎用。

◎ 还原型谷胱甘肽（GSH）

【药理作用】 能激活各种酶，从而促进糖类、脂肪及蛋白质代谢，促进肝合成；激活胆酸活性，促进胆酸排泄；影响细胞代谢，保护可溶性蛋白的巯基（-SH）不受氧化，保护肝细胞膜。能抑制脂肪肝的形成，改善中毒性肝炎和感染性肝炎的症状，降低转氨酶。

【适应证】 用于：①化疗患者：包括用顺氯铵铂、环磷酰胺、阿霉素、红比霉素、博来霉素化疗，尤其是大剂量化疗时。②放射治疗患者。③各种低氧血症：如急性贫血，成人呼吸窘迫综合征，败血症等。④肝脏疾病：包括病毒性、药物毒性、酒精毒性及其他化学物质毒性引起的肝脏损害。⑤还可用于解毒、抗过敏、防止皮肤色素沉着及眼科疾病等。

【制剂规格】 注射用谷胱甘肽，每支50毫克。

【用法用量】 肌肉注射：将本品用所附的2毫升维生素C注射液溶解后使用。每次50~100毫克，每日1~2次。

【不良反应】 即使大剂量、长期使用亦很少有不良反应。罕见突发性皮疹。

【禁忌】 对本品有过敏反应者禁用。

【注意事项】 注射时不能与维生素B_{12}、维生素K、泛酸钙、乳清酸、抗组胺类、磺胺类及四环素类混合使用。

◎ S-腺苷蛋氨酸（S-腺苷甲硫氨酸，SAM）

【药理作用】 参与体内重要生化反应，调节肝细胞膜流动性并促进解毒过程中硫化产物的合成；增加肝内谷胱甘肽、牛磺酸、半胱氨酸水平。

【适应证】 用于脂肪肝，肝硬化前和肝硬化所致肝内胆汁淤积，妊娠期肝内胆汁淤积。

【制剂规格】 注射用腺苷蛋氨酸，每瓶500毫克；片（肠溶）剂，每片500毫克。

【用法用量】 初始治疗：肌肉或静脉注射，每日500～1000毫克，共2周；维持用药：口服，每日500～1000毫克。

【不良反应】 部分人口服后出现胃灼热和上腹痛；敏感者偶可引起昼夜节律紊乱，睡前服用催眠药可减轻。

【禁忌】 片剂应在服用前从铝条中取出，由白色变为其他颜色时不可服用。注射剂不可与碱性液体或含钙液体混合。

【注意事项】 血氨增高的肝硬化前及肝硬化患者用药有发生肝性脑病危险，须在医生监督下用药。

◎ 维生素 C

【药理作用】 是重要的自由基清除剂，参与氨基酸代谢、神经递质的合成、胶原蛋白和组织细胞间质的合成，还参与解毒功能，可降低毛细血管的通透性，加速血液凝固，增加抗感染能力，且有抗组胺和阻止致癌物生成的作用。

【适应证】 用于肝硬化、急慢性肝炎和砷、汞、铅、苯等慢性中毒引起的肝损害；坏血病的防治；急慢性传染病及病后恢复期；各种贫血；过敏性皮肤病；口疮；延缓衰老。

【制剂规格】 片剂：每片20毫克、25毫克、50毫克、100毫克、250毫克。咀嚼片：每片100毫克。泡腾片：每片500毫克。注射液：每支100毫克、250毫克、500毫克、2.5克。

【用法用量】 片剂，口服，常用量每次50～100毫克，每日2～3次。静脉注射或肌肉注射，每日0.25～0.5克，或以5%～10%葡萄糖液稀释静脉滴注。

【不良反应】 每日服用1～4克可引起腹泻、皮疹、胃酸增多、胃液反流，有时引起泌尿系结石、深静脉血栓或凝血。

【禁忌】 不可与碱性药物（碳酸氢钠、氨茶碱、谷氨酸钠等）、维生素B_2、铜、铁离子的溶液合用，否则影响疗效。

【注意事项】 每日用量超过5克可引起溶血，重者致命。大量服用可降低妇女生育能力，孕妇大量服用可出现婴儿坏血病、糖尿病、痛风、肾结石等。

◎ 维生素E

【药理作用】 增强细胞的抗氧化作用，减少过氧化脂质对生物膜的损害；参与各种酶活动，促进血红素代谢；维持和促进生殖功能；维持骨骼肌、心肌和平滑肌的正常结构和功能；维持毛细血管通透性，防止血栓形成；改善脂质代谢，预防动脉硬化症，延缓衰老。

【适应证】 用于高脂血症、动脉硬化、肝胆系统疾病、吸收功能不良综合征、神经痛等多种疾病的辅助治疗。

【制剂规格】 片剂：每片5毫克、10毫克、100毫克。胶丸：每丸5毫克、10毫克、50毫克、100毫克、200毫克。粉剂：每克粉剂含维生素E0.5克。注射液：每支5毫克、50毫克。

【用法用量】 口服或肌肉注射，每次10~100毫克，每日1~3次。

【不良反应】 长期应用（6个月以上）易引起血小板聚集和血栓形成。大剂量长期服用，部分患者出现恶心、头痛、疲劳、眩晕、视物模糊、月经过多等。偶可引起低血糖、血栓性静脉炎等。

【禁忌】 对本品过敏者禁用。本品性状发生改变时应禁用。

【注意事项】 由于维生素K缺乏而引起低凝血酶原血症患者慎用。缺铁性贫血患者慎用。儿童用量请咨询医师或药师。如服用过量或发生严重不良反应，请立即就医。儿童必须在成人监护下使用。要将此药品放在儿童不能接触的地方。

◎ 必需磷脂（肝得健，易善力，易善复）

【药理作用】 可使肝细胞膜组织再生，协调磷脂与细胞膜组织之间的功能，使肝脂肪代谢、蛋白质合成及解毒功能恢复正常；有良好亲脂性，含有大量不饱和脂肪酸，可保护肝细胞结构及对磷脂有依赖性的酶系统，防止肝细胞坏死，促进肝疾病康复。

【适应证】 用于各种脂肪肝、急慢性肝炎、肝硬化、肝性脑病等。

【制剂规格】 软胶囊：每粒228毫克。注射液：每支232.5毫克。

【用法用量】 常用量每日2支静脉注射；每日3次口服，每次2粒。

【不良反应】 大剂量可出现胃肠功能紊乱。静脉注射要缓慢，注射过快可引起血压下降。

【禁忌】 因必需磷脂注射剂中含有苯甲醇，故不可用于新生儿。

【注意事项】 口服胶囊应在就餐中用足量水吞服，不可咀嚼。孕妇前3个月应慎用。必需磷脂必须使用澄清液。注射时须缓慢。药液须现配现用。

四、减肥药

药物减肥是在其他方法疗效十分不佳的情况下才不得已而采用的方法，因为大部分减肥药物，都有一定的不良反应，所以服用药物时间不宜过长，一般临床上只对重度肥胖及重度脂肪肝患者才选用减肥药，而且是在医生的指导下合理使用的，针对每个不同个体的适应证来进行。

◎ 减肥药的适应证

减肥药物的使用具有很强的专业性，应在医生的指导下，严格掌握适应证。下述情况可以考虑应用减肥药物：

（1）肥胖，食欲旺盛，餐前饥饿难忍，每餐进食较多。

（2）肥胖合并高血糖、高血压、血脂异常和脂肪肝。

（3）肥胖合并负重关节疼痛。

（4）肥胖引起呼吸困难或有阻塞性睡眠呼吸暂停综合征。

（5）体重指数 ≥ 24，有上述并发症情况，或体重指数 ≥ 28，不论是否有并发症，经过 3 ~ 6 个月单纯控制饮食和增加活动等处理仍不能减重 5%，甚至体重仍有上升趋势者。

◎ 减肥药的分类

根据减肥药的作用机制，减肥药可分为以下 3 种：

（1）**抑制食欲类减肥药** 通过抑制食欲，减少进食，降低能量摄入，从而降低体重。这类药物又分为两种，一种是作用于中枢神经系统的食欲抑制药物，这类药物通过抑制摄食中枢或刺激饱觉中枢来达到抑制食欲的作用，包括苯丙胺及其类似药物、氟西汀、西布曲明、胆囊素、胰淀素、咖啡因、麻黄碱等；另一种是局部麻醉药，可以使口腔及肠胃黏膜麻木，通过影响味觉，来达到抑制食欲的作用，如苯佐卡因等。

（2）抑制消化吸收的减肥药　抑制肠胃消化吸收的药物主要有脂肪酶抑制剂和葡萄糖苷酶抑制剂。脂肪酶抑制剂通过抑制胃肠道对脂肪的吸收而发挥减肥作用，临床上常用的是奥利司他（赛尼可）等。葡萄糖苷酶抑制剂减肥的作用机制主要是通过抑制双糖和多糖的分解减少胃肠道对糖类的吸收从而减少机体的能量摄入。

（3）促进能量消耗的减肥药　这类药物通过增加机体代谢、促进能量消耗而减少体内脂肪。这类药物包括甲状腺激素、雄激素、生长激素等。

◎ **减肥药的应用原则**

减肥是一门科学，服用减肥药一定要在专业医师的指导下，有步骤、有选择地进行，而不是自行购买减肥药任意服用。减肥药物的应用要遵循以下几个原则：

（1）**服用药物与饮食控制、运动锻炼相结合**　饮食控制和运动锻炼是减肥的基础方法，而减肥药物只是减肥的一种辅助方法。不控制饮食，不坚持运动，不养成良好的生活习惯，所有的药物都难以达到真正的效果。因此，首先要树立明确的目标，坚定信心，持之以恒。

（2）**不要好高骛远**　胖子不是一口吃成的，也不可能短期内就一下子解决肥胖的所有问题，体重减轻越迅速，反弹就越严重。这是因为如果体重减轻过快，脂肪细胞处于一种饥饿状态，吸收合成脂质的能力大大加强，所以避免刺激脂肪细胞的最好方法就是逐渐地减轻体重。最科学的减肥目标是 6 ~ 12 个月内减重 5% ~ 10%，最初一个月减重 2 ~ 5千克，以后每月减重 1 ~ 2 千克。

（3）**合理用药，防止副作用**　目前市面上的减肥药种类繁多，大多数减肥药都会有效果，但同时也会有一定的副作用，像西药都通过肝脏代谢，用多了会严重影响甚至损害肝功能，长期使用还会对免疫功能等造成影响，出现尿多、汗多、腹痛、腹泻、腹部不适、恶心、厌食等症。因此，采用哪种药物，一定要先掌握药物的性能、特点、副作用等，然后再对症下药。

❤ 爱心小贴士

脂肪肝患者应如何使用减肥药？

◎ **西布曲明（曲美）**

【药理作用】　为非苯丙胺类中枢性食欲抑制药，其代谢产物可抑制去甲肾上腺素、5-羟色胺及多巴胺的再摄取，增加饱腹感；还可增加产热、促进能量消耗。长期服用（半年）可使体重下降，减肥程度与用药剂量有关。还有一定的抗抑郁作用。

【适应证】　用于肥胖症。

【制剂规格】　胶囊剂，每粒5毫克、10毫克、15毫克。

【用法用量】　常用量，开始每日10毫克，清晨空腹1次服用。如效果不明显，可于用药4周后增至每日15毫克（不得超过15毫克）。

【不良反应】　可出现心动过速、早搏、血压升高、头痛、失眠、口干、便秘、皮疹或皮肤干燥、情绪易激动等。

【禁忌】　神经性厌食症、心律失常、心力衰竭、冠心病、严重肝肾功能不全、未得到控制的高血压患者及对本药过敏者禁用。

【注意事项】　不得与拟5-羟色胺药和单胺氧化酶抑制药合用。用药前应测量血压和心率。

◎ **奥利司他**

【药理作用】　为胃肠脂肪酶抑制药，可减少食物中脂肪的吸收，从而减轻体重。机制是使胃及胰的脂肪酶失活，使其不能将食物中的脂肪分解为游离脂肪酸，因而脂肪不能被吸收、利用。常用剂量可抑制30%的脂肪吸收，即每日减少约200千卡的能量吸收。

【适应证】 用于肥胖症及高脂血症。

【制剂规格】 胶囊剂，每粒120毫克。

【用法用量】 常用量每次口服120毫克，每日3次，餐中或餐后1小时服用。服药2周体重开始下降，可连续服半年至1年。每日剂量超过400～600毫克，疗效不再增加。

【不良反应】 胃肠道反应较为多见，如恶心、呕吐、腹痛、呃逆、大便次数增多、稀便、软便、脂肪便等。

【禁忌】 患慢性吸收不良综合征或胆汁郁积症及对奥利司他或药物制剂中任何一种其他成分过敏的患者禁用。

【注意事项】 尚可降低维生素E等脂溶性维生素在血液中的含量，应适当补充。

五、胰岛素增敏剂

胰岛素抵抗是指胰岛素作用的靶器官对胰岛素的敏感性下降，即正常剂量的胰岛素产生低于生物学效应的一种状态。胰岛素抵抗是2型糖尿病的重要表现，减弱了胰岛素对脂代谢的调节，出现代谢紊乱，大量脂肪被动员，循环中游离脂肪酸（FFA）增多促使细胞内脂肪酸堆积，使肝细胞损伤或诱导中性粒细胞和其他炎症细胞的聚集和浸润，导致脂肪肝的发生。改善胰岛素抵抗，可增加胰岛素敏感性，有助于脂肪肝的转归。改善胰岛素抵抗，最根本的方法是控制饮食、增加运动、改变不良生活方式等。同时有些药物也有改善胰岛素抵抗的作用。常用的胰岛素增敏剂有噻唑烷二酮类药物和双胍类药物。

◎ **胰岛素增敏剂的种类**

（1）噻唑烷二酮类药物 目前中国市场上的噻唑烷二酮类药物有

两种，一是罗格列酮，二是吡格列酮。噻唑烷二酮类主要是帮助胰岛素信号或者胰岛素代谢过程中关键物质的表达来改善胰岛素抵抗。胰岛素抵抗发生很主要的原因就是脂肪细胞功能的改变，比如说人胖了，脂肪细胞的体积就大了，有好多功能改变了，造成了胰岛素抵抗。而噻唑烷二酮类药物可以促进前脂肪细胞向成熟脂肪细胞分化，使大脂肪细胞减少，小脂肪细胞增多，这样使脂肪细胞的功能正常，胰岛素抵抗就减轻了。另外，噻唑烷二酮类还能通过调控与糖脂代谢某些通路相关基因的转录，来增加胰岛素敏感性。

（2）二甲双胍　二甲双胍是最常用的口服降糖药之一。但确切地说，二甲双胍应称为抗高血糖药，因为血糖正常的人服后不会发生低血糖。二甲双胍不是通过刺激胰岛 β 细胞功能而降低血糖，而是通过增加周围组织对胰岛素的敏感性，增加葡萄糖的利用，减少葡萄糖对组织的毒性作用来降低血糖。

◎ 胰岛素增敏剂的应用注意

（1）如果糖尿病性脂肪肝患者没有应用胰岛素增敏剂的禁忌证，应首选胰岛素增敏剂。

（2）由于胰岛素增敏剂针对非酒精性脂肪性肝病的相关研究还不深入，目前没有糖尿病的脂肪肝患者应用胰岛素增敏剂还为时过早。

（3）尽管罗格列酮和吡格列酮都具有控制血糖和治疗脂肪肝的作用，但这两种药物可能会使部分患者体重增加，导致肥胖加重，而二甲双胍除具有控制血糖和治疗脂肪肝的作用外，还具有减轻体重的作用。由于糖尿病性脂肪肝患者大多数为肥胖患者，选择胰岛素增敏剂治疗糖尿病性脂肪肝时，最好选用二甲双胍。

（4）如果患者转氨酶异常，但不超过正常值上限的 3 倍，可以应用二甲双胍、罗格列酮和吡格列酮，但需要监测肝功能并给予保肝药物。如果患者转氨酶超过正常值上限的 3 倍，应避免使用胰岛素增敏剂，经保肝治疗使肝功能恢复后，再考虑使用这些药物。如果肝功能处于失代偿状态，则不能应用二甲双胍、罗格列酮和吡格列酮等。

脂肪肝患者应如何使用胰岛素增敏剂?

◎ 罗格列酮(文迪雅)

【药理作用】 为噻唑烷二酮类胰岛素增敏剂,通过增加骨骼肌、肝、脂肪组织对胰岛素的敏感性,提高细胞对葡萄糖的利用而发挥降低血糖作用。可明显降低空腹血糖、餐后血糖及胰岛素、C肽、糖化血红蛋白(HBA1C)水平。

【适应证】 用于经饮食控制和锻炼治疗效果不佳的2型糖尿病患者。也可同磺脲类或双胍类合用治疗单用时血糖控制不理想者。

【制剂规格】 片剂,每片2毫克、4毫克、8毫克。

【用法用量】 口服,开始剂量每日4毫克,单次或分2次口服,12周后如空腹血糖下降不明显,可增加至每日8毫克。可空腹或进餐时服用。

【不良反应】 轻中度水肿,发生率为4.8%。贫血,发生率约为1%。低血糖反应,合并使用其他降糖药物时,有发生低血糖的风险。肝功能异常,均为轻中度转氨酶升高,并且可逆。血脂增高。

【禁忌】 1型糖尿病或糖尿病酮症酸中毒、心功能不全患者,儿童、孕妇、哺乳期妇女及对该药过敏者禁用。

【注意事项】 水肿患者慎用本药。绝经期前无排卵的胰岛素抵抗者,有妊娠可能,需考虑采取避孕措施。

◎ 二甲双胍(甲福明,降糖片)

【药理作用】 为双胍类口服降血糖药。主要通过促进脂肪组织摄取葡萄糖,使肌肉组织无氧酵解增加,增加葡萄糖的利用;拮抗抗胰岛素因子,减少葡萄糖经消化道吸收,从而降低血糖。尚可抑制胰高血糖素的释放。降糖作用可持续8小时。可利用其抑制食欲及肠吸收葡萄糖而减轻体重。

【适应证】 用于2型糖尿病伴肥胖者。

【制剂规格】 片剂,每片25毫克。

【用法用量】 口服，每次0.5克，每日1～1.5克。开始时每次0.25克，每日2～3次，以后可根据病情调整用量。餐中服药可减轻胃肠道反应。

【不良反应】 可见厌食、恶心、呕吐、口中金属味等胃肠道反应，大剂量服用可发生腹泻。偶有疲倦、乏力、体重减轻、头晕和皮疹。本品可引起乳酸性酸血症、贫血。

【禁忌】 充血性心力衰竭、呼吸衰竭、肝肾功能不全及糖尿病并发酮症酸中毒和急性感染时禁用，孕妇、哺乳期妇女应禁用。

【注意事项】 注意监测空腹血糖、尿糖及尿酮体。

第二节　单味中药调养

一、单味中药调养脂肪肝的作用机制

中药降脂作用主要是通过以下 3 个途径实现的。

◎ 抑制外源性脂质吸收

如大黄、虎杖、决明子等可促进肠道蠕动，减少胆固醇吸收；何首乌所含卵磷脂可阻止胆固醇、类脂质沉积滞留；蒲黄所含植物固醇在肠道能竞争性抑制外源性胆固醇吸收；金银花可降低肠内胆固醇吸收；茵陈可使内脏脂肪沉着减少；槐花可有效降低肝内胆固醇含量；三七、酸枣仁亦可阻止胆固醇吸收及在血管壁堆积。

◎ 抑制内源性脂质合成

如泽泻可减少合成胆固醇原料乙酰辅酶 A 的生成；山楂水煎剂可增加胆固醇生物合成限速活力；西洋参茎叶可降低血中脂质，抑制过氧化脂质生成。

◎ **促进体内脂质的转运和排泄**

人参皂苷可促进胆固醇的转化、分解和排泄；柴胡皂苷能促进血中胆固醇周转；老山云芝多糖通过刺激清道夫受体途径，整体发挥降脂作用，马齿苋、昆布、紫苏子、酸枣仁、沙苑子、夜交藤、女贞子、月见草子、大黄、虎杖、石菖蒲等均可升高血浆高密度脂蛋白——胆固醇或载脂蛋白，促进脂质转运排泄，影响体内脂质代谢；胡桃肉、月见草子、何首乌、山楂、菊花、黄芩等可通过多种机制起到调节脂质代谢的作用。

二、常用调养脂肪肝的中药

以下药物通过现代研究均已证实具有一定的抗脂肪肝作用，但是由于脂肪肝的发病机制复杂，目前仍然主张以中医辨证论治为基础，组成复方，多法联用，以避免一法一药引起的偏颇，在用药过程中，尤其要注意结合患者的情况和病机特点，配合多种饮食、运动等辅助治疗方法，方能取得满意的疗效。

◎ **山楂**

【性味归经】 酸、甘，微温。归脾、胃、肝经。

【功效】 消食化积，行气散瘀。

【用法用量】 内服：煎汤，10～15克，大剂量30克。生山楂、炒山楂多用于消食散瘀，焦山楂、山楂炭多用于止泻痢。

【临床应用】 各型脂肪肝所致的食积停滞。常与麦芽、神曲等配伍应用。

◎ **莲子**

【性味归经】 甘、涩，平。归脾、肾、心经。

【功效】 补脾止泻，益肾固精，养心安神。

【用法用量】 内服：煎汤，6～15克；或入丸散。

【临床应用】 肝肾阴虚型、肝经湿热型脂肪肝。

◎ 瓜蒌

【性味归经】 甘，寒。归肺、胃、大肠经。

【功效】 清肺润燥化痰，利气宽胸，消肿散结，润肠通便。

【用法用量】 内服：煎汤，瓜蒌皮 6 ～ 12 克，瓜蒌仁 9 ～ 15 克，全瓜蒌 9 ～ 20 克；或入丸散。

【临床应用】 ①用于痰瘀交阻型脂肪肝患者，常与知母、浙贝母、生薏苡仁、冬瓜子等配伍同用。②用于各型脂肪肝患者胸痹胁痛。③用于各型脂肪肝兼肠燥便秘患者，常与火麻仁、郁李仁等配伍应用。

◎ 海藻

【性味归经】 咸，寒。归肝、胃、肾经。

【功效】 消痰软坚，利水消肿。

【用法用量】 内服：煎汤，6 ～ 12 克；或入丸散。

【临床应用】 用于各型脂肪肝、高血脂、动脉粥样硬化、血栓形成的患者。

◎ 苍术

【性味归经】 辛、苦，温。归脾、胃经。

【功效】 燥湿健脾，祛风湿，发汗，明目。

【用法用量】 内服：煎汤，3 ～ 10 克；或入丸散。外用：适量，烧烟熏。炒用燥性减缓。

【临床应用】 苍术温燥而辛烈，主要用于脂肪肝湿阻脾胃、寒湿较重的证候，一般以舌苔白腻厚浊为选用的依据。

◎ 茵陈

【性味归经】 苦，微寒。归脾，胃、肝、胆经。

【功效】 热利湿，退黄疸。

【用法用量】 内服：煎汤，10 ～ 60 克。

【临床应用】 用于肝经湿热型脂肪肝所致的黄疸。

◎ 茯苓

【性味归经】 甘、淡，平。归脾、心、肾经。

【功效】 利水渗湿，健脾，安神。

【用法用量】 内服：煎汤，10～15克；或入丸散。

【临床应用】 ①用于脂肪肝患者所致的小便不利。如偏于寒湿者，可与桂枝、白术等配伍；偏于湿热者，可与猪苓、泽泻等配伍；属于脾气虚者，可与党参、黄芪、白术等配伍；属虚寒者，还可配附子、白术等同用。②用于脾气虚弱型脂肪肝患者所致的泄泻。对于脾虚运化失常所致泄泻，常与党参、白术、山药等配伍。③用于脾气虚弱型脂肪肝患者所致的痰湿入络，肩背酸痛。对于脾虚不能运化水湿，停聚化生痰饮之症，可与半夏、陈皮同用，也可配桂枝、白术同用。治痰湿入络，肩酸背痛，可配半夏、枳壳同用。④用于各型脂肪肝所致的心悸、失眠等症，常与人参、远志、酸枣仁等配伍。

◎ 泽泻

【性味归经】 甘、淡，寒。归肾、膀胱经。

【功效】 利水渗湿，泄热。

【用法用量】 内服：煎汤，5～10克；或入丸散。

【临床应用】 用于各型脂肪肝、高血脂，合并肝损伤、动脉粥样硬化，或水肿、腹水的患者。

◎ 葛根

【性味归经】 甘、辛，凉。归脾、胃经。

【功效】 解肌退热，透疹，生津，升阳止泻。

【用法用量】 内服：煎汤，10～20克；或入丸散、或鲜品捣汁服。止泻宜煨用，退热生津、透疹宜生用，鲜葛根生津最佳。

【临床应用】 用于各型脂肪肝合并心脑血管疾病、肝损伤、糖尿病患者。

◎ 木瓜

【性味归经】 酸，温。归肝、脾经。

【功效】 平肝舒筋，和胃化湿。

【用法用量】 内服：煎汤，6 ～ 12克；或入丸、散。外用：适量，煎汤熏洗。

【临床应用】 有较好的保肝作用，可防止肝细胞坏死和脂变，并促进肝细胞修复，显著降低血清丙氨酸转氨酶水平，是防治脂肪肝的一味良药。

◎ 枳实

【性味归经】 苦、辛，微寒。归脾、胃、大肠经。

【功效】 破气消积，化痰除痞。

【用法用量】 内服：煎汤，3 ～ 10克，大剂量可用15克；或入丸散。外用：适量，研末调涂或炒熨。

【临床应用】 ①用于肝郁气滞型脂肪肝所致的胸膜胀满。②用于脂肪肝所致的食积停滞、便秘腹痛及泻痢、里急后重等症。

◎ 陈皮

【性味归经】 辛、苦，温。归脾、肺经。

【功效】 理气调中，燥湿化痰。

【用法用量】 内服：煎汤，3 ～ 10克；或入丸散。

【临床应用】 用于各型脂肪肝合并消化道、呼吸道疾病的患者。

◎ 荷叶

【性味归经】 苦，平。归肝、脾、胃经。

【功效】 清热解暑，升发清阳，凉血止血。

【用法用量】 内服：煎汤，3 ～ 10克（鲜品15 ～ 30克）；荷叶炭3 ～ 6克，或入丸、散。外用：适量，捣敷或煎水洗。

【临床应用】 用于各型脂肪肝、高脂血症、肥胖症等。

◎ 香附

【性味归经】 辛、微苦、微甘，平。归肝、脾、三焦经。

【功效】 疏肝解郁，调经止痛，理气调中。

【用法用量】 内服：煎汤，6 ~ 9 克。醋炙止痛力增强。

【临床应用】 用于各型脂肪肝所致的胁肋疼痛，脘腹胀痛，乳房胀痛，腹痛等症。

◎ 柴胡

【性味归经】 苦、辛，微寒。归肝、胆经。

【功效】 解表退热，疏肝解郁，升举阳气。

【用法用量】 内服：煎汤，3 ~ 10 克；或入丸、散。解表退热宜生用，疏肝解郁宜醋炙用。

【临床应用】 用于脂肪肝肝气郁结患者见有胁肋类疼痛、月经不调等症。

◎ 郁金

【性味归经】 辛、苦，寒。归心、肺、肝经。

【功效】 活血止痛，疏肝解郁，凉血清心，利胆退黄。

【用法用量】 内服：煎汤，3 ~ 9 克。

【临床应用】 ①用于气滞血瘀脂肪肝所致的经行腹痛，月经不调，癥瘕结块等症，可与柴胡、香附、当归、白芍等配伍。②用于脂肪肝肝纤维化或肝囊肿患者，可与丹参、鳖甲、泽兰、青皮等同用。③用于肝气郁结脂肪肝所致的胁肋疼痛，可配柴胡、白芍、川楝子、香附等药同用。④用于肝经湿热型脂肪肝所致的黄疸，常和茵陈、栀子、枳壳、青皮、芒硝等同用。

◎ 姜黄

【性味归经】 辛、苦，温。归肝、脾经。

【功效】 破血行气，通经止痛。

【用法用量】　内服：煎汤，3～10克；或入丸、散。外用适量，研末敷。

【临床应用】　用于各型脂肪肝、高血脂合并胆道系统疾病和肿瘤的患者。

◎ 白芍

【性味归经】　苦、酸，微寒。归肝、脾经。

【功效】　养血调经，敛阴止汗，柔肝止痛，平抑肝阳。

【用法用量】　内服：煎汤，5～9克；或入丸、散。养血调经多炒用，平肝敛阴多生用。

【临床应用】　白芍用于脂肪肝肝气不和患者所致的肝区隐痛、脘腹隐痛、自汗及手足拘挛等症。常与柴胡、枳壳、甘草、黄连、木香等同用。

◎ 莪术

【性味归经】　苦、辛、温。归肝、脾经。

【功效】　祛瘀通经消癥，行气消积。

【用法用量】　内服：煎汤，3～9克。

【临床应用】　用于各型脂肪肝患者所致的肝脾结块等症。

◎ 延胡索

【性味归经】　辛、苦，温。归心、肝、脾经。

【功效】　活血，行气，止痛。

【用法用量】　内服：煎汤，3～10克。研粉吞服，每次1～3克。

【临床应用】　用于气血瘀阻型脂肪肝所致的胸腹疼痛，肢体疼痛等症。

◎ 丹参

【性味归经】　苦，微寒。归心、心包、肝经。

【功效】　活血调经，祛瘀止痛，凉血消痈，除烦安神。

【用法用量】　内服：煎汤，5～15克。活血化瘀宜酒炙用。

【临床应用】　用于气血瘀阻型脂肪肝所致的胸肋胁痛，肝脾结块，常与川芎配伍应用。

◎ 赤芍

【性味归经】　苦，微寒。归肝经。

【功效】　清热凉血，散瘀止痛，清肝火。

【用法用量】　内服：煎汤，6～15克；或入丸、散。

【临床应用】　用于各型脂肪肝、高血脂合并肝损伤、心血管系统疾病的患者。

◎ 当归

【性味归经】　甘、辛，温。归肝、心、脾经。

【功效】　补血活血，调经止痛，润肠通便。

【用法用量】　内服：煎汤，6～12克；或入丸、散。当归身补血，当归尾破血，全当归和血。一般宜生用，活血通经宜酒炒。

【临床应用】　用于各型脂肪肝、高血脂、动脉硬化合并肝损伤、冠心病、血栓疾病的患者。

◎ 三七

【性味归经】　甘、微苦，温。归肝、胃经。

【功效】　活血化瘀，消肿定痛。

【用法用量】　内服：煎汤，3～9克；研粉吞服，每次1～3克。外用：磨汁涂，研末掺或调敷。

【临床应用】　用于各型脂肪肝、高血脂合并冠心病、血栓疾病的患者。

◎ 虎杖

【性味归经】　苦，微寒。归肝、胆、肺经。

【功效】 利湿退黄，清热解毒，活血化瘀，化痰止咳，泻下通便。

【用法用量】 内服：煎汤，9～15克；或入丸、散。外用：适量，研末调敷，制成煎液或油膏涂敷。

【临床应用】 ①用于风湿较盛的脂肪肝所致的胁肋疼痛。②用于肝经湿热型脂肪肝所致的黄疸。可配合茵陈、金钱草等同用。

◎ 槐米

【性味归经】 苦，微寒。归肝、大肠经。

【功效】 凉血止血，清肝泻火。

【用法用量】 内服：煎汤，6～9克；或入丸、散。止血宜炒炭，泻火宜生用。

【临床应用】 用于各型脂肪肝、高血脂合并毛细血管脆性增加出血的患者。

◎ 决明子

【性味归经】 甘、苦，微寒。归肝、肾、大肠经。

【功效】 清肝明目，润肠通便。

【用法用量】 内服：煎汤，10～15克，打碎；研末，每次3～6克。降血脂可用至30克。生用清肝明目、润肠通便力强。炒用药力略减，临床也常用。

【临床应用】 用于各型脂肪肝、高血脂合并高血压、便秘的患者。

◎ 菊花

【性味归经】 辛、甘、苦，微寒。归肝、肺经。

【功效】 疏散风热，平肝明目，清热解毒。

【用法用量】 内服：煎汤，10～15克；或入丸、散，或泡茶饮。外用：适量，煎汤熏洗，或捣烂敷。

【临床应用】 用于各型脂肪肝、高血脂合并冠心病的患者。

◎ 大黄

【性味归经】　苦，寒。归脾、胃、大肠、肝、心经。

【功效】　泻下攻积，清热泻火，解毒止血，活血祛瘀。

【用法用量】　内服：煎汤，一般用 5 ~ 10 克，热结重症用 15 ~ 20 克，散剂减半。外用：适量，研末敷。

【临床应用】　用于火热亢盛脂肪肝所致的大便燥结、积滞以及热结便秘、壮热苔黄等症。常与芒硝、厚朴、枳实等配伍。

◎ 黄芪

【性味归经】　甘，微温。归脾、肺经。

【功效】　补气升阳，益卫固表，托毒生肌，利水消肿。

【用法用量】　内服，煎汤，6 ~ 30 克；或入丸、散。补气升阳宜蜜炙用，其他宜生用。

【临床应用】　用于各型脂肪肝合并慢性肾炎、肝炎、高血压、动脉粥样硬化、糖尿病及老年性慢性支气管炎患者。

◎ 白术

【性味归经】　甘、苦，温。归脾、胃经。

【功效】　补气健脾，燥湿利水，止汗。

【用法用量】　内服：煎汤，6 ~ 12 克；或入丸、散。补气健脾宜炒用，健脾止泻宜炒焦用，燥湿利水宜生用。

【临床应用】　用于脂肪肝脾胃虚弱所致的食少胀满、倦怠乏力、泄泻等症。常与党参、甘草、枳壳、陈皮、茯苓等同用。

◎ 黄精

【性味归经】　甘，平。归脾、肺、肾经。

【功效】　滋阴润肺，补脾益气。

【用法用量】　内服：煎汤，9 ~ 15 克；或入丸、散。

【临床应用】　用于各型脂肪肝、高血脂合并心血管疾病、糖尿病患者。

◎ 桑寄生

【性味归经】 苦、甘，平。归肝、肾经。

【功效】 祛风湿，补肝肾，强筋骨，安胎。

【用法用量】 内服：煎汤，10～20克；或入丸、散，或浸酒。

【临床应用】 用于各型脂肪肝、高血脂合并心血管疾病的患者。

◎ 杜仲

【性味归经】 甘，温。归肝、肾经。

【功效】 补肝肾，强筋骨，安胎。

【用法用量】 内服：煎汤，6～10克；或入丸、散。炒用疗效较生用为佳。

【临床应用】 用于各型脂肪肝、高血脂合并心血管疾病、糖尿病、机体功能下降的患者。

◎ 淫羊藿

【性味归经】 辛、甘，温。归肝、肾经。

【功效】 补肾阳，强筋骨，祛风湿。

【用法用量】 内服：煎汤，6～10克；或入丸、散。

【临床应用】 用于各型脂肪肝、高血脂合并骨质疏松、心脑血管疾病的患者。

◎ 枸杞子

【性味归经】 甘，平。归肝、肾、肺经。

【功效】 滋补肝肾，明目，润肺。

【用法用量】 内服：煎汤，6～12克；或入丸、散。

【临床应用】 有降脂作用，并有保肝、护肝以及抗脂肪肝作用，同时无明显服用禁忌。

◎ 何首乌

【性味归经】 苦、甘、涩，微温。归肝、肾经。

【功效】 补益精血，解毒，截疟，润肠通便。

【用法用量】 内服：煎汤，制何首乌6～12克，生何首乌3～6克；或入丸、散。补益精血宜制用，解毒、截疟、润肠通便宜生用。

【临床应用】 用于各型脂肪肝、高血脂合并有机体功能下降的患者。

◎ 厚朴

【性味归经】 苦、辛，温。归脾、胃、肺、大肠经。

【功效】 燥湿，行气，消积，平喘。

【用法用量】 内服：煎汤，3～10克；或入丸、散。

【临床应用】 用于痰湿内阻型脂肪肝所致的脘腹胀满、胸腹胀痛、便秘腹胀等症，常与苍术、陈皮等配合应用。

◎ 莱菔子

【性味归经】 辛、甘，平。归肺、脾、胃经。

【功效】 消食除胀，降气化痰。

【用法用量】 内服：煎汤，5～12克，打碎入煎；或入丸、散。消食宜炒用。

【临床应用】 用于脾气虚弱型脂肪肝所致的食积停滞，胃脘痞满，暖气吞酸，腹痛泄泻，腹胀不舒等症。消食化积、行滞除胀，常配伍神曲、山楂、麦芽等。配伍半夏、陈皮等，以增其降逆和胃之功。有湿者可加茯苓，有热者可加黄连、连翘。如果有脾虚现象，可加白术。

◎ 木香

【性味归经】 辛、苦，温。归脾、胃、大肠、胆经。

【功效】 行气止痛，健脾消食。

【用法用量】 内服：煎汤，3～9克。

【临床应用】 用于肝郁气滞型脂肪肝所致的胸腹胀痛，胁肋疼痛及泻下腹痛等症。行散胸腹气滞可与枳壳、川楝子、延胡索同用；胸腹胀痛，可与柴胡、郁金等品同用。

◎ 丝瓜络

【性味归经】 甘，平。归肺，胃、肝经。

【功效】 通络，活血，祛风。

【用法用量】 内服：煎汤，9～30克。

【临床应用】 用于各型脂肪肝、肝纤维化患者。

◎ 薏苡仁

【性味归经】 甘、淡，凉。归脾、胃、肺经。

【功效】 利水消肿，渗湿，健脾，除痹，清热排脓。

【用法用量】 内服：煎汤，9～30克。清利湿热宜生用，健脾止泻宜炒用。

【临床应用】 用于脾气虚弱型脂肪肝所致的泄泻。可与白术、茯苓等配伍。

◎ 栀子

【性味归经】 苦，寒。归心、肺、三焦经。

【功效】 泻火除烦，清热利湿，凉血解毒。

【用法用量】 内服：煎汤，5～10克。外用生品适量，研末调敷。

【临床应用】 用于肝经湿热型脂肪肝所致的黄疸。

◎ 车前草

【性味归经】 甘，寒。归肝、肾、小肠、肺经。

【功效】 清热利水通淋，渗湿止泻，清肝明目，祛痰止咳。

【用法用量】 内服：煎汤，10～30克。

【临床应用】 用于肝经湿热型脂肪，见有小便不利，淋漓涩痛，水肿等症，常与木通、滑石等配伍应用。

◎ 川芎

【性味归经】 辛，温。归肝、胆、心包经。

【功效】 活血行气，祛风止痛。

【用法用量】 内服：煎汤，3 ~ 9 克。

【临床应用】 用于气血瘀阻型脂肪肝，常与当归等药同用。

◎ 甘草

【性味归经】 甘，平。归脾、胃、肺、心经。

【功效】 益气补中，祛痰止咳，解毒，缓急止痛，缓和药性。

【用法用量】 内服：煎汤，2 ~ 10 克；或入丸、散。泻火解毒宜
生用，补气缓急宜炙用。

【临床应用】 ①用于脾气虚弱型脂肪肝所致的气血不足等症，与党
参、白术、茯苓等配伍应用。②用于腹中挛急作痛的脂肪肝，常与芍药
配伍。

◎ 海浮石

【性味归经】 咸，平。入肝经。

【功效】 清肺化痰，软坚散结。

【用法用量】 内服：煎汤，9 ~ 30 克。

【临床应用】 用于各型脂肪肝，肝纤维化。

◎ 鸡内金

【性味归经】 甘，平。归脾、胃、小肠、膀胱经。

【功效】 消食健胃，涩精止遗。

【用法用量】 内服：煎汤，3 ~ 10 克；研末服，每次 1.5 ~ 3 克。
研末服效果比煎剂好。

【临床应用】 用于脾气虚弱型脂肪肝所致的食积不化，脘腹胀满。

常与山楂、神曲、麦芽等品配伍。

◎ 牡蛎

【性味归经】 咸，微寒。归肝、胆、肾经。

【功效】 重镇安神，潜阳补阴，软坚散结。

【用法用量】 内服：煎汤，9～30克；宜打碎先煎。外用适量。收敛固涩宜煅用，其他宜生用。

【临床应用】 ①用于慢性脂肪肝所致的神志不安、心悸、失眠等症。常与龙骨等配合应用。②用于肝阳上亢脂肪肝所致的头晕、目眩。配伍珍珠母、钩藤等。对邪热伤阴、虚风内动，又可配伍龟甲、鳖甲等。③牡蛎软坚化痰用于脂肪肝肝纤维化患者的辅助治疗。常与莪术、黄芪、玄参、贝母、夏枯草等配合。④用于脂肪肝所致的胃痛、泛酸等症常与龙骨配伍应用。

◎ 三棱

【性味归经】 苦，平。归肝、脾经。

【功效】 祛瘀通经消癥，行气消积。破血行气，消积止痛。

【用法用量】 内服：煎汤，3～9克。

【临床应用】 ①用于脂肪肝肝纤维化患者，常与莪术相须为用。②用于脂肪肝所致的食积停滞，脘腹胀痛，多配合青皮、麦芽等同用。

◎ 泽兰

【性味归经】 苦、辛，微温。归肝，脾经。

【功效】 活血祛瘀，利水消肿。

【用法用量】 内服：煎汤，6～15克。

【临床应用】 用于脂肪肝肝纤维化，常与当归、丹参、芍药等同用。

◎ 怀山药

【性味归经】 甘，平。入肺、脾经。

【功效】 补脾养胃，生津益肺，补肾涩精。

【用法用量】 内服：煎汤，10～60克。

【临床应用】 用于脾气虚弱型脂肪肝所致的食少体倦，泄泻。常与党参、白术、扁豆等补脾胃之品配伍。

◎ 五味子

【性味归经】 酸，温。归肺、肾、心经。

【功效】 敛肺滋肾，生津敛汗，涩精止泻，宁心安神。

【用法用量】 内服：煎汤，2～6克；或入丸、散。

【临床应用】 能降低肝病患者血清丙氨酸氨基转移酶，能保护肝和促进肝细胞再生、肝解毒及增强肾上腺皮质功能。

◎ 人参

【性味归经】 甘、微苦，微温。归脾、肺经。

【功效】 大补元气，补脾益肺，生津止渴，安神益智。

【用法用量】 内服：煎汤，3～9克，大补元气可用15～30克，文火另煎，与煎好的药液合服，或频频灌之；研粉，一次1克，一日两次；或入丸、散。

【临床应用】 用于脾气虚弱型脂肪肝、高脂血症患者。

◎ 连翘

【性味归经】 苦，微寒。归肺、心、胆经。

【功效】 清热解毒，疏散风热，消肿散结，利尿。

【用法用量】 内服：煎汤，6～15克；或入丸、散。

【临床应用】 用于病毒性肝炎、急性肝损伤。

◎ 党参

【性味归经】 甘，平。归脾、肺经。

【功效】 补中益气，生津养血。

【用法用量】　内服：煎汤，9～30克；或入丸、散。

【临床应用】　用于慢性肝病之脾虚腹胀、便溏腹泻、呃逆呕吐、纳呆气短、四肢乏力。

◎ 桃仁

【性味归经】　苦、甘，平。归心、肝、肺、大肠经。

【功效】　活血祛瘀，润肠通便，止咳平喘。

【用法用量】　内服：煎汤，5～10克，捣碎；或入丸、散。

【临床应用】　用于肝血流不畅之症，能营养肝细胞，对气血瘀阻型的各种肝病、肝硬化、肝癌等有疗效。

◎ 灵芝

【性味归经】　甘，平。归心、肺、肝、肾经。

【功效】　滋补强壮，扶正固本，健脾利湿，解毒保肝，化瘀通滞。

【用法用量】　内服：煎汤，6～12克；研末，2～6克；或浸酒。

【临床应用】　用于各类慢性肝炎、肝硬化、肝功能障碍。

第三节　复方中药调养

一、脾气虚弱型脂肪肝

◎ 化浊祛脂汤

【材料】　黄芪30克，山楂30克，丹参30克，泽泻30克，鸡内金20克，补骨脂20克，决明子20克，白术12克，茯苓12克，制半夏12克，当归12克，虎杖12克。

【制法】 上药加水适量煎煮，连煎两次，取汁去渣，将两次药汁合并。

【用法】 每日 1 剂，分两次温热服。

【功效与主治】 健脾化浊，祛脂活血。适用于脾气虚弱型脂肪肝。

◎ 四君合真武加减汤

【材料】 人参 10 克，白术 10 克，茯苓 10 克，泽泻 10 克，猪苓 10 克，桂枝 10 克，生姜 10 克，白芍 10 克，熟附子 10 克，厚朴 10 克，姜半夏 10 克，制何首乌 15 克，生黄芪 15 克，山楂 20 克。

【制法】 上药加水适量煎煮，连煎两次，取汁去渣，将两次药汁合并。

【用法】 每日 1 剂，分两次温热服。

【功效与主治】 健脾补肾，利湿化饮。适用于脾气虚弱型脂肪肝。

◎ 平脂达肝汤

【材料】 党参 10 克，法半夏 10 克，柴胡 10 克，何首乌 10 克，白芍 30 克，枳壳 12 克，白术 15 克，茯苓 15 克，决明子 15 克，大黄 6 克，泽泻 20 克，山楂 20 克，丹参 20 克。

【制法】 上药加水适量煎煮，连煎两次，取汁去渣，将两次药汁合并。

【用法】 每日 1 剂，分两次温热服。

【功效与主治】 理气健脾，化痰活血。适用于脾气虚弱型脂肪肝。

◎ 平脂益肝汤

【材料】 党参 15 克，当归 15 克，郁金 15 克，白及 15 克，白术 9 克，茯苓 12 克，海藻 12 克，昆布 12 克，柴胡 10 克，山楂 30 克，丹参 30 克，泽泻 20 克。

【制法】 上药加水适量煎煮，连煎两次，取汁去渣，将两次药汁合并。

【用法】　每日 1 剂，分两次温热服。

【功效与主治】　益气健脾，利湿化瘀，软坚散结。适用于脾气虚弱型脂肪肝。

◎ 生白术汤

【材料】　生白术 30 ～ 60 克，茯苓 30 克，山药 30 克，薏苡仁 30 克，山楂 30 克，全瓜蒌 30 克，枳实 15 克，泽泻 15 克，丹参 15 克，法半夏 10 克，陈皮 10 克，红花 6 克，甘草 6 克。

【制法】　上药加水适量煎煮，连煎两次，取汁去渣，将两次药汁合并。

【用法】　每日 1 剂，分两次温热服。

【功效与主治】　健脾运湿，理气活血。适用于脾虚湿盛型脂肪肝。

◎ 降脂复肝汤

【材料】　黄芪 15 克，白术 15 克，郁金 15 克，泽泻 15 克，茯苓 15 克，丹参 15 克，山楂 30 克，决明子 30 克，何首乌 30 克，醋柴胡 10 克，昆布 10 克，海藻 10 克。

【制法】　上药加水适量煎煮，连煎两次，取汁去渣，将两次药汁合并。

【用法】　每日 1 剂，分两次温热服。

【功效与主治】　益气健脾，利湿化瘀。适用于脾气虚弱型脂肪肝。

◎ 枳术汤合升降散

【材料】　枳实 40 克，生白术 20 克，蝉蜕 6 克，生大黄 6 克（大便溏泄者改为熟大黄），僵蚕 10 克，姜黄 10 克。

【制法】　上药加水适量煎煮，连煎两次，取汁去渣，将两次药汁合并。

【用法】　每日 1 剂，分两次温热服。

【功效与主治】　健脾化湿，祛痰散结，活血化瘀。适用于脾气虚弱型脂肪肝。

◎ 赵氏脂肝方

【材料】 党参 10 克，泽泻 10 克，山楂 10 克，茯苓 10 克，决明子 20 克，丹参 15 克，柴胡 6 克，白芍 6 克，枳壳 6 克，灵芝 6 克，法半夏 6 克。

【制法】 上药加水适量煎煮，连煎两次，取汁去渣，将两次药汁合并。

【用法】 每日 1 剂，分两次温热服。

【功效与主治】 健脾化痰，疏肝化痰。适用于脾气虚弱型脂肪肝。

◎ 健脾化湿汤

【材料】 黄芪 30 克，党参 15 克，苍术 15 克，白术 15 克，泽泻 15 克，丹参 15 克，山楂 15 克，茵陈 15 克，决明子 15 克，五味子 10 克，炙甘草 6 克。

【制法】 上药加水适量煎煮，连煎两次，取汁去渣，将两次药汁合并。

【用法】 每日 1 剂，分两次温热服。

【功效与主治】 健脾化湿。适用于脾气虚弱型脂肪肝。

◎ 健脾化痰汤

【材料】 党参 15 克，茯苓 15 克，白术 15 克，神曲 15 克，法半夏 15 克，山楂 30 克，莱菔子 30 克，枳壳 10 克，陈皮 10 克，甘草 6 克。

【制法】 上药加水适量煎煮，连煎两次，取汁去渣，将两次药汁合并。

【用法】 每日 1 剂，分两次温热服。

【功效与主治】 健脾化痰，消食化积。适用于脾气虚弱型脂肪肝。

◎ 健脾祛瘀汤

【材料】 当归 10 克，川芎 10 克，白术 10 克，茯苓 10 克，泽泻 10

克，白芍 10 克，赤芍 10 克，山楂 15 克，丹参 15 克，茜草 15 克，枳壳 15 克，柴胡 6 克，甘草 6 克。

【制法】 上药加水适量煎煮，连煎两次，取汁去渣，将两次药汁合并。

【用法】 每日 1 剂，分两次温热服。

【功效与主治】 健脾活血化瘀。适用于脾虚血瘀型脂肪肝。

◎ 健脾疏肝汤

【材料】 党参 12 克，白术 15 克，茯苓 15 克，郁金 15 克，柴胡 10 克，法半夏 10 克，枳壳 10 克，白芍 30 克，丹参 30 克，山楂 30 克，何首乌 30 克，大黄 5 克。

【制法】 上药加水适量煎煮，连煎两次，取汁去渣，将两次药汁合并。

【用法】 每日 1 剂，分两次温热服。

【功效与主治】 健脾燥湿，疏肝散结，活血化瘀。适用于脾气虚弱型脂肪肝。

◎ 柴芍六君子汤

【材料】 党参 12 克，白术 12 克，茯苓 12 克，法半夏 12 克，泽泻 12 克，白芍 15 克，决明子 15 克，莪术 9 克，丹参 9 克，木香（后下）6 克，柴胡 6 克，砂仁（后下）6 克，炙甘草 6 克。

【制法】 上药加水适量煎煮，连煎两次，取汁去渣，将两次药汁合并。

【用法】 每日 1 剂，分两次温热服。

【功效与主治】 益气健脾，疏肝和络。适用于脾气虚弱型脂肪肝。

◎ 消脂健肝汤

【材料】 黄芪 30 克，姜半夏 15 克，陈皮 15 克，枳实 15 克，竹茹 15 克，茯苓 15 克，桃仁 15 克，丹参 20 克，山楂 10 克，柴胡 10 克。

【制法】 上药加水适量煎煮，连煎两次，取汁去渣，将两次药汁合并。

【用法】 每日 1 剂，分两次温热服。

【功效与主治】 健脾化湿，理气解郁，活血化瘀。适用于脾气虚弱兼肝郁气滞型脂肪肝。

二、肝经湿热型脂肪肝

◎ 大柴胡汤加减方

【材料】 大黄（后下）6 ~ 12 克，柴胡 12 克，枳实 6 ~ 9 克，黄芩 6 ~ 9 克，半夏 9 克，白芍 15 克，丹参 15 克，山楂 15 克，决明子 20 克。

【制法】 上药加水适量煎煮，连煎两次，取汁去渣，将两次药汁合并。

【用法】 每日 1 剂，分两次温热服。

【功效与主治】 疏肝利胆，清泻腑实。适用于肝经湿热型脂肪肝。

◎ 加味小柴胡汤

【材料】 柴胡 10 克，黄芩 10 克，制半夏 10 克，丹参 10 克，枳壳 10 克，茵陈 15 克，川楝子 15 克，车前草 15 克，虎杖 15 克，大黄 6 克，甘草 3 克。

【制法】 上药加水适量煎煮，连煎两次，取汁去渣，将两次药汁合并。

【用法】 每日 1 剂，分两次温热服。

【功效与主治】 清热利湿，疏肝利胆。适用于肝经湿热型脂肪肝。

◎ 加味茵陈蒿汤

【材料】 茵陈 60 克，栀子 10 克，大黄 10 克，黄芩 10 克，黄连 10 克，川楝子 15 克，茯苓 15 克，泽泻 15 克，山楂 15 克，甘草 3 克。

【制法】 上药加水适量煎煮，连煎两次，取汁去渣，将两次药汁合并。

【用法】 每日 1 剂，分两次温热服。

【功效与主治】 清热利湿，疏肝利胆。适用于肝经湿热型脂肪肝。

◎ 平胃散加减方

【材料】 苍术 10 克，青皮 10 克，车前子（包煎）15 克，泽泻 15 克，荷叶 20 克，陈皮 6 克，厚朴 6 克，甘草 6 克。

【制法】 上药加水适量煎煮，连煎两次，取汁去渣，将两次药汁合并。

【用法】 每日 1 剂，分两次温热服。

【功效与主治】 清利湿热，行气理中。适用于肝经湿热型脂肪肝。

◎ 龙胆泽泻汤

【材料】 龙胆草 5 克，生甘草 5 克，柴胡 9 克，黄芩 9 克，菊花 9 克，泽泻 9 克，决明子 15 克，车前子（包煎）15 克。

【制法】 上药加水适量煎煮，连煎两次，取汁去渣，将两次药汁合并。

【用法】 每日 1 剂，分两次温热服。

【功效与主治】 清热利湿，疏肝利胆。适用于肝经湿热型脂肪肝。

◎ 朱氏消脂饮

【材料】 虎杖 10 克，白术 10 克，鸡内金 10 克，枸杞子 10 克，泽泻 10 克，土鳖虫 10 克，枳壳 12 克，决明子 12 克，黄芩 12 克，何首乌 12 克，郁金 12 克，生山楂 30 克，瓦楞子 30 克，丹参 20 克。

【制法】 上药加水适量煎煮，连煎两次，取汁去渣，将两次药汁合并。

【用法】 每日 1 剂，分两次温热服。

【功效与主治】 清湿热，利肝胆，降血脂，逐血瘀。适用于肝经湿热型脂肪肝。

◎ 利湿疏肝汤

【材料】 姜黄 15 克，泽泻 15 克，决明子 15 克，生山楂 30 克，何首乌 30 克，苦参 30 克，鸡骨草 30 克，赤芍 12 克，蒲黄（包煎）9 克，生甘草 6 克。

【制法】 上药加水适量煎煮，连煎两次，取汁去渣，将两次药汁合并。

【用法】 每日 1 剂，分两次温热服。

【功效与主治】 解毒利湿清热，疏肝活血散瘀。适用于肝经湿热型脂肪肝。

◎ 降脂汤

【材料】 茵陈 30 克，泽泻 30 克，生地黄 30 克，制何首乌 12 克，生山楂 12 克，牡丹皮 12 克，黄精 12 克，虎杖 12 克，决明子 15 克，大荷叶 15 克。

【制法】 上药加水适量煎煮，连煎两次，取汁去渣，将两次药汁合并。

【用法】 每日 1 剂，分两次温热服，20 日为 1 个疗程，连服 3 个疗程，每个疗程间歇 5 日。

【功效与主治】 清热利湿，活血祛瘀。适用于肝经湿热型脂肪肝。

◎ 降脂清肝汤

【材料】 大黄（后下）10 ～ 15 克，虎杖 10 ～ 15 克，栀子 10 ～ 15 克，川芎 10 ～ 15 克，决明子 20 ～ 30 克，生山楂 20 ～ 30 克，泽泻 20 ～ 30 克，丹参 15 ～ 20 克，生何首乌 15 ～ 20 克，玉竹 15 ～ 20 克。

【制法】 上药加水适量煎煮，连煎两次，取汁去渣，将两次药汁合并。

【用法】 每日 1 剂，分两次服，连服两周。两周后改为隔日 1 剂，再服两周；然后将上药共为细末，用蜜调服，每日早晚各服 6 克，连续用药 5 个月为 1 个疗程。

【功效与主治】 清热利湿，降浊祛瘀。适用于肝经湿热型脂肪肝。

◎ 活血解毒降脂汤

【材料】 苦参 30 克，鸡骨草 30 克，生山楂 30 克，茵陈 30 克，何首乌 30 克，决明子 15 克，泽泻 15 克，虎杖 15 克，赤芍 12 克，蒲黄（包煎）9 克，生甘草 6 克。

【制法】 上药加水适量煎煮，连煎两次，取汁去渣，将两次药汁合并。

【用法】 每日 1 剂，分两次温热服。

【功效与主治】 清热利湿，清肝利胆，化瘀消脂。适用于肝经湿热型脂肪肝。

◎ 茵陈丹参降脂方

【材料】 茵陈 30 克，丹参 20 克，赤芍 20 克，山药 20 克，山楂 20 克，泽泻 15 克，车前草 15 克，柴胡 15 克，郁金 10 克，防己 10 克，大黄 6 克，甘草 3 克。

【制法】 上药加水适量煎煮，连煎两次，取汁去渣，将两次药汁合并。

【用法】 每日 1 剂，分两次温热服。

【功效与主治】 疏肝祛湿化痰，活血化瘀行气，健脾和胃消食。适用于肝经湿热型脂肪肝。

◎ 茵陈虎杖汤

【材料】 茵陈 30 克，虎杖 10 克，泽泻 10 克，栀子 10 克，香附 10 克，郁金 10 克，柴胡 10 克，黄芩 10 克，枳壳 10 克，山楂 10 克，大黄 6 克，甘草 3 克。

【制法】 上药加水适量煎煮，连煎两次，取汁去渣，将两次药汁合并。

【用法】 每日 1 剂，分两次温热服。

【功效与主治】 清热利湿，疏肝理气。适用于肝经湿热型脂肪肝。

◎ 茵陈降脂茶

【材料】 茵陈 15 克，泽泻 15 克，车前子（包煎）15 克，郁金 15 克，茯苓 15 克，苦丁茶 10 克，马尾连 10 克，大腹皮 10 克，陈皮 10 克，玉米须 30 克，牡丹皮 20 克，金钱草 20 克，酒黄芩 12 克，龙胆草 3 克，青皮 6 克。

【制法】 将上药共研细末，用两层纱布袋分装，每袋 20 克，随用随服。

【用法】 每次 20 克，沸水冲泡或水煎，代茶饮，每日两次。

【功效与主治】 清肝泻火，理气化痰，祛除痰浊。适用于肝经湿热型脂肪肝。

◎ 消脂清肝合剂

【材料】 大黄 6 克，柴胡 15 克，茯苓 15 克，泽泻 15 克，山楂 15 克，丹参 15 克，红花 15 克，绞股蓝 15 克，枸杞子 15 克，三棱 10 克，莪术 10 克。

【制法】 上药加水适量煎煮，连煎两次，取汁去渣，将两次药汁合并。

【用法】 每日 1 剂，分两次温热服。

【功效与主治】 清热利湿，健脾化痰，化瘀散结。适用于肝经湿热型脂肪肝。

◎ 清肝化脂汤

【材料】 小叶野鸡尾 30 克，车前草 15 克，白茅根 15 克，山楂 15 克，葛根 15 克，郁金 15 克，大黄 15 克，枳实 15 克，制香附 15 克，柴胡 15 克，白芍 15 克，延胡索 15 克，赤芍 15 克，泽兰 15 克，三棱 15 克，莪术 15 克，当归 15 克，厚朴 10 克，甘草 3 克。

【制法】 上药加水适量煎煮，连煎两次，取汁去渣，将两次药汁合并。

【用法】 每日 1 剂，分两次温热服。

【功效与主治】 通腑泄热，化脂清肝。适用于肝经湿热型脂肪肝。

◎ 清热利湿健脾化痰方

【材料】 茵陈 30 克，薏苡仁 30 克，黄芩 15 克，虎杖 15 克，郁金 15 克，泽兰 15 克，泽泻 15 克，姜黄 15 克，桃仁 15 克，杏仁 15 克，丹参 15 克，苍术 10 克。

【制法】 上药加水适量煎煮，连煎两次，取汁去渣，将两次药汁合并。

【用法】 每日 1 剂，分两次温热服。

【功效与主治】 清热利湿，健脾化痰，疏肝活血。适用于肝经湿热型脂肪肝。

◎ 清热泻胆汤

【材料】 大黄 10 克，紫草 10 克，甘草 10 克，黄芩 12 克，滑石 12 克，枳实 12 克，半夏 12 克，黄芪 12 克，虎杖 20 克，丹参 16 克，金钱草 16 克，茜草 16 克，生山楂 30 克。

【制法】 上药加水适量煎煮，连煎两次，取汁去渣，将两次药汁合并。

【用法】 每日 1 剂，分两次温热服。

【功效与主治】 清热解毒，疏肝利胆，祛痰化瘀。适用于肝经湿热型脂肪肝。

◎ 理脾护肝调脂汤

【材料】 茵陈 30 克，泽泻 15 克，山楂 15 克，陈皮 10 克，党参 10

克，甘草 6 克。

【制法】 上药加水适量煎煮，连煎两次，取汁去渣，将两次药汁合并。

【用法】 每日 1 剂，分两次温热服。

【功效与主治】 清热利湿，疏肝健脾。适用于肝经湿热型脂肪肝。

◎ 溪黄草虎杖汤

【材料】 溪黄草 30 克，虎杖 15 克，大黄 10 克。

【制法】 上药加水适量煎煮，连煎两次，取汁去渣，将两次药汁合并。

【用法】 每日 1 剂，分两次温热服。

【功效与主治】 清肝利湿，排毒化瘀。适用于肝经湿热型脂肪肝。

◎ 蒿芩清胆加减汤

【材料】 青蒿（后下）9 克，黄芩 9 克，姜半夏 9 克，茯苓 9 克，泽泻 9 克，川楝子 9 克，莪术 9 克，六一散（包煎）6 克，决明子 30 克，生薏苡仁 15 克。

【制法】 上药加水适量煎煮，连煎两次，取汁去渣，将两次药汁合并。

【用法】 每日 1 剂，分两次温热服。

【功效与主治】 清热利湿，健脾和胃。适用于肝经湿热型脂肪肝。

◎ 碧玉汤

【材料】 茵陈 30 克，醋柴胡 10 克，青黛（包煎）10 克，郁金 10 克，白矾 3 克，决明子 15 克，生山楂 15 克，丹参 12 克，泽兰 12 克。

【制法】 上药加水适量煎煮，连煎两次，取汁去渣，将两次药汁合并。

【用法】 每日 1 剂，分两次服，30 日为 1 个疗程；疗程后期可用原方研细末装入胶囊，每日 2 ~ 3 次，饭后服用，巩固疗效。

【功效与主治】 清热祛湿，疏肝利胆，祛瘀化脂。适用于肝经湿热型脂肪肝。

三、肝郁气滞型脂肪肝

◎ 平肝脂汤

【材料】 柴胡 15 克，制半夏 15 克，郁金 15 克，泽泻 15 克，丹参15 克，香附 15 克，决明子 15 克，黄精 9 克，陈皮 9 克，何首乌 9 克，薄荷（后下）9 克。

【制法】 上药加水适量煎煮，连煎两次，取汁去渣，将两次药汁合并。

【用法】 每日 1 剂，分两次温热服。

【功效与主治】 疏肝理气，健脾消食，降酶祛脂。适用于肝郁气滞型脂肪肝。

◎ 孙氏消脂饮

【材料】 柴胡 10 克，郁金 12 克，白术 12 克，茯苓 10 ~ 15 克，泽兰 12 ~ 15 克，生山楂 20 克，虎杖 15 ~ 20 克，黄芪 20 ~ 30 克，泽泻 20 ~ 30 克，丹参 20 ~ 30 克，白矾 2 克，绞股蓝 30 克，薏苡仁30 克。

【制法】 上药加水适量煎煮，连煎两次，取汁去渣，将两次药汁合并。

【用法】 每日 1 剂，分两次温热服。

【功效与主治】 疏肝健脾，清热化痰，消积化瘀。适用于肝郁气滞型脂肪肝。

◎ 扶正祛脂方

【材料】 生黄芪 20 克，丹参 20 克，生薏苡仁 20 克，决明子 20克，当归 12 克，延胡索 12 克，柴胡 6 克，广郁金 10 克，虎杖 15 克，泽泻 15 克，生山楂 15 克，白花蛇舌草 30 克。

【制法】 上药加水适量煎煮，连煎两次，取汁去渣，将两次药汁合并。

【用法】 每日 1 剂，分两次温热服。

【功效与主治】 疏肝健脾，活血消脂。适用于肝郁气滞型脂肪肝。

◎ 沈氏疏肝降脂汤

【材料】 柴胡 10 克，姜半夏 10 克，片姜黄 30 克，丹参 30 克，决明子 30 克，生山楂 30 克，绞股蓝 30 克，木香 15 克，厚朴 15 克，虎杖 15 克，大黄 6 克。

【加减】 肝功能异常者，加垂盆草 30 克，平地木 15 克。

【制法】 上药加水适量煎煮，连煎两次，取汁去渣，将两次药汁合并。

【用法】 每日 1 剂，分两次温热服。

【功效与主治】 疏肝利胆，健脾化痰，活血化瘀。适用于肝郁气滞型脂肪肝。

◎ 欣肝饮

【材料】 柴胡 10 克，白术 10 克，茯苓 10 克，白芍 10 克，当归 10 克，龙胆草 10 克，虎杖 20 克，丹参 20 克，郁金 12 克，泽泻 15 克，生山楂 15 克。

【制法】 上药加水适量煎煮，连煎两次，取汁去渣，将两次药汁合并。

【用法】 每日 1 剂，分两次温热服。

【功效与主治】 疏肝理气，活血化瘀。适用于肝郁气滞型脂肪肝。

◎ 降脂保肝汤

【材料】 香附 9 克，白术 9 克，枸杞子 9 克，党参 12 克，赤芍 12 克，五味子 12 克，泽泻 15 克，山楂 15 克，丹参 18 克，柴胡 6 克。

【制法】 上药加水适量煎煮，连煎两次，取汁去渣，将两次药汁合并。

【用法】 每日1剂，分两次温热服。

【功效与主治】 疏肝理气活血，补肾健脾化湿。适用于肝郁气滞型脂肪肝。

◎ 降脂舒肝冲剂

【材料】 绞股蓝、白术、丹参、赤芍、山楂、葛根、枳壳、郁金、泽泻、桑寄生、枸杞子、炒麦芽各等份。

【制法】 上药，水煎提制取浸膏，加辅料制成无糖冲剂，每袋6克。

【用法】 每次1袋，每日3次。

【功效与主治】 疏肝健脾，化痰通络。适用于肝郁气滞型脂肪肝。

◎ 祛脂方

【材料】 柴胡15克，白术15克，昆布15克，桑寄生15克，灵芝15克，丹参15克，川芎10克，泽泻10克，山楂20克，女贞子20克，虎杖20克，甘草5克。

【制法】 上药加水适量煎煮，连煎两次，取汁去渣，将两次药汁合并。

【用法】 每日1剂，分两次温热服。

【功效与主治】 疏肝行滞，化浊通脉。适用于肝郁气滞型脂肪肝。

◎ 健脾疏肝消脂汤

【材料】 柴胡10克，大黄10克，党参15克，郁金15克，泽泻15克，决明子30克，山楂30克，丹参30克。

【制法】 上药加水适量煎煮，连煎两次，取汁去渣，将两次药汁合并。

【用法】 每日1剂，分两次温热服。

【功效与主治】 疏肝理气，健脾化湿，活血祛瘀。适用于肝郁气滞型脂肪肝。

◎ 柴胡疏肝散加味方

【材料】 柴胡 10 克，香附 10 克，白芍 12 克，枳壳 12 克，川芎 12 克，郁金 15 克，山楂 20 克，决明子 20 克，泽泻 20 克。

【制法】 上药加水适量煎煮，连煎两次，取汁去渣，将两次药汁合并。

【用法】 每日 1 剂，分两次温热服。

【功效与主治】 疏肝理气，健脾化湿。适用于肝郁气滞型脂肪肝。

◎ 消脂复肝汤

【材料】 柴胡 12 克，赤芍 12 克，白芍 12 克，苍术 12 克，法半夏 12 克，枳壳 10 克，党参 10 克，丹参 20 克，山楂 20 克，决明子 15 克，何首乌 15 克，甘草 5 克。

【制法】 上药加水适量煎煮，连煎两次，取汁去渣，将两次药汁合并。

【用法】 每日 1 剂，分两次温热服。

【功效与主治】 疏肝健脾，燥湿化痰，祛痰通络。适用于肝郁气滞型脂肪肝。

◎ 消脂益肝茶

【材料】 柴胡 2 克，丹参 2 克，山楂 2 克，白芍 2 克，枳壳 2 克，安溪铁观音茶 4 克。

【制法】 中药共研细末后，与茶混合制成袋茶。

【用法】 每日上下午各泡服 1 次，每次 1 袋，频频饮服。

【功效与主治】 疏肝健脾，理气化痰。适用于肝郁气滞型脂肪肝。

◎ 消脂疏肝汤

【材料】 柴胡 15 克，白芍 12 克，郁金 12 克，川芎 12 克，香附 12 克，制何首乌 12 克，陈皮 10 克，枳壳 10 克，山楂 30，半夏 9 克，制南星 9 克，熟大黄 6 克，炙甘草 6 克。

【制法】 上药加水适量煎煮，连煎两次，取汁去渣，将两次药汁合并。

【用法】 每日 1 剂，分两次温热服，15 日为 1 个疗程。

【功效与主治】 疏肝理气，燥湿祛痰。适用于肝郁气滞型脂肪肝。

◎ 调脂化瘀汤

【材料】 柴胡 10 克，白芍 10 克，枳实 10 克，炙甘草 10 克，陈皮 10 克，制半夏 10 克，姜黄 10 克，山楂 30 克，决明子 30 克，泽泻 15 克，荷叶 20 克，白术 20 克，茯苓 12 克。

【制法】 上药加水适量煎煮，连煎两次，取汁去渣，将两次药汁合并。

【用法】 每日 1 剂，分两次温热服。

【功效与主治】 疏肝理气，燥湿化痰，化瘀祛浊。适用于肝郁气滞型脂肪肝。

◎ 逍遥丸

【材料】 当归 12 克，柴胡 12 克，茯苓 12 克，白术 12 克，白芍 12 克，薄荷 10 克，生姜 10 克，甘草 6 克。

【制法】 上药水煎提取成浸膏，再制成水丸、蜜丸或浓缩丸。

【用法】 口服。水丸，每日 1 ~ 2 次，每次 6 ~ 9 克；大蜜丸每日 2 次，每次 1 丸；浓缩丸，每日 3 次，每次 8 丸。

【功效与主治】 疏肝健脾。适用于肝郁气滞型脂肪肝，伴肝气不疏、胸胁胀痛、头晕目眩、食欲减退、月经不调。

◎ 理肝消脂汤

【材料】 柴胡 15 克，枳壳 15 克，郁金 15 克，虎杖 15 克，大黄 6 克，香附 10 克，炙甘草 10 克，山楂 20 克，丹参 20 克。

【制法】 上药加水适量煎煮，连煎两次，取汁去渣，将两次药汁合并。

【用法】 每日 1 剂，分两次温热服。

【功效与主治】 疏肝理气，健脾活血。适用于肝郁气滞型脂肪肝。

◎ 疏肝化瘀汤

【材料】 柴胡 10 克，郁金 15 克，枳壳 15 克，赤芍 15 克，白术 15 克，丹参 20 克，山楂 20 克，女贞子 20 克，茵陈 20 克，白花蛇舌草 30 克。

【制法】 上药加水适量煎煮，连煎两次，取汁去渣，将两次药汁合并。

【用法】 每日 1 剂，分两次温热服。

【功效与主治】 疏肝健脾，理气活血。适用于肝郁气滞型脂肪肝。

◎ 疏肝降脂汤

【材料】 柴胡 12 克，枳壳 12 克，陈皮 12 克，苍术 12 克，泽泻 15 克，白术 15 克，丹参、郁金各 15 克，全瓜蒌 20 克，山楂 30 克，何首乌 30 克，决明子 30 克，甘草 10 克。

【加减】 肝区痛甚者，加川楝子 10 克，延胡索 10 克；腹胀明显者，加枳壳 12 克，大腹皮 12 克；小便淋沥，加生薏苡仁 15 克。

【制法】 上药加水适量煎煮，连煎两次，取汁去渣，将两次药汁合并。

【用法】 每日 1 剂，分两次温热服。

【功效与主治】 疏肝理气，活血化瘀，健脾化湿。适用于肝郁气滞型脂肪肝。

◎ 疏肝活血化痰汤

【材料】 醋炒柴胡 10 克，郁金 10 克，赤芍 10 克，桃仁 10 克，制半夏 10 克，大黄 10 克，茯苓 10 克，白术 10 克，丹参 15 克，泽泻 15 克，决明子 15 克，山楂 15 克，陈皮 8 克。

【制法】 上药加水适量煎煮，连煎两次，取汁去渣，将两次药汁合并。

【用法】 每日 1 剂，分两次温热服。

【功效与主治】 疏肝理气，活血化瘀，利湿化痰。适用于肝郁气滞型脂肪肝。

◎ 疏肝活血降脂汤

【材料】 柴胡 9 克，川芎 9 克，陈皮 9 克，郁金 9 克，制半夏 9 克，赤芍 12 克，决明子 12 克，何首乌 15 克，泽泻 15 克，山楂 20 克。

【加减】 热象明显者，加茵陈 15 克；肝质地较实、伴脾大者，加牡蛎 20 克，丹参 15 克。

【制法】 上药加水适量煎煮，连煎两次，取汁去渣，将两次药汁合并。

【用法】 每日 1 剂，分两次温热服。

【功效与主治】 疏肝理气，活血化瘀。适用于肝郁气滞型脂肪肝。

◎ 疏肝健脾方

【材料】 党参 10 克，白术 10 克，郁金 10 克，姜半夏 12 克，生麦芽 15 克，丹参 20 克，决明子 20 克，白芍 25 克，香附 25 克，茵陈 25 克，泽泻 30 克，生山楂 30 克。

【制法】 上药加水适量煎煮，连煎两次，取汁去渣，将两次药汁合并。

【用法】 每日 1 剂，分两次温热服。

【功效与主治】 疏肝解郁，健脾利湿，益气活血。适用于肝郁气滞型脂肪肝。

四、肝肾阴虚型脂肪肝

◎ 一贯煎合六味地黄汤

【材料】 南沙参 9 克，枸杞子 9 克，生地黄 9 克，熟地黄 9 克，麦冬 9 克，山茱萸 9 克，当归 9 克，泽泻 12 克，丹参 12 克，莪术 15 克，决明子 15 克，陈皮 5 克。

【制法】 上药加水适量煎煮，连煎两次，取汁去渣，将两次药汁合并。

【用法】 每日 1 剂，分两次温热服。

【功效与主治】 补益肝肾，活血和络。适用于肝肾阴虚型脂肪肝。

◎ 加味五子衍宗汤

【材料】 枸杞子 20 克，菟丝子 20 克，覆盆子 20 克，五味子 20 克，车前子 20 克，山楂 20 克，丹参 20 克，生大黄 6 克，黄精 15 克，莱菔子 15 克，决明子 15 克，何首乌 15 克。

【制法】 上药加水适量煎煮，连煎两次，取汁去渣，将两次药汁合并。

【用法】 每日 1 剂，分两次温热服。

【功效与主治】 益肾健脾，化痰祛瘀。适用于肝肾阴虚型脂肪肝。

◎ 祝氏消脂汤

【材料】 桑寄生 12 克，何首乌 12 克，巴戟天 12 克，象贝母 15 克，白芥子 15 克，赤芍 15 克，枳壳 9 克，郁金 9 克，泽泻 30 克，决明子 30 克，丹参 30 克。

【制法】 上药加水适量煎煮，连煎两次，取汁去渣，将两次药汁合并。

【用法】 每日 1 剂，分两次温热服。

【功效与主治】 疏肝益肾，健脾除湿，佐以活血。适用于肝肾阴虚型脂肪肝。

◎ 消肝脂灵

【材料】 黄芪 30 克，枸杞子 30 克，何首乌 30 克，山楂 30 克，昆布 30 克，海藻 30 克，泽泻 30 克，丹参 30 克，核桃肉 20 克，杜仲 20

克，茯苓 20 克，茵陈 20 克，柴胡 10 克，败酱草 10 克，白术 10 克，皂角刺 10 克，水蛭 10 克。

【制法】 上药加水适量煎煮，连煎两次，取汁去渣，将两次药汁合并。

【用法】 每日 1 剂，分两次温热服。

【功效与主治】 疏肝化痰，健脾益肾，活血化瘀。适用于肝肾阴虚型脂肪肝。

◎ 消脂复肝汤

【材料】 木香 10 克，槟榔 10 克，青皮 10 克，陈皮 10 克，鳖甲 10 克，丹参 20 克，枸杞子 20 克，何首乌 20 克，决明子 20 克，泽泻 30 克，山楂 30 克，荷叶 30 克。

【制法】 鳖甲先煎 30 分钟，然后与其余上药加水适量煎煮，连煎两次，取汁去渣，将两次药汁合并。

【用法】 每日 1 剂，分两次温热服。

【功效与主治】 行气导滞，化瘀消积，补肝益肾。适用于肝肾阴虚型脂肪肝。

◎ 涤脂复肝汤

【材料】 牵牛子 15 克，制何首乌 15 克，山茱萸 15 克，萆薢 15 克，泽泻 10 克，柴胡 10 克，丹参 20 克，茵陈 20 克，生山楂 30 克。

【制法】 上药加水适量煎煮，连煎两次，取汁去渣，将两次药汁合并。

【用法】 每日 1 剂，分两次温热服。

【功效与主治】 祛痰化脂，泄浊软坚，滋补肝肾。适用于肝肾阴虚型脂肪肝。

◎ 益肾洗肝化脂汤

【材料】 何首乌 15 克，枸杞子 15 克，女贞子 15 克，决明子 15

克，葛根 15 克，郁金 15 克，山楂 15 克，茵陈 20 克，泽泻 30 克，丹参 30 克，海藻 10 克，酒制大黄 10 克，槐花 10 克。

【制法】　上药加水适量煎煮，连煎两次，取汁去渣，将两次药汁合并。

【用法】　每日 1 剂，分两次温服。

【功效与主治】　益肾养肝，利湿化浊，消积化瘀。适用于肝肾阴虚型脂肪肝。

◎ 益肾消脂汤

【材料】　淫羊藿 10 克，补骨脂 10 克，炒牡丹皮 10 克，生鸡内金 10 克，柴胡 10 克，杜仲 15 克，茯苓 15 克，生山楂 15 克，鸡骨草 15 克，苍术 15 克，白术 15 克，决明子 20 克。

【制法】　上药加水适量煎煮，连煎两次，取汁去渣，将两次药汁合并。

【用法】　每日 1 剂，分两次温热服。

【功效与主治】　益肾健脾，疏肝化湿。适用于肝肾虚弱型脂肪肝。

◎ 益肾清肝汤

【材料】　菟丝子 20 克，女贞子 20 克，枸杞子 20 克，淫羊藿 15 克，何首乌 15 克，决明子 15 克，白芍 30 克，虎杖 30 克，泽泻 20 克。

【制法】　上药加水适量煎煮，连煎两次，取汁去渣，将两次药汁合并。

【用法】　每日 1 剂，分两次温热服。

【功效与主治】　益肾养肝。适用于肝肾阴虚型脂肪肝。

◎ 滋水清肝饮加减方

【材料】　熟地黄 15 克，白芍 15 克，山药 15 克，枸杞子 15 克，女贞子 15 克，墨旱莲 15 克，黄精 15 克，山茱萸 15 克，郁金 15 克，当归 12 克，柴胡 12 克，牡丹皮 12 克，决明子 12 克，牡蛎 30 克，炙鳖甲 30 克。

【制法】 牡蛎先煎，然后加其余药及水适量煎煮，连煎两次，取汁去渣，将两次药汁合并。

【用法】 每日 1 剂，分两次温热服。

【功效与主治】 养血柔肝，滋阴补肾。适用于肝肾阴虚型脂肪肝。

◎ 紫七保肝汤

【材料】 紫河车粉（冲）3 克，三七粉（冲）6 克，海藻 15 克，生黄芪 15 克，柴胡 9 克，制大黄 9 克，泽泻 10 克，香附 10 克，郁金 10 克，茯苓 10 克，炙鳖甲 10 克，生山楂 30 克，红花（另煎）5 克。

【制法】 上药加水适量煎煮，连煎两次，取汁去渣，将两次药汁合并。

【用法】 每日 1 剂，分两次温热服。

【功效与主治】 补肾健脾，理气活血，消食利湿，化痰散结。适用于肝肾阴虚型脂肪肝。

五、痰湿内阻型脂肪肝

◎ 三仙温胆汤

【材料】 生山楂 60 克，炒山楂 60 克，炒麦芽 20 克，炒神曲 15 克，陈皮 5 克，茯苓 10 克，法半夏 10 克，竹茹 10 克，枳壳 10 克，甘草 6 克。

【制法】 上药加水适量煎煮，连煎两次，取汁去渣，将两次药汁合并。

【用法】 每日 1 剂，分两次温热服。

【功效与主治】 健脾利湿，化痰散结。适用于痰湿内阻型脂肪肝。

◎ 六郁汤

【材料】 苍术 15 克，香附 15 克，橘红 15 克，茯苓 15 克，川芎 12

克，炒栀子 12 克，法半夏 10 克，甘草 6 克，砂仁（后下）6 克。

【制法】 上药加水适量煎煮，连煎两次，取汁去渣，将两次药汁合并。

【用法】 每日 1 剂，分两次温热服。

【功效与主治】 疏肝解郁，利湿化痰。适用于痰湿内阻型脂肪肝。

◎ 化脂通络汤加减

【材料】 泽泻 30 克，荷叶 30 克，蒲公英 30 克，决明子 25 克，茯苓 15 克，清半夏 10 克，枳实 10 克，柴胡 10 克，木香 10 克，泽兰 10 克，郁金 10 克，焦山楂 10 克，水蛭 6 克，白矾 3 克。

【制法】 上药加水适量煎煮，连煎两次，取汁去渣，将两次药汁合并。

【用法】 每日 1 剂，分两次温热服。

【功效与主治】 行气活血，化脂消痰。适用于痰湿内阻型脂肪肝。

◎ 加味二陈汤

【材料】 陈皮 10 克，茯苓 15 克，法半夏 15 克，郁金 15 克，香附 15 克，生白术 30 克，生山药 30 克，生薏苡仁 30 克，焦山楂 30 克，泽泻 30 克，大腹皮 30 克，丹参 30 克。

【制法】 上药加水适量煎煮，连煎两次，取汁去渣，将两次药汁合并。

【用法】 每日 1 剂，分两次温热服。

【功效与主治】 健脾燥湿，化痰通络。适用于痰湿内阻型脂肪肝。

◎ 加减温胆汤

【材料】 制半夏 10 克，茯苓 10 克，陈皮 10 克，枳实 15 克，决明子 15 克，泽泻 30 克，丹参 30 克，生山楂 30 克，甘草 6 克。

【制法】 上药加水适量煎煮，连煎两次，取汁去渣，将两次药汁合并。

【用法】 每日 1 剂，分两次温热服。

【功效与主治】 祛湿化痰，软坚散结，活血化瘀。适用于痰湿内阻型脂肪肝。

◎ 去脂化浊汤

【材料】 泽泻 50 克，决明子 30 克，黄芪 30 克，山楂 30 克，鸡内金 20 克，补骨脂 20 克，丹参 20 克，法半夏 10 克，白术 10 克，当归 10 克，虎杖 10 克。

【制法】 上药加水适量煎煮，连煎两次，取汁去渣，将两次药汁合并。

【用法】 每日 1 剂，分两次温热服。

【功效与主治】 健脾化湿。活血化浊。适用于痰湿内阻型脂肪肝。

◎ 平胃二陈汤

【材料】 苍术 15 克，白术 15 克，茯苓 15 克，泽泻 15 克，海藻 15 克，薏苡仁 15 克，山楂 15 克，厚朴 10 克，制半夏 10 克，炒枳壳 10 克，制南星 10 克，白芥子 6 克，砂仁（后下）6 克，木香（后下）6 克，陈皮 6 克。

【制法】 上药加水适量煎煮，连煎两次，取汁去渣，将两次药汁合并。

【用法】 每日 1 剂，分两次温热服。

【功效与主治】 燥湿化痰，理气健脾。适用于痰湿内阻型脂肪肝。

◎ 平胃散加减方

【材料】 苍术 15 克，白术 15 克，生黄芪 15 克，夏枯草 15 克，生蒲黄（包煎）15 克，制何首乌 15 克，丹参 15 克，厚朴 10 克，制半夏 10 克，炒枳壳 10 克，山楂 20 克，泽泻 30 克。

【制法】 上药加水适量煎煮，连煎两次，取汁去渣，将两次药汁合并。

【用法】 每日 1 剂，分两次温热服。

【功效与主治】 理气健脾，燥湿化痰，活血化瘀。适用于痰湿内阻型脂肪肝。

◎ 归芍四逆汤

【材料】 当归15克，白芍15克，白术15克，茯苓15克，陈皮15克，法半夏15克，泽泻10克，枳壳、山楂、丹参15克，柴胡5克，甘草3克。

【制法】 上药加水适量煎煮，连煎两次，取汁去渣，将两次药汁合并。

【用法】 每日1剂，分两次温热服。

【功效与主治】 养血疏肝，健脾化痰。适用于痰湿内阻型脂肪肝。

◎ 张氏降脂汤

【材料】 陈皮10克，法半夏10克，柴胡15克，黄芪15克，干荷叶15克，山楂15克，白术20克，茯苓20克，炮穿山甲(研末)3克。

【制法】 上药加水适量煎煮，连煎两次，取汁去渣，将两次药汁合并。

【用法】 每日1剂，分两次温热服。

【功效与主治】 健脾化湿利浊，疏肝活血通络。适用于痰湿内阻型脂肪肝。

◎ 降脂护肝饮

【材料】 决明子20克，白芍15克，党参15克，丹参15克，制半夏12克，枳壳12克，泽泻12克，山楂10克，佛手10克，柴胡6克。

【制法】 上药加水适量煎煮，连煎两次，取汁去渣，将两次药汁合并。

【用法】 每日1剂，分两次温热服。

【功效与主治】 疏肝健脾，利湿化痰，化瘀散结。适用于痰湿内阻型脂肪肝。

◎ 降脂保肝汤

【材料】 泽泻 30 克，山楂 30 克，丹参 30 克，决明子 20 克，柴胡 10 克，枳壳 10 克，当归 10 克，郁金 10 克，赤芍 10 克，白术 10 克，茯苓 10 克，半夏 10 克，陈皮 6 克。

【制法】 上药加水适量煎煮，连煎两次，取汁去渣，将两次药汁合并。

【用法】 每日 1 剂，分两次温热服。

【功效与主治】 疏肝健脾，利湿化瘀，化痰散结。适用于痰湿内阻型脂肪肝。

◎ 保肝降脂汤

【材料】 决明子 30 克，败酱草 30 克，生山楂 30 克，苍术 15 克，白术 15 克，茯苓 15 克，泽泻 15 克，半夏 12 克，厚朴 12 克。

【制法】 上药加水适量煎煮，连煎两次，取汁去渣，将两次药汁合并。

【用法】 每日 1 剂，分两次温热服。

【功效与主治】 健脾益气，燥湿化痰。适用于痰湿内阻型脂肪肝。

◎ 保和丸加味方

【材料】 神曲 15 克，山楂 15 克，白术 15 克，莱菔子 15 克，泽泻 15 克，法半夏 10 克，陈皮 6 克，连翘 12 克，三七末(冲)5 克，甘草 5 克。

【制法】 上药加水适量煎煮，连煎两次，取汁去渣，将两次药汁合并。

【用法】 每日 1 剂，分两次温热服。

【功效与主治】 健脾消积，祛浊化痰，疏肝化瘀。适用于痰湿内阻型脂肪肝。

◎ 祛湿化痰方

【材料】 白术 20 克，茯苓 20 克，20 克，泽泻 12 克，泽兰 12 克，生山楂 15 克，决明子 15 克，川郁金 15 克，丹参 15 克，柴胡 9 克。

【制法】 上药加水适量煎煮，连煎两次，取汁去渣，将两次药汁合并。

【用法】 每日 1 剂，分两次温热服。

【功效与主治】 祛湿化痰，理气活血。适用于痰湿内阻型脂肪肝。

◎ 健脾活血方

【材料】 炒白术 9 ～ 15 克，泽泻 9 ～ 15 克，丹参 9 ～ 15 克，川郁金 9 ～ 15 克。

【制法】 上药加水适量煎煮，连煎两次，取汁去渣，将两次药汁合并。

【用法】 每日 1 剂，分两次温热服。

【功效与主治】 健脾利湿，活血化痰。适用于痰湿内阻兼血瘀型脂肪肝。

◎ 健脾疏肝汤

【材料】 茯苓 30 克，丹参 30 克，山楂 30 克，白芍 15 克，瓜蒌皮 15 克，枳实 15 克，白术 12 克，泽泻 12 克，赤芍 12 克，郁金 12 克，陈皮 6 克，柴胡 6 克。

【制法】 上药加水适量煎煮，连煎两次，取汁去渣，将两次药汁合并。

【用法】 每日 1 剂，分两次温热服。

【功效与主治】 健脾化湿，疏肝理气，活血化瘀。适用于痰湿内阻型脂肪肝。

◎ 消脂保肝汤

【材料】 山楂 30 克，泽泻 20 克，枳椇子 20 克，丹参 20 克，鸡内金 10 克，苍术 10 克，白术 10 克，制大黄 10 克，川芎 10 克，柴胡 10 克，郁金 15 克。

【制法】　上药加水适量煎煮，连煎两次，取汁去渣，将两次药汁合并。

【用法】　每日1剂，分两次温热服。

【功效与主治】　健脾化湿，理气活血。适用于痰湿内郁阻型脂肪肝。

◎ 清肝祛脂汤

【材料】　茯苓15克，胆南星15克，布渣叶15克，生薏苡仁20克，泽泻20克，丹参20克，柴胡12克，郁金10克，玄明粉（包煎）10克，鲜荷叶30克。

【制法】　上药加水适量煎煮，连煎两次，取汁去渣，将两次药汁合并。

【用法】　每日1剂，分两次温热服。

【功效与主治】　疏肝健脾，利湿化痰，消食导滞。适用于痰湿内阻型脂肪肝。

◎ 清浊降脂汤

【材料】　法半夏15克，白术15克，郁金15克，茯苓15克，柴胡10克，陈皮10克，枳壳10克，当归10克，赤芍10克，决明子20克，荷叶30克，泽泻30克，山楂30克。

【制法】　上药加水适量煎煮，连煎两次，取汁去渣，将两次药汁合并。

【用法】　每日1剂，分两次温热服。

【功效与主治】　健脾化痰，利湿去浊，活血化瘀。适用于痰湿内阻型脂肪肝。

◎ 疏肝健脾化痰方

【材料】　柴胡10克，白芍10克，苍术10克，党参10克，五味子10克，丹参10克，泽泻12克，茵陈15克，黄芪15克，山楂15克，决明子15克，甘草6克。

【制法】 上药加水适量煎煮，连煎两次，取汁去渣，将两次药汁合并。

【用法】 每日1剂，分两次温热服。

【功效与主治】 疏肝、健脾、化痰。适用于痰湿内阻型脂肪肝。

六、痰瘀交阻型脂肪肝

◎ 化浊清肝汤

【材料】 胆南星15克，姜黄15克，郁金15克，川芎9克，莪术20克，制大黄12克，生山楂12克，法半夏12克，荷叶30克，决明子30克，葛根30克，泽泻30克。

【制法】 上药加水适量煎煮，连煎两次，取汁去渣，将两次药汁合并。

【用法】 每日1剂，分两次温热服。

【功效与主治】 化痰泄浊，活血化瘀。适用于痰瘀交阻型脂肪肝。

◎ 化痰利湿调气活血方

【材料】 金钱草15克，茵陈15克，泽泻15克，决明子15克，山楂15克，茯苓15克，瓜蒌15克，丹参15克，生黄芪15克，黄精15克，郁金10克，红花10克，陈皮10克，法半夏10克，柴胡10克。

【制法】 上药加水适量煎煮，连煎两次，取汁去渣，将两次药汁合并。

【用法】 每日1剂，分两次温热服。

【功效与主治】 化痰利湿，调气活血。适用于痰瘀交阻型脂肪肝。

◎ 化痰活血方

【材料】 法半夏12克，陈皮12克，泽泻12克，大黄12克，虎杖12克，生山楂12克，莪术12克，茯苓15克，薏苡仁15克，丹参30克，姜黄10克。

【制法】 上药加水适量煎煮，连煎两次，取汁去渣，将两次药汁合并。

【用法】 每日 1 剂，分两次温热服。

【功效与主治】 健脾化痰，活血化瘀，软坚散结。适用于痰瘀交阻型脂肪肝。

◎ 化痰活血降脂汤

【材料】 丹参 30 克，生山楂 30 克，泽泻 30 克，赤芍 18 克，炒槐米 18 克，黄精 18 克，柴胡 12 克，荷叶 9 克，桃仁 9 克，炙鳖甲 9 克。

【制法】 上药加水适量煎煮，连煎两次，取汁去渣，将两次药汁合并。

【用法】 每日 1 剂，分两次温热服。

【功效与主治】 清热利胆，化浊祛痰，活血化瘀。适用于痰瘀交阻型脂肪肝。

◎ 化痰散瘀方

【材料】 王不留行 20 克，丹参 12 克，泽兰 10 克，生山楂 10 克，胆南星 10 克，郁金 10 克，枳实 6 克，决明子 15 克，土茯苓 15 克。

【制法】 上药加水适量煎煮，连煎两次，取汁去渣，将两次药汁合并。

【用法】 每日 1 剂，分两次温热服。

【功效与主治】 活血化瘀，祛湿化痰。适用于痰瘀交阻型脂肪肝。

◎ 护肝降脂饮

【材料】 生山楂 30 克，何首乌 30 克，泽泻 30 克，葛根 30 克，决明子 30 克，茵陈 20 克，生大黄 20 克，丹参 20 克，黄精 20 克，柴胡 10 克，白芍 10 克，莱菔子 10 克，浙贝母 10 克，香附 10 克。

【制法】 上药加水适量煎煮，连煎两次，取汁去渣，将两次药汁合并。

【用法】 每日 1 剂，分两次温热服。

【功效与主治】 疏肝利胆，清肝泄热，祛痰化瘀。适用于痰瘀交阻型脂肪肝。

◎ **补阳还五汤加减方**

【材料】 黄芪 30 克，桃仁 15 克，地龙 15 克，大黄 15 克，昆布 15克，红花 15 克，法半夏 10 克，赤芍 10 克，川芎 10 克，当归 10 克，五味子 10 克。

【制法】 上药加水适量煎煮，连煎两次，取汁去渣，将两次药汁合并。

【用法】 每日 1 剂，分两次温热服。

【功效与主治】 益气，活血，化痰。适用于痰瘀交阻型脂肪肝。

◎ **参泽利肝汤**

【材料】 丹参 30 克，牡蛎 30 克，泽兰 15 克，泽泻 15 克，制半夏15 克，茯苓 15 克，决明子 15 克，山楂 15 克，郁金 10 克，浙贝母 10克，醋柴胡 10 克，陈皮 6 克，甘草 3 克。

【制法】 上药加水适量煎煮，连煎两次，取汁去渣，将两次药汁合并。

【用法】 每日 1 剂，分两次温热服。

【功效与主治】 化痰通瘀，清肝利胆。适用于痰瘀交阻型脂肪肝。

◎ **消胀调肝汤**

【材料】 三棱 12 克，莪术 12 克，桃仁 12 克，红花 12 克，炮穿山甲12 克，丹参 30 克，生白术 30 克，生山药 30 克，生薏苡仁 30 克，焦山楂 30 克，泽泻 30 克，大腹皮 30 克，郁金 15 克，香附 15 克，乌药 15 克。

【制法】 上药加水适量煎煮，连煎两次，取汁去渣，将两次药汁合并。

【用法】 每日 1 剂，分两次温热服。

【功效与主治】 疏肝健脾，利湿化痰，祛痰通络。适用于痰瘀交阻型脂肪肝。

◎ 清热泻胆碧玉汤

【材料】 紫草 10 克，大黄 10 克，甘草 10 克，枳实 12 克，制半夏 12 克，黄芩 12 克，滑石（包煎）12 克，黄芪 12 克，金钱草 16 克，茜草 16 克，丹参 16 克，虎杖 20 克，生山楂 30 克，青黛（包煎）3 克。

【制法】 上药加水适量煎煮，连煎两次，取汁去渣，将两次药汁合并。

【用法】 每日 1 剂，分两次温热服。

【功效与主治】 清热解毒，疏肝利胆，祛痰化瘀。适用于痰瘀交阻型脂肪肝。

七、气血瘀阻型脂肪肝

◎ 化浊降脂方

【材料】 丹参 30 克，生山楂 30 克，生黄芪 30 克，赤芍 20 克，茯苓 20 克，泽泻 20 克，郁金 20 克，何首乌 15 克，枸杞子 15 克，陈皮 12 克，苍术 12 克，莪术 12 克，姜黄 12 克。

【制法】 上药加水适量煎煮，连煎两次，取汁去渣，将两次药汁合并。

【用法】 每日 1 剂，分两次温热服。

【功效与主治】 活血化瘀，化浊健脾。适用于气血瘀阻型脂肪肝。

◎ 化痰祛瘀方

【材料】 丹参 15 克，郁金 15 克，泽泻 15 克，虎杖 30 克，决明子 30 克，生山楂 30 克，荷叶 10 克。

【制法】 上药加水适量煎煮，连煎两次，取汁去渣，将两次药汁合并。

【用法】 每日1剂，分两次温热服。

【功效与主治】 活血化瘀，疏肝和络，化痰降脂。适用于气血瘀阻型脂肪肝。

◎ 化瘀涤浊汤

【材料】 丹参30克，川芎12克，郁金12克，茵陈12克，泽泻12克，莪术10克，鸡内金10克，制半夏10克，槟榔10克，胆南星6克。

【制法】 上药加水适量煎煮，连煎两次，取汁去渣，将两次药汁合并。

【用法】 每日1剂，分两次温热服。

【功效与主治】 活血化瘀，涤浊祛脂。适用于气血瘀阻型脂肪肝。

◎ 活血化浊汤

【材料】 柴胡10克，生蒲黄（包煎）10克，制半夏10克，苍术10克，郁金15克，茵陈20克，生山楂20克，丹参20克，决明子20克，泽泻20克，制何首乌30克，生薏苡仁30克。

【制法】 上药加水适量煎煮，连煎两次，取汁去渣，将两次药汁合并。

【用法】 每日1剂，分两次温热服。

【功效与主治】 行气活血，化瘀祛脂。适用于气血瘀阻型脂肪肝。

◎ 桃红化肝汤

【材料】 桃仁15克，姜黄15克，生山楂15克，郁金15克，红花9克，土鳖虫9克，川芎9克，制大黄12克，莪术20克，荷叶30克，泽泻30克，决明子30克。

【制法】 上药加水适量煎煮，连煎两次，取汁去渣，将两次药汁合并。

【用法】 每日1剂，分两次温热服。

【功效与主治】 活血散结，化瘀泄浊。适用于气血瘀阻型脂肪肝。

◎ 消脂肝汤

【材料】 生山楂30克，鸡内金30克，丹参30克，枳实15克，败酱草15克，当归10克，柴胡10克，三棱10克，莪术10克，郁金10克，桃仁10克，红花10克，槟榔10克，炮穿山甲（研末）6克。

【制法】 上药加水适量煎煮，连煎两次，取汁去渣，将两次药汁合并。

【用法】 每日1剂，分两次温热服。若不愿服汤药者，可将此方配成丸药，每丸15克。每次1丸，每日3次，口服。

【功效与主治】 活血化瘀，消脂化滞，健脾柔肝。适用于气血瘀阻型脂肪肝。

◎ 调脂汤

【材料】 丹参30克，泽兰20克，郁金15克，泽泻15克，当归15克，女贞子15克，墨旱莲15克，山楂15克，六一散（包煎）15克，柴胡15克，决明子10克，何首乌10克，青黛（包煎）10克。

【制法】 上药加水适量煎煮，连煎两次，取汁去渣，将两次药汁合并。

【用法】 每日1剂，分两次温热服。

【功效与主治】 活血化瘀，行滞化浊，疏理解郁。适用于气血瘀阻型脂肪肝。

◎ 通瘀煎加味方

【材料】 生山楂20克，当归10克，制香附10克，乌药10克，青皮10克，木香10克，泽泻15克，白术15克，姜半夏9克。

【制法】 上药加水适量煎煮，连煎两次，取汁去渣，将两次药汁合并。

【用法】 每日1剂，分两次温热服。

【功效与主治】 祛瘀散结，行滞化痰。适用于气滞血瘀痰阻型脂肪肝。

◎ 舒肝活血软坚散

【材料】　丹参30克，当归15克，山楂15克，郁金15克，党参15克，泽泻12克，法半夏12克，苍术12克，海藻12克，昆布12克，陈皮12克，厚朴12克，白芍12克，柴胡9克。

【制法】　上药加水适量煎煮，连煎两次，取汁去渣，将两次药汁合并。

【用法】　每日1剂，分两次温热服。

【功效与主治】　舒肝活血，软坚散结。适用于气血瘀阻型脂肪肝。

◎ 膈下逐瘀汤加减方

【材料】　延胡索9克，当归9克，川芎9克，赤芍9克，五灵脂9克，当归9克，大黄9克，姜黄12克，没药12克，丹参30克，决明子30克，柴胡6克，陈皮6克，甘草6克。

【制法】　上药加水适量煎煮，连煎两次，取汁去渣，将两次药汁合并。

【用法】　每日1剂，分两次温热服。

【功效与主治】　活血化瘀，行气止痛，疏肝祛脂。适用于气血瘀阻型脂肪肝。

第四节　中成药调养

一、中成药的选择方法

中成药具有历史悠久、经过长期临床考验、安全有效、易于携带、服用较方面等优点深受患者欢迎。但迄今为止，国内外还没有一种疗效确切，可适用于各种脂肪肝的中药方剂。一些在广告上介绍的所谓对脂肪肝有特效的中成药，其效果并不可靠，这些药均未经过严格的临床试验验证。此外，长期大剂量服用中药，特别是中药复方，会导致肝肾功能损害等药源性疾病。因此，患者要切忌受"中药无毒"的误导。

◎ 在医生指导下选用

虽然中药与西药相比较，具有药性平和、不良反应小的优点，但是中药也并非绝对安全。俗话说，是药三分毒，中药也有一些毒性极强的药物。大凡有毒副作用的中药，大多作用强烈，用之不当极易导致中毒，严重者甚至危及生命。近年来，随着中药剂型改革和有效成分的提取，扩大了给药途径和使用范围，由中药制剂引起的不良反应的临床报道也屡见不鲜。因此在选用中成药以前咨询医生是十分必要的。

◎ 仔细阅读药品说明书

一般情况下药品说明书能提供给患者该药品的作用、适应证、用药注意等大纲性的东西。特殊人群尤其需注意，如孕妇。

◎ 辨证选药

辨证选药是按患者的中医不同证型选择用药。如因肝气不舒的患者选择柴胡舒肝丸，肝胆湿热的患者选择茵莲清肝合剂等。

◎ 综合选药

综合选药即综合患者的病、证、症状进行分析来选用药物。常规情况下选用两种以上药物，并随着疾病的进展随时调整、更改用药。

二、常用专科专用中成药

◎ 绞股蓝总苷片（胶囊）

【功效】 养心健脾，益气和血，除痰化瘀，降血脂。

【适应证】 用于高脂血症，见有心悸气短、胸闷肢麻、眩晕头痛、健忘耳鸣、自汗乏力或脘腹胀满等心脾气虚、痰阻血瘀者。

【用法用量】 片剂：口服，一次 2 ～ 3 片，一日 3 次。胶囊：口服，一次 2 ～ 3 粒，一日 3 次。

◎ 轻身消胖丸

【功效】 益气，利湿，降脂，消胖。

【适应证】 用于单纯性肥胖症。

【用法用量】 口服，一次 30 粒，一日 2 次。

【禁忌】 孕妇忌服。

◎ 强肝液

【功效】 清热利湿，补脾养血，疏肝解郁。

【适应证】 用于肝郁脾虚，湿热内蕴者，症见肝区隐痛，食欲缺乏，时时叹息，胸胁胀闷，口苦口干，口腻，舌质红，苔黄腻，脉弦数。

【用法用量】 一次 1 支，一日 2 次。服 6 日停 1 日,8 周为 1 个疗程。

◎ 降脂灵片

【功效】 补肝益肾，养血，明目，降脂。

【适应证】 用于肝肾阴虚型脂肪肝，头晕，目昏，须发早白，高脂血症。

【用法用量】 口服，一次 5 片，一日 3 次。

◎ 血脂康胶囊

【功效】 除湿祛痰，活血化瘀，健脾消食。

【适应证】 用于脾虚痰瘀阻滞证的气短、乏力、头晕、头痛、胸闷、腹胀、食少纳呆等；高脂血症；也可用于由高脂血症及动脉粥样硬化引起的心脑血管疾病的辅助治疗。

【用法用量】 口服，一次两粒，一日两次，早晚饭后服用；轻、中度患者一日两粒，晚饭后服用。或遵医嘱。

◎ 通泰胶囊

【功效】 通便降脂。

【适应证】 用于脂肪肝兼大便秘结者。

【用法用量】 一次 4 粒，一日 3 次。

◎ 决明降脂片

【功效】 清肝明目，润肠通便，降血脂，降血清胆固醇。

【适应证】 用于冠心病或慢性肝炎所引起的高脂血症、血清胆固醇增高症。

【用法用量】 口服，一次 4～6 片，一日 3 次。

◎ 健脾降脂颗粒（冲剂）

【功效】 健脾化浊，益气活血。

【适应证】 用于脾运失调、气虚、血瘀引起的高脂血症，症见眩晕耳鸣，胸闷纳呆，心悸气短等。

【用法用量】 颗粒：口服，一次 10 克，一日 3 次。冲剂：冲服，一次 10 克，一日 3 次。

◎ 月见草油胶丸

【功效】 化湿行气，疏肝化瘀。

【适应证】 用于各类轻、中度脂肪肝属肝郁湿阻者。

【用法用量】 一次 3 丸，一日 3 次。

【禁忌】 孕妇禁用。

◎ 壳脂胶囊（甘复生）

【功效】 清化湿浊、活血散结、补益肝肾。

【适应证】 用于非酒精性脂肪肝湿浊内蕴、气滞血瘀或兼有肝肾不足郁热证等。

【用法用量】 口服，一次 5 粒，一日 3 次。

◎ 胆宁片

【功效】 疏肝利胆，清热通下。

【适应证】 用于肝郁气滞、湿热未清所致的右上腹隐隐作痛、食入作胀、胃纳不香、嗳气、便秘；慢性胆囊炎见上述证候者。

【用法用量】 口服，一次 5 片，一日 3 次。饭后服用。

◎ 化滞柔肝颗粒

【功效】 清热利湿，化浊解毒，祛瘀柔肝。

【适应证】 用于非酒精性单纯性脂肪肝湿热中阻证，症见肝区不适或隐痛，乏力，食欲减退，舌苔黄腻。

【用法用量】 开水冲服。一次 1 袋，一日 3 次，每服 6 日需停服一日或遵医嘱。

三、脂肪肝综合治疗中成药

◎ 柴胡舒肝丸

【功效】 疏肝理气，消胀止痛。

【适应证】 用于肝气不舒，胸胁痞闷，食滞不清，呕吐酸水。

【用法用量】 口服，一次 1 丸，一日 2 次。

◎ 肝舒乐颗粒

【功效】 疏肝开郁，和解少阳，清热解毒，利黄疸，健脾胃。

【适应证】 用于黄疸型及非黄疸型急性肝炎；亦可用于慢性肝炎，迁延性肝炎。

【用法用量】 开水冲服，一次 20 克，一日 3 次，儿童酌减。

◎ 垂盆草冲剂

【功效】 清热解毒，利湿。

【适应证】 用于急性肝炎、慢性肝炎。

【用法用量】 开水冲服，一次1袋，一日2次或3次。

◎ 当飞利肝宁胶囊

【功效】 清利湿热，益肝退黄。

【适应证】 用于湿热郁蒸而致的黄疸，急性黄疸型肝炎，传染性肝炎，慢性肝炎而见湿热证候者。另还可用于非酒精性单纯性脂肪肝湿热内蕴证者，症见脘腹痞闷、口干口苦、右肋胀痛或不适、身重困倦、恶心、大便秘结、小便黄、舌质红苔黄腻、脉滑数。

【用法用量】 口服，一次4粒，一日3次或遵医嘱，小儿酌减。

◎ 肝炎康复丸

【功效】 清热解毒，利湿化郁。

【适应证】 用于急性黄疸型肝炎，迁延性和慢性肝炎等。

【用法用量】 口服，一次1丸，一日3次。

◎ 护肝宁片

【功效】 清热利湿，退黄，活血止痛。

【适应证】 用于湿热阻滞肝胆所致的胁痛、黄疸等症。现代多用于急性传染性肝炎、慢性迁延性肝炎、早期肝硬化等见有上述表现者。

【用法用量】 口服，一次4～5片，一日3次。

◎ 利肝康片

【功效】 舒肝健脾。

【适应证】 用于急、慢性肝炎属肝郁脾虚症。

【用法用量】 口服，一次2片，一日3次。宜在饭后30分钟服用。

◎ 肝福颗粒

【功效】 清热，利湿，舒肝，理气。

【适应证】 用于急性黄疸性肝炎，慢性肝炎活动期，急慢性胆囊炎。

【用法用量】 口服，一次 25 克，一日 3 次。

◎ 肝达康片

【功效】 疏肝健脾，化瘀通络。

【适应证】 用于慢性乙型肝炎（慢性活动性及慢性迁延性肝炎）具肝郁脾虚兼血瘀证候者，临床症见疲乏纳差，胁痛腹胀，大便溏薄，胁下痞块，舌色淡或色暗有瘀点，脉弦缓或涩。

【用法用量】 口服，一次 8 ~ 10 片，一日 3 次，一个月为 1 疗程。可连续使用 3 个疗程。

【禁忌】 孕妇慎用。

◎ 强肝丸

【功效】 补脾养血，益气解郁，利湿清热。

【适应证】 用于气血不足的肝郁脾虚，肾虚型慢性肝炎。

【用法用量】 口服，一次 2.5 克，一日 2 次。

【禁忌】 感冒发热忌用。

◎ 加味逍遥丸

【功效】 舒肝清热，健脾养血。

【适应证】 用于肝郁血虚，肝脾不和，两胁胀痛，头晕目眩，倦怠食少，月经不调，脐腹胀痛。

【用法用量】 口服，一次 1 袋（6 克），一日 2 次。

◎ 茵莲清肝合剂

【功效】 清热解毒，芳香化湿，舒肝利胆，健脾和胃，养血活血。

【适应证】 用于病毒性肝炎，肝炎病毒携带者及肝功能异常患者。

【用法用量】 口服，一次半瓶（50毫升），一日两次，服时摇匀。

◎ 茵陈五苓丸

【功效】 清湿热，利小便。

【适应证】 用于肝胆湿热，脾肺郁结引起的湿热黄疸，胆腹胀满，小便不利。

【用法用量】 口服，一次6克，一日2次。

◎ 复方益肝灵片

【功效】 益肝滋肾，解毒祛湿。

【适应证】 用于肝肾阴虚，湿毒未清引起的胁痛，纳差，腹胀，腰酸乏力，尿黄等症；或慢性肝炎转氨酶增高者。

【用法用量】 口服，一次4片，一日3次，饭后服用。

◎ 护肝片

【功效】 疏肝理气，健脾消食。

【适应证】 用于脂肪肝、酒精肝、药物性肝损伤、慢性肝炎及早期肝硬化等。

【用法用量】 口服，一次4片，一日3次。

◎ 利肝隆片

【功效】 疏肝解郁，清热解毒。

【适应证】 用于急、慢性肝炎，迁延性肝炎，慢性活动性肝炎，对血清谷丙转氨酶、麝香草酚浊度、黄疸指数均有显著的降低作用，对乙型肝炎表面抗原转阴有较好的效果。

【用法用量】 口服，一次5片，一日3次，小儿酌减。

◎ 清肝利胆胶囊

【功效】 清利肝胆湿热。

【适应证】 用于纳呆、胁痛、疲倦乏力、尿黄、苔腻、脉弦属肝郁气滞、肝胆湿热未清者。

【用法用量】 口服。一次 4 ～ 6 粒，一日 2 次；10 日为 1 个疗程。

◎ 慢肝养阴胶囊

【功效】 养阴清热，滋补肝肾。

【适应证】 用于迁延性肝炎，慢性肝炎，肝炎后综合征。

【用法用量】 口服，一次 4 粒，一日 3 次。

◎ 茵胆平肝胶囊

【功效】 清热利湿，消黄。

【适应证】 用于急性黄疸型肝炎，亦可用于慢性肝炎。

【用法用量】 口服，一次 2 粒，一日 3 次。

【禁忌】 胆道完全阻塞者忌服。

◎ 复方益肝丸

【功效】 清热利湿，疏肝理脾，化瘀散结。

【适应证】 用于慢性肝炎及急性肝炎胁肋胀痛，口干口苦，黄疸，苔黄脉弦等。

【用法用量】 口服，一次 4 克，一日 3 次。

【禁忌】 勿空腹服用，孕妇禁用。

参 考 书 目

1. 王强虎，丁殿利.脂肪肝绿色疗法.北京：人民军医出版社，2015

2. 范建高，庄辉.中国脂肪肝防治指南.上海：上海科学技术出版社，2015

3. 王启民，陈锋.脂肪肝自我调控 300 问.北京：人民军医出版社，2014

4. 罗生强.脂肪肝防治新视野.北京：金盾出版社，2014

5. 林傲梵，谢英彪.脂肪肝防治 175 问.北京：人民军医出版社，2014

6. 刘颖.脂肪肝.北京：中国医药科技出版社，2014

7. 张拓伟.高血脂高尿酸脂肪肝吃什么禁什么.北京：中国人口出版社，2014

8. 施军平，茹清静，周宁.脂肪肝合理用药 180 问.第 2 版.北京：中国医药科技出版社，2013

9. 章茂森，戴春.保肝和防治脂肪肝美食便方.北京：人民卫生出版社，2013

10. 李春源，谢英彪.脂肪肝简便自疗.第 2 版.北京：人民军医出版社，2013